Inhalt

Nuria Pape-Hoffmann

ACHTSAM SCHLANK

Wie du aus dem Diätkarussell aussteigst und
mit Leichtigkeit in ein neues Leben startest

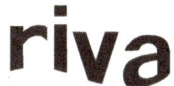

Bibliografische Information der Deutschen Nationalbibliothek
Die Deutsche Nationalbibliothek verzeichnet diese Publikation in der Deutschen Nationalbibliografie. Detaillierte bibliografische Daten sind im Internet über http://dnb.d-nb.de abrufbar.

Für Fragen und Anregungen
info@rivaverlag.de

Wichtiger Hinweis
Dieses Buch ist für Lernzwecke gedacht. Es stellt keinen Ersatz für eine individuelle medizinische Beratung dar und sollte auch nicht als solcher benutzt werden. Wenn Sie medizinischen Rat einholen wollen, konsultieren Sie bitte einen qualifizierten Arzt. Der Verlag und die Autorin haften für keine nachteiligen Auswirkungen, die in einem direkten oder indirekten Zusammenhang mit den Informationen stehen, die in diesem Buch enthalten sind.

Ausschließlich zum Zweck der besseren Lesbarkeit wurde auf eine genderspezifische Schreibweise sowie eine Mehrfachbezeichnung verzichtet. Alle personenbezogenen Bezeichnungen sind somit geschlechtsneutral zu verstehen.

Originalausgabe
1. Auflage 2022
© 2022 by riva Verlag, ein Imprint der Münchner Verlagsgruppe GmbH
Türkenstraße 89
80799 München
Tel.: 089 651285-0
Fax: 089 652096

Redaktion: Stephanie Kaiser-Dauer
Umschlaggestaltung: Manuela Amode
Umschlagabbildung: Lucie Greiner; Shutterstock.com: Chipolla
Illustrationen: Shutterstock.com: S. 213: Elena3567; S. 232: Sazhnieva Oksana,
S.189: Ponysaurus, Mallinka1, SofiaV, Victoruler, R-DESIGN
Satz und Layout: Christiane Schuster, www.kapazunder.de
Druck: GGP Media GmbH, Pößneck
Printed in Germany

ISBN Print 978-3-7423-1827-5
ISBN E-Book (PDF) 978-3-7453-1532-5
ISBN E-Book (EPUB, Mobi) 978-3-7453-1533-2

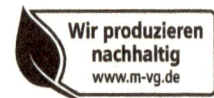

Wir produzieren nachhaltig
www.m-vg.de

Weitere Informationen zum Verlag finden Sie unter

www.rivaverlag.de

Beachten Sie auch unsere weiteren Verlage unter www.m-vg.de

EINLEITUNG: ABNEHMEN MIT ACHTSAMKEIT

Kapitel 1:
Bye, bye, Diät-Karussell!
Warum Diäten auf Dauer nicht funktionieren – und warum dies kein üblicher Diätratgeber ist

Wenn du dieses Buch in den Händen hältst, dann wünschst du dir abzunehmen.

Vielleicht hast du schon einiges versucht, um dein Wunschgewicht zu erreichen: Du hast Kalorien oder Kohlenhydrate gezählt. Du hast Süßigkeiten von deinem Speiseplan gestrichen. Du hast Light-Produkte gekauft und Fett gemieden. Vielleicht hast du gefastet und dich nur von Brühe und Brottrunk ernährt. Oder Diät-Shakes getrunken, die den Geschmack von feuchter Pappe hatten und mehr an Astronautennahrung erinnern als an frische Lebensmittel. Manche Menschen quälen sich in ihrer Verzweiflung sogar mit Darmspülungen oder probieren Abnehmpillen. Und trotzdem: Obwohl wir Hunger und Verzicht in Kauf nehmen und tapfer keinen Diättrend unversucht lassen – dauerhaft abzunehmen fällt den meisten von uns unheimlich schwer.

Mittlerweile gibt es laut Weltgesundheitsorganisation (WHO)[1] auf der Welt fast zwei Milliarden Menschen mit Übergewicht – Tendenz steigend. Allein in Deutschland hat heute jeder Vierte[2] einen BMI[3] über 25 – und gilt damit als präadipös.

Aber wie kann das sein? Warum kämpfen so viele Menschen mit ihrem Gewicht? Mangelt es uns etwa an Wissen über gesunde Ernährung? Brauchen wir jemanden, der uns erklärt, wie Abnehmen funktioniert? Oder fehlt uns im Abnehmpuzzle nur noch das letzte Teil: die ultimative Super-Diät, die endlich all unsere Gewichtsprobleme für immer lösen wird?

Nein – wir haben sicher kein Wissensproblem. Wir brauchen nur googeln und das Internet spuckt uns innerhalb von Sekunden fünf verschiedene Ernährungspläne und noch mehr Tipps zum Abnehmen aus. Frauenzeitschriften präsentieren jede Woche eine neue Wunderdiät. Und auch in den Buchhandlungen stapeln sich die Ratgeber zu gesunder Ernährung. Aber mal ehrlich: Was nutzen uns all die schlauen Ratschläge? Wir wissen schon selbst, dass Obst und Gemüse gesund sind. Uns ist klar – Pellkartoffeln mit Kräuterquark sind figurfreundlicher als Pommes rot-weiß. Und nein, danke, wir brauchen niemanden, der uns mit erhobenem Zeigefinger und strenger Miene erklärt, dass unsere Lieblings-Nuss-Schokolade viele Kalorien hat. So schlau sind wir schon selbst.

Aber wenn mangelndes Wissen nicht das Problem ist, warum setzen wir das Wissen nicht einfach um und nehmen ab? Sind wir etwa zu willensschwach? Fehlt es uns an Motivation? An Durchhaltevermögen?

Auch hier ein klares Nein! Die meisten Diäthaltenden sind außerordentlich willensstarke und motivierte Menschen. Nur so ist zu erklären, dass wir selbst nach dem x-ten gescheiterten Diätversuch nicht aufgeben: Wenn wir eine Diät nicht durchhalten, probieren wir die nächste. Und die übernächste. Und die überübernächste. So geht das oft jahrelang. Wir bleiben gefangen im Diäten-Hamsterrad. Wir rennen und rennen und rennen – und kommen doch niemals ans Ziel.

Vielleicht ist dies ein guter Zeitpunkt, um dir von meiner eigenen Diät-Vergangenheit zu erzählen. Denn auch ich kämpfte jahrelang mit Diäten. Meine erste Diät machte ich mit 16 Jahren. Während eines Schüleraustauschs in Ecuador hatte ich etwas zugenommen. Also beschloss ich, für einen Monat auf Schokolade zu verzichten und ein bisschen mehr Sport zu machen. Und hey – damals reichte das. Ich nahm ab. Und war zufrieden. Dann brachte mich eine Freundin auf die Idee, eine Woche lang nur Diät-Shakes zu trinken. Damit sollte das Abnehmen noch schneller funktionieren. Wir würden abnehmen – quasi im Turbo-Gang. »Cool«, dachte ich und war sofort dabei. So nahm ich weiter ab und fühlte mich super. Ich war jetzt nicht nur schlanker – ich wusste auch: Mein Kopf war stärker als mein Körper! Damals war ich stolz auf mich: Andere mochten vielleicht Probleme mit dem Abnehmen haben – ich hingegen hatte meinen Körper voll unter Kontrolle!

Was ich in meiner Naivheit nicht wusste: Nichts war gut. Nichts war unter Kontrolle. Denn es war jetzt nur noch mein Sturkopf, der beim Essen bestimmen durfte. Mein Körper hatte nichts mehr zu melden. So begann ein jahrelanger Kampf zwischen meinem Kopf und meinem Körper. Ich begann, mich beim Essen immer mehr zu reglementieren. Wenn ich ein paar Kilos zunahm, dann verkniff ich mir nicht mehr nur die Schokolade – ich wählte den Komplettverzicht. Ich aß kein Brot mehr, obwohl ich Brot liebe. Ich strich Butter, Käse und Soßen von meinem Speiseplan. Ich stocherte im Salat herum, wenn andere im Restaurant in köstlich nach Käse duftende Pizza bissen. Ich lernte Kalorientabellen quasi auswendig. Irgendwann drehte sich in meinem Kopf alles nur noch ums Essen. Um Abnehmen und Zunehmen. Dürfen und Müssen. Gute und böse Nahrungsmittel.

Und es kam noch schlimmer: Ich verlor nicht nur den Genuss beim Essen. Ich verlor auch den Glauben an mich selbst. Denn während ich mich zu Beginn meiner Diät-Karriere noch stark und selbstbewusst gefühlt hatte, hielt ich mich nun für willensschwach und für eine Versagerin – zumindest in Bezug auf Essen. Denn es fiel mir immer schwerer, mich an die strengen Diät-Regeln zu halten. Es war, als ob mein Körper und meine Psyche sich gegen meinen Verstand verschworen hätten. Da war ein Anteil in mir, der rebellierte, sobald er das Wort »Diät« nur hörte. Jetzt war es nicht mehr mein Kopf, der stärker war als mein Körper. Nach all den Diät-Jahren gewann letztlich mein Körper doch die Oberhand über meinen Kopf. Und der wollte eines ganz klar: Essen!

Es war so frustrierend. Denn in allen anderen Lebensbereichen war ich glücklich und erfolgreich. Ich war umgeben von wunderbaren, liebevollen Menschen. Ich studierte in meiner Traumstadt. Ich fand einen Job, der mich erfüllte. Und ich erreichte so ziemlich jedes Ziel, das ich mir setzte. Nur eines wollte mir nicht gelingen: Ich schaffte es einfach nicht abzunehmen!

Rückblickend weiß ich: An Willenskraft hat es mir in all den Jahren nie gemangelt. Im Gegenteil. Es war mein willensstarker Dickkopf, der mir zum Verhängnis wurde. Denn gerade weil ich willensstark war, hielt ich so stur an meinen Diäten fest. Ich versuchte es wieder und wieder und wieder. Dabei war ich viel zu hart mit mir selbst. Und so war ich über 15 Jahre lang im Diäten-Teufelskreislauf gefangen, bis ich erkannte: Nicht *ich* war das Problem. Nicht meine fehlende Willenskraft. Und ganz bestimmt nicht meine mangelnde Motivation. Die Diäten selbst waren das Problem.

Als Ernährungsberaterin und Achtsamkeits-Coach weiß ich heute, dass ich mit meinen Herausforderungen nicht alleine war. Wer zu mir ins Coaching kommt, ist in der Regel außerordentlich motiviert und willensstark. Meine Klienten sind Menschen, die in vielen Lebensbereichen erfolgreich sind: Studierende, die diszipliniert über ihren Büchern sitzen und für ihren Traumjob pauken. Mütter, die mit vollem Einsatz für ihre Kinder und den Haushalt da sind – auch dann, wenn sie total übermüdet und erschöpft sind. Ärzte, Schauspieler, Lehrer, Selbstständige und Angestellte, die für ihre Arbeit brennen und ein enormes Engagement zeigen. Keiner dieser Menschen hat ein Problem mit mangelnder Willenskraft. Aber: Sie alle hängen fest im Diät-Karussell. Sie alle kämpfen mit ihrem Gewicht, ihrer Figur, ihrem Essverhalten.

Was ich dir damit sagen möchte: Wenn du in der Vergangenheit vergeblich versucht hast abzunehmen, dann bist du nicht alleine. Du bist ganz bestimmt nicht willensschwach. Du hast enorme Power. Du bist einfach nur ein ganz normaler Mensch.

Tatsache ist: Die allermeisten Menschen, die Diät halten, wiegen mit der Zeit nicht weniger. Im Gegenteil: Sie nehmen zu. Wissenschaftliche Studien belegen dieses Diät-Paradox: In einer US-amerikanischen Studie wurden die Teilnehmer eines Abnehmprogramms drei Jahre nach Abschluss ihrer Diät befragt. Das Ergebnis schockierte selbst den abgebrühtesten Wissenschaftler: Gerade einmal 12 Prozent der Teilnehmenden hatten dauerhaft abgenommen – während 40 Prozent sogar *mehr* auf die Waage brachten als vor ihrer Diät.[4] Eine andere Studie kam zu einem ähnlichen Ergebnis: Nach der Teilnahme an einem sechsmonatigen Diätprogramm wogen die Teilnehmerinnen im Durchschnitt 3,6 Kilo *mehr* als vor der Diät.[5]

Besonders gravierend zeigt sich der schädliche Effekt von Diäten bei jugendlichen Frauen. Wer schon in der Pubertät das erste Mal Diät hält, wird später mit doppelt so großer Wahrscheinlichkeit übergewichtig sein – im Vergleich zu Jugendlichen, die die Finger von Diäten lassen.[6] Zeitgleich steigt bei Jugendlichen auf Diät das Risiko, in Zukunft an einer Essstörung zu erkranken.[7]

ACHTSAME ERKENNTNIS

Diäten zerstören nicht nur den Genuss beim Essen.
Diäten machen dick – und im schlimmsten Fall krank.

Kapitel 2:
Die größten Abnehmhindernisse:
die wahren Gründe, warum du dein Wunschgewicht noch nicht erreicht hast

Du weißt nun: Das größte Hindernis beim Abnehmen liegt nicht darin, dass wir nicht wissen, wie Abnehmen funktioniert. Ebenso wenig fehlt es uns an Willenskraft oder Motivation. Unsere Probleme beim Abnehmen liegen an ganz anderer Stelle. Lass uns gemeinsam auf Spurensuche gehen! Warum fällt uns Abnehmen so schwer? Hier sind die vier größten Hindernisse, die dein Abnehmen blockieren können. Reflektiere dich selbst: Welcher der folgenden Punkte hält dich davon ab, dein Wunschgewicht zu erreichen?

1. DU HAST DAS GESPÜR FÜR DEINEN KÖRPER VERLOREN

Viele Menschen pendeln beim Essen zwischen zwei Extremen: Mal halten sie Diät und hungern. Dann wiederum schießen sie die Diät in den Wind und überessen sich hemmungslos. Solange du in dem Teufelskreislauf aus Diäten und anschließendem Überessen gefangen bist, wird dir das Abnehmen unheimlich schwerfallen. Was aber noch gravierender ist: Mit der Zeit verlierst du das Gespür für deinen Körper. Bei manchen Menschen führt das ständige Diäthalten dazu, dass sie nicht mehr beurteilen können, wann sie wirklich hungrig und wann sie satt sind. Sie können außerdem kaum noch spüren, welche Lebensmittel ihnen guttun und welche sie belasten. Schließlich bestimmt nicht das Körpergefühl, sondern der Diätplan, was auf dem Teller landet. Für Diäthaltende sind Essen und das Befriedigen des eigenen Hungers nicht mehr eine natürliche und entspannte Selbstverständlichkeit. Essen ist ein kompliziertes Unterfangen, das einschränkt und belastet.

2. DU ISST AUS EMOTIONALEN GRÜNDEN

Viele Menschen haben im Kern kein Problem mit ihrem Essverhalten. Der Hund liegt oft an anderer Stelle begraben: Wir sind oft überfordert mit unseren Gefühlen. Wir suchen nach einem Weg, um unserer Langeweile, unserem Kummer oder unserem Stress zu entfliehen. Vielleicht kennst du das: Kaum ist dir langweilig, landest du vor dem Kühlschrank. Bist du gestresst, knabberst du deine Anspannung mit ein paar Nüssen oder Keksen weg. Und wenn du einsam bist, tröstest du dich mit Rotwein oder Schokoladeneis.

3. DU SABOTIERST DEIN ABNEHMEN MIT »SCHWEREN« GEDANKEN

Viele Menschen *denken* nicht wie schlanke Menschen. Darum *essen* sie auch nicht wie schlanke Menschen. Wenn du zum Beispiel davon überzeugt bist, dass du ohnehin nicht abnehmen kannst, dann rate mal, was passiert? Na klar: Du behältst Recht – und nimmst *nicht* ab. Denn deine Gedanken deprimieren dich und führen dazu, dass du schon bei der ersten Herausforderung genervt das Handtuch wirfst. Ein Abnehmversuch nach dem anderen scheitert – schlicht und einfach, weil du nicht weißt, wie du die Stimme der Selbstsabotage in deinem Kopf beruhigen kannst.

4. DU REBELLIERST GEGEN VERBOTE BEIM ESSEN

Diäten schreiben dir oft haarklein vor, welche Lebensmittel du essen und welche du tunlichst meiden solltest. In der Theorie klingen all diese Ernährungsregeln zwar plausibel. Aber: In der Praxis funktionieren sie einfach nicht! Solange du dich beim Essen zu stark einschränkst oder mit Verboten belastest, wird ein Anteil in dir dagegen rebellieren. Die Folge: Du überisst dich.

Ist es nicht paradox? Auf lange Sicht führen Diäten oft dazu, dass wir nicht *weniger* essen als zuvor – wir essen *mehr*! Und so kennen viele Menschen das Diät-Dilemma: Sie halten Jahr für Jahr Diät – nehmen aber kein Gramm ab. Das Einzige, das sie verlieren, ist der Genuss beim Essen. Der Glaube an sich selbst. Und das Geld auf dem Konto – weil sie in ihrer Verzweiflung immer mehr Geld für weitere Abmagerungskuren und Detox-Programme ausgeben.

Vielleicht hast du dich in einem der genannten Punkte wiedererkannt? Dann möchte ich dir gratulieren: Wenn du dich selbst reflektierst und deine Hürden erkennst, hast du den ersten Schritt in Richtung deines Wohlfühlgewichts bereits getan. Und du kannst dich freuen: Mit zunehmender Achtsamkeit wirst du all die genannten Hürden aus dem Weg räumen. Du wirst dein Essen endlich wieder entspannt genießen. Anstatt dich mit Gedanken zu plagen wie »Darf ich das jetzt essen – oder nicht?«, greifst du automatisch und gerne zu den Dingen, die dich körperlich und seelisch glücklich machen. Ja, du wirst weiterhin auf gesunde Ernährung achten – aber jetzt kochst du dir das leckere Gemüsegericht nicht mehr, weil du *musst*, sondern weil es dir Spaß macht. Und wenn du mal Lust auf Eis oder Pizza hast? Na, dann erlaubst du dir diese Leckereien! Du lehnst dich zurück, schließt die Augen und genießt Bissen für Bissen. Und zwar ohne schlechtes Gewissen oder dass danach bei dir alle Sicherungen durchbrennen. Und last but not least: Du gehst nicht nur liebevoll und fürsorglich mit deinem Körper um. Du kümmerst dich auch um deine mentale und emotionale Gesundheit. Denn dir ist klar: Nicht nur dein Körper braucht gute Nährstoffe – auch deine Seele verdient wohltuende Nahrung. Die gute Nachricht dieses Buchs ist daher: Achtsamkeit heilt nicht nur die Beziehung zu deinem Essen. Achtsamkeit sorgt dafür, dass du dich in all den anderen Bereichen deines Lebens wohler fühlen wirst. Du findest deinen Frieden: mit deinem Essen. Mit deinem Körper. Mit deinen Gedanken und deinen Gefühlen.

Mache dich also bereit für dein Happy End. Auf dich wartet ein glückliches Ende deiner Diät-Geschichte – so wie ich selbst es erleben durfte. Und wie es auch meine Coaching-Klienten immer wieder erleben – wenn sie die Tools aus diesem Buch entdecken und konsequent für sich anwenden.

Kapitel 3:
Was bedeutet »Achtsamkeit«?

Bevor du die achtsame Reise in dein neues, leichtes Leben startest, darfst du noch ein paar Reisevorbereitungen treffen – und dich erst einmal mit dem Begriff »Achtsamkeit« vertraut machen. Schließlich hören wir das Wort »Achtsamkeit« immer öfter. Aber: Was heißt es überhaupt, »achtsam« zu sein? Und wie hilft Achtsamkeit, die Beziehung zu unserem Körper und unserem Essverhalten zu heilen?

Achtsamkeit ist ein Bewusstseinszustand, in dem wir aufmerksam und wertfrei den gegenwärtigen Moment wahrnehmen. Gleichzeitig ist Achtsamkeit auch eine Methode, um den eigenen Geist zu trainieren. Wenn wir Achtsamkeit praktizieren, tauchen wir ein in das Hier und Jetzt. Mit dem Geist, dem Herzen und dem Körper sind wir bei dem, was wir gerade tun. Was bedeutet das ganz praktisch? Nun, wenn wir atmen, atmen wir. Wenn wir gehen, gehen wir. Und wenn wir essen, essen wir. So erfahren wir den Augenblick, wie er sich gerade zeigt: aufgeschlossen für das, was ist. Und wenn wir in Gedanken abdriften? Dann bringen wir unseren Geist sanft zurück in den Moment. Wir dürfen einfach sein – so wie wir sind, im Hier und Jetzt.

ACHTSAMKEIT –
EIN URALTES BEWÄHRTES KONZEPT

Die Ursprünge der Achtsamkeit liegen im Buddhismus. Schon vor über 2500 Jahren übten die buddhistischen Mönche in den Klöstern Asiens während ihrer Meditation, geistige und körperliche Eindrücke ohne Urteil wahrzunehmen. Die Intention der Buddhisten besteht darin, eine wohlwollende, gleichmütige Haltung einzunehmen – die sich letztlich auch auf das Alltagsleben übertragen soll.

In den 1970er-Jahren griff der US-Amerikaner Jon Kabat-Zinn dieses Konzept auf und löste es aus dem spirituellen Kontext des Buddhismus. Kabat-Zinn lehrte an der University of Massachusetts und zeigte seinen Schülern, wie sie mit Achtsamkeitsübungen ihren Stress reduzieren konnten. Sein Programm »MBSR« (»Mindfulness-Based Stress Reduction«, zu Deutsch Achtsamkeitsbasierte Stressreduktion) zeigte dabei solch große Erfolge, dass es sich weltweit verbreitete. MBSR wird auch im deutschsprachigen Raum an vielen Orten unterrichtet.[89]

Bald entdeckten immer mehr Menschen Achtsamkeitstraining – und erschlossen damit auch immer mehr Anwendungsbereiche. Achtsamkeitstraining kann unser Leben auf unterschiedliche Art und Weise bereichern: Wir können lernen, wertschätzender und freundlicher zu kommunizieren und damit die Beziehungen zu unseren Mitmenschen verbessern. Achtsamkeitstraining schult unsere emotionale Intelligenz, macht uns gelassener, konzentrierter und zufriedener. Und ja: Wir können mit Achtsamkeit körperliche Beschwerden mindern und fürsorglicher mit unserem Körper umgehen.

Heutzutage ist Achtsamkeitstraining ein bewährtes Mittel in Psychotherapie und Medizin. Und auch aus dem Berufsleben ist Achtsamkeitstraining nicht mehr wegzudenken. Unternehmen wie Google und SAP bieten ihren Mitarbeitern Mindfulness-Seminare, die Monate im Voraus ausgebucht sind. Kein Wunder: Ausgeglichene und zufriedene Mitarbeiter haben mehr Freude an ihrer Arbeit, sind bessere Teamplayer und finden kreativere Lösungen. Sogar Soldaten und Polizisten lernen heutzutage das achtsame Meditieren. Denn wer achtsam für seine Bedürfnisse ist, kann Stress besser abpuffern und bleibt cool – auch wenn's im Job mal brenzlig wird.

Eines ist klar: Achtsamkeit kann unser Leben auf vielfältige Art und Weise bereichern. Auch du kannst Achtsamkeit für unterschiedliche Belange einsetzen – zum Beispiel, um endlich stressfrei abzunehmen. Es gibt mehrere klinische Studien, die belegen, wie gut Abnehmen mit Achtsamkeit funktioniert. Du kannst alte, schädliche Ernährungsmuster erkennen und loslassen. Du isst bewusster und genussvoller. Du greifst bei Stress und Kummer nicht mehr zu Schokolade, sondern findest deinen inneren Frieden auf dem Meditationskissen oder in der schriftlichen Reflexion deiner selbst. Ja: Achtsamkeit funktioniert. Achtsamkeit heilt. Achtsamkeit macht glücklich – und sie macht dich schlank.[10 11 12 13]

ACHTSAMKEIT - NICHT NUR FÜR DEN KÖRPER, SONDERN AUCH FÜR DEN GEIST

Einfach präsent sein im Hier und Jetzt – das mag auf den ersten Blick simpel erscheinen. Für die allermeisten ist aber genau das eine riesige Herausforderung.

Schuld daran ist unser menschliches Gehirn: Zum Homo sapiens entwickelten wir uns in einer gefährlichen Welt. Unsere Ahnen mussten um ihr Überleben kämpfen. Und wer waren die Gewinner dieses Überlebenskampfes? Tja – es waren nicht die entspannten Optimisten, die fröhlich pfeifend den Moment genossen. Nein: Es waren jene, die auf der Hut waren. Nur wer mit wilden Tieren und feindlichen Kriegern rechnete, brachte sich schnell genug in Sicherheit, wenn ein Angriff erfolgte. Nur wer im erntereichen Herbst schon an den harten Winter dachte und Vorräte anlegte, hatte eine Chance, in Notzeiten zu überleben. Unsere Vorfahren waren keine fröhlichen Müßiggänger. Sie waren zäh. Sie waren vorsichtig. Und sie machten sich ziemlich oft Sorgen um die Zukunft.

Glücklicherweise werden wir in der westlichen Welt heute nicht mehr von Hungersnot und wilden Tieren bedroht. Aber: Unser Verstand erfüllt noch immer denselben Job wie vor 300 000 Jahren. Das heißt: Wir scannen unsere Welt nach potenziellen Gefahren ab. Und wenn gar keine unmittelbare Bedrohung vorliegt?

Dann suchen wir die Gefahr eben in Gedanken: Wir grübeln über Dinge, die bereits vergangen sind – und die wir eh nicht mehr ändern können. Wir machen uns Sorgen über die Zukunft – anstatt den Moment zu genießen. Zudem neigt unser menschlicher Geist dazu, alles Erleben bewerten zu wollen. Wir teilen Dinge in »gut« und »schlecht« und Menschen in »Freund« und »Feind« ein. Gerne ziehen wir auch Vergleiche – bei denen wir selbst nicht immer gut abschneiden.

Ob wir das wollen oder nicht – unser Verstand ist wie der schlechteste Motivationsredner der Welt. Ständig kommentiert er unser Tun und zieht dabei gerne alles ins Negative. Tatsache ist: Wir Menschen sind die einzigen Lebewesen, die sich selbst dann noch Sorgen machen, wenn all ihre Grundbedürfnisse erfüllt sind. Ein Hund, der mit vollem Bauch in seinem warmen Körbchen liegt und keine Schmerzen hat, ist glücklich und zufrieden. Ein Mensch kann im schönsten Haus der Welt leben, über genug Geld für sich und seine Familie verfügen, er kann einen liebevollen Partner haben und kerngesund sein – und doch unter immenser Spannung stehen und darunter leiden. Denn sein Glücksempfinden hängt ja nicht nur von seiner körperlichen Unversehrtheit ab. Viel wichtiger für die innere Zufriedenheit ist, wo der Mensch mit seinen Gedanken ist.

Es ist eine Tatsache: Ohne Achtsamkeit stehen wir Menschen oft unter enormem Stress. Wir sind nicht im Moment. Wir driften ab – mit unseren Gedanken. Mit unseren Gefühlen. Und in unseren Taten. Das zeigt sich auch im Essverhalten. Wenn wir unachtsam sind, dann essen wir hastig und unbewusst. Wir schauen beim Essen Fernsehen oder scrollen durch unsere E-Mails. Dabei schmecken wir unser Essen nicht richtig und genießen es kaum. Kein Wunder, dass wir immer größere Mengen brauchen, um satt zu werden. Und kein Wunder, dass wir unser Essen immer stärker mit Salz, Zucker und Geschmacksverstärkern würzen, um überhaupt noch etwas zu schmecken und uns befriedigt zu fühlen. Wir sehnen uns so sehr nach Erfüllung. Und entfernen uns gleichzeitig immer mehr von unserem Glück.

Auch unser Selbstbild leidet durch die fehlende Achtsamkeit. Wenn wir nicht achtsam für unsere Gedanken sind, dann kann es passieren, dass wir uns permanent selbst schlecht machen. Wir schauen in den Spiegel und ärgern uns über unseren »dicken

Bauch« oder die »schwabbeligen Oberschenkel«. Wir scrollen durch perfekt inszenierte Instagram-Accounts und finden uns im Vergleich zu all den Hochglanz-Schönheiten langweilig, farblos und minderwertig. Wir beißen in ein Schokocroissant und beschimpfen uns noch im selben Moment als »disziplinlos« und »verfressen«. Wir sind voller Zweifel, Ängste und Selbstkritik. Wir reden uns klein und machen uns damit furchtbar unglücklich.

Wenn du achtsam bist, wirst du dir deiner Gedanken, Gefühle und Empfindungen bewusst. Du beobachtest sie – gleichmütig, zugewandt, freundlich-interessiert. Du hast Verständnis für deinen menschlichen Geist. Auch wenn du weiterhin Dinge bewertest, so schaffst du es gleichzeitig, dich immer mehr von deinem »inneren Kritiker« in deinem Kopf zu lösen – und dafür den »inneren Beobachter« zu aktivieren. Das bedeutet: Du nimmst wieder vorurteilsfrei wahr, was ist. Du erlaubst den Dingen zu sein, wie sie sind. Und auch dir selbst gibst du die Freiheit, zu sein. So wie du gerade bist. Du wirst sehen: Dich anzunehmen, so wie du bist, das fühlt sich unheimlich erleichternd an. Denn umso weniger du bewerten, ablehnen oder sogar verdrängen musst, desto mehr erlaubst du dir, dein natürliches Selbst zu leben. Du bist frei. Du schließt Frieden mit dir selbst. Und wenn du auch nicht in jeder Sekunde deines Lebens glücklich bist – so bist du doch erfüllter denn je.

Nachgefragt: Achtsamkeit und Abnehmen – passt das überhaupt zusammen? Sollte ich nicht lieber lernen, mich anzunehmen, so wie ich bin?

Ja, Achtsamkeit hat viel mit Annehmen zu tun. Gleichzeitig bedeutet achtsam zu sein nicht, dass du keine Wünsche und Ziele mehr haben darfst. Das Gegenteil ist der Fall: Achtsamkeit hilft dir, Verantwortung für dein Leben zu übernehmen und das Leben nach deinen Wünschen zu gestalten.

Frage dich also: *Was im Leben ist mir wichtig? Wofür möchte ich einstehen?*

Und in Bezug auf deinen Körper: *In welchem Körper möchte ich durch dieses Leben gehen?*

Durch diese Fragen wertest du dein jetziges Selbst nicht ab. Im Gegenteil: Du nimmst dich und deine Wünsche endlich wahr – und wertschätzt sie! Und auch deinen Körper respektierst du *mehr* und nicht weniger, indem du dir diese Fragen ehrlich beantwortest. Sieh es mal so: Dein Körper ist das Gefährt, das dich durch dein Leben trägt. Durch deinen Körper erfährst du die Welt: Du siehst, hörst, schmeckst, riechst, ertastest die Schönheit dieses Lebens. Mit deinem Körper erfährst du Berührung. Und du kannst berühren. Was in deinem Leben könnte also kostbarer sein als dieser wunderbare Körper?

Betrachte dieses Buch darum als Einladung, dich gut um deinen Körper und deine Gesundheit zu kümmern. Dein Körper ist ein Geschenk. Gehe fürsorglich mit diesem Geschenk um. Verwöhne deinen Körper. Gönne dir frische, wohltuende Nahrung. Gönne dir Bewegung, die dir guttut. Erlaube dir Pausen, wenn dein Körper Pausen braucht. Und wenn das für dich wichtig ist: Gönne dir Leichtigkeit. Ja, du kannst lernen, dich anzunehmen, so wie du bist – und gleichzeitig darfst du dich verändern und abnehmen.

Aber nimm nicht ab, weil du dich mit anderen vergleichst und dich daraufhin selbst ablehnst. Nimm nicht ab, weil du deinen Körper in eine gesellschaftlich propagierte, wahnwitzige Schönheitsschablone pressen willst. Sondern nimm ab, weil du die Liebe zu dir neu entdeckst. Weil du Lust hast aufzublühen. Innerlich und äußerlich. Du bist wertvoll, wunderschön und liebenswert– mit jeder Form, die dein Körper annimmt. Das galt gestern. Das gilt hier und heute. Und es gilt für immer und ewig – bis zum letzten Atemzug, den dein Körper auf dieser Welt nimmt.

Achte deine Wünsche. Achte deinen Körper. Achte dich selbst. Das ist gelebte Achtsamkeit.

Kapitel 4:
Bevor du dich auf deine Reise machst: Wie dieses Buch aufgebaut ist und was du erwarten darfst

Dieses Buch ist als Sechs-Wochen-Programm aufgebaut. Jede Woche widmet sich einem speziellen Thema. Jeden Tag bekommst du eine Übung, die dich dabei unterstützt, die Beziehung zu deinem Körper und deinem Essverhalten zu erforschen. Du setzt dich also intensiv mit dir auseinander – und wirst bemerken, dass sich in deinem Inneren einiges in Bewegung setzt! Stück für Stück lässt du hinderliche Überzeugungen, Gefühle oder Verhaltensweisen hinter dir, die dich momentan noch davon abhalten, dein Wohlfühlgewicht zu erreichen.

Möchtest du das Programm in sechs Wochen absolvieren, plane pro Tag etwa 30 Minuten Zeit für dich ein – zum Lesen, Reflektieren und Üben.

Sind dir 30 Minuten am Tag zu viel? Keine Sorge – du darfst dein Tempo selbst wählen. Bedenke: Dies ist dein Weg und du gestaltest ihn so, wie er dir guttut. Bist du gerade beruflich oder privat sehr eingespannt, gönne dir ruhig etwas mehr Zeit. Und wenn du dir für eine Tagesaufgabe eine Woche oder sogar einen Monat Zeit nehmen möchtest, dann tu genau das!

Sieh es mal so: Deine Reise zum Wohlfühlkörper ist kein Sprint. Vielmehr gleicht der Weg zu deinem natürlich schlanken Körper einer Bergbesteigung. Bist du schon einmal einen Berg hoch gewandert? Dann weißt du selbst: Am schönsten ist die Wanderung, wenn du dich voll und ganz darauf einlassen kannst. Du setzt einen Schritt vor den anderen. Du bemerkst die Anstrengung in deinen Muskeln, deinen schnelleren Atem, deinen festen Herzschlag – und du genießt all das, denn du bist lebendig und spürst dich und deinen Körper. Du tauchst ein in die Natur, du atmest die frische Waldluft, riechst den Geruch von Laub und Erde, hörst das Zwitschern der Vögel. Manchmal hast du Energie und Lust auf eine kleine Herausforderung. Dann nimmst du einen Aufstieg in flottem Tempo und freust dich über deine eigene Kraft. Manchmal brauchst du Zeit, um eine Hürde zu meistern – und gehst es etwas ruhiger an. Solltest du stürzen, atmest du tief durch und stehst wieder auf. Und natürlich legst du hin und wieder eine kleine Pause ein. Warum solltest du dich hetzen? Die Sonne scheint, die Bergluft ist frisch und du kannst jederzeit innehalten und die Aussicht genießen.

Vor dir liegt dein persönlicher Berg: Es erwarten dich sechs Wochen voller Achtsamkeit und Inspirationen für dein Leben in Leichtigkeit. Du wirst schmecken, riechen, tasten und sinnliche Erfahrungen machen. Du wirst unbekannte Pfade entdecken und den Zauber des Neuen erleben. Manchmal wirst du dich anstrengen dürfen. Genieße es: Genauso spürst du deine Kraft und Lebendigkeit. Wenn du strauchelst, dann wisse: Auch dies ist Teil deiner Bergbesteigung. Atme durch, steh wieder auf und klopfe dir den Staub von den Knien. Wenn du eine Pause brauchst, leg eine Pause ein. Genieße den Weg – in deinem Tempo. Dies ist dein Leben – und deine persönliche Reise. Sei achtsam mit dir und gestalte deinen Lernweg so, wie er dir guttut.

PACKE DEN RUCKSACK FÜR DEINE ACHTSAME REISE

Um von diesem Buch maximal zu profitieren, darfst du nicht nur lesen, sondern praktisch mitmachen! Dazu wirst du jede Woche mehrere Achtsamkeitsübungen kennenlernen. Mal handelt es sich dabei um eine Meditation, mal um eine Schreibübung. Alle Übungen haben nur ein Ziel: Sie unterstützen dich dabei, das Gespür für dich und deinen Körper zu stärken. Du lernst dich selbst besser kennen. Dir wird klar, wie du dich in der Vergangenheit beim Abnehmen selbst sabotiert hast – und wie du die Selbstsabotage stoppen kannst. Und du findest in dir selbst die Quelle deiner Weisheit. So coachst du dich selbst schlank - und fühlst dich mit zunehmender Übung immer wohler und selbstbewusster.

Um die Übungen durchzuführen, brauchst du nicht viel. Für die Meditationen reicht **ein Ort, an dem du dich entspannen kannst.** Das kann eine schöne Sitzecke, dein Sofa oder auch dein Bett sein. Natürlich kannst du auch im Park, im Wald oder sogar in deinem geparkten Auto meditieren. Hauptsache, du bist für eine Weile ungestört, und weder ein krakeelendes Kind, ein hibbeliges Haustier oder das Piepen der fertigen Spülmaschine drängen dich aus deiner verdienten Pause. Du möchtest deine Augen schließen können. Du möchtest tief durchatmen und ganz bei dir sein.

Für die Schreibübungen benötigst du ein **Achtsamkeitsjournal.** Dabei handelt es sich um ein Notizbuch oder ein schlichtes Heft, in dem du deine Beobachtungen notierst. Übrigens: Auch wenn du glaubst, ein reines Nachdenken über diese Fragen sei ausreichend - gönne dir bitte ein paar Minuten mehr und halte deine Gedanken schriftlich fest. Schon ein paar Stichworte reichen vollkommen! Mit zunehmender Übung wird dir das Schreiben immer leichter fallen, und du wirst merken, wie sehr du davon profitierst: Schreiben bringt Klarheit in deine Gedanken. Außerdem kannst du dich im Verlauf der nächsten Wochen immer wieder an deine eigenen Worte erinnern und dich selbst coachen und motivieren. Und wer weiß? Vielleicht wirst du mit der Zeit sogar feststellen, dass das Notieren deiner Gedanken wie ein Ventil ist, mit dem du Druck ablässt und dich erleichterst.

Ab der vierten Woche brauchst du noch ein zweites Notizbuch oder Schreibheft - dann wirst du ein **Food-Journal** anlegen. Auch hier reicht ein ein simples Schreibheft. Mehr dazu erfährst du, wenn du so weit bist!

ZUSAMMENFASSUNG UND AUSBLICK

Du brauchst beim Essen keinen Zwang. Keine Verbote. Und auch keinen Diätplan. Die meisten Menschen wissen schon selbst, welches Essen gesund ist und welches nicht. Darum findest du in diesem Buch keinen vorgefertigten Diätplan, keine Abnehmrezepte und keine Vorgaben, was du wann in welchen Mengen essen solltest.

Vielmehr ist dieses Buch eine Einladung an dich, deine *eigenen* Antworten zu finden. Lerne deinen Körper neu kennen – erforsche deinen Hunger, deine Sättigung, deine Bedürfnisse. Gib dir, was *dir* guttut. Sag »Nein« zu dem, was *dir* schadet und *dich* belastet. Dieses Buch gibt dir die Werkzeuge an die Hand, um dich wieder mit dir und deiner Körperweisheit zu verbinden.

Entwickle ein Bewusstsein für deine Gefühls- und Gedankenwelt. So lernst du, fürsorglich mit dir umzugehen und deine wahren Bedürfnisse zu befriedigen – ganz ohne dabei essen zu müssen.

Achtsam mit dir zu sein bedeutet, dich selbst jeden Tag neu zu entdecken und zu erforschen. Es bedeutet, dir zu geben, was du brauchst. Höre wieder auf deine innere Stimme. Übernimm Verantwortung für dein Leben. Erkenne, welche Ernährung dir guttut und dich aufblühen lässt. Sei dir selbst dein eigener Coach – und der beste Freund, den du nur haben kannst.

Du hast nur einen Körper. Du hast nur ein Leben. Es wird Zeit, dich darin wohlzufühlen.

DAS »ACHTSAM SCHLANK«- SECHS-WOCHEN- PROGRAMM

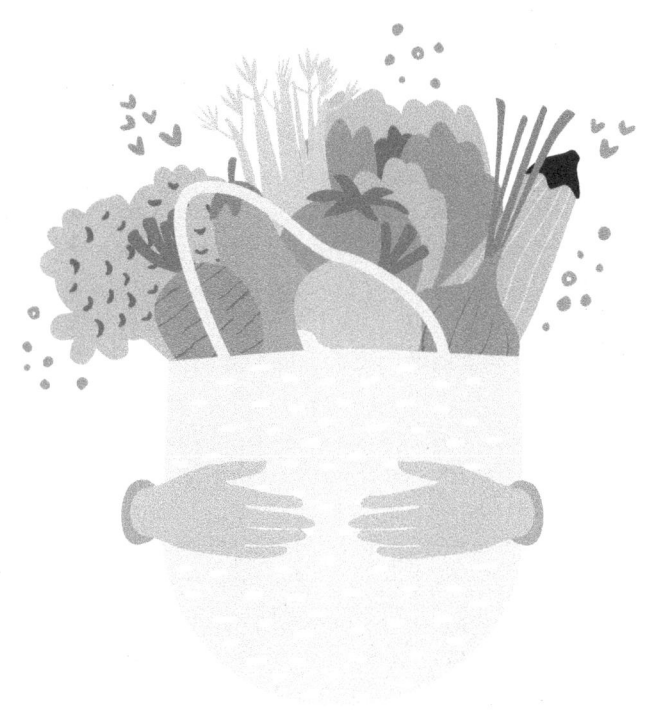

Woche 1:
Los geht's!
Starte die Reise in ein diätfreies Leben

TAG 1: VERABSCHIEDE DICH VON DIÄT-MÄRCHEN

Zu Beginn deiner Reise hin zu deinem achtsam schlanken Wohlfühlgewicht möchte ich dir eine Geschichte erzählen:

Es war einmal ein junger Schneider namens Simon, der sich
nichts mehr wünschte, als ein wohlhabender Mann zu sein. Während Simon in seiner einfachen Hütte saß und die Kleider der rei-
cheren Leute flickte, gab er sich seinen Tagträumen von einem
anderen Leben hin. Ach, wie herrlich müsste es sein, wie ein Kö-
nig inmitten von glitzerndem Gold zu leben! Und wie glücklich er
doch wäre, wenn er einen solchen Schatz fände!

Eines Tages wurde die Sehnsucht des jungen Mannes so groß,
dass er beschloss, seine Heimat zu verlassen, um sich auf die Suche nach dem Schatz seiner Fantasie zu machen. Simon wanderte
Tage, Wochen und Monate. Er nahm die beschwerlichsten Wege
auf sich – doch nirgendwo fand er seinen Schatz. Manchmal begegnete Simon auf seiner Reise anderen Menschen. Dann fragte
er nach dem Weg zu seinem Schatz. Doch von anderen Menschen
erntete Simon nur Kopfschütteln oder wirre Wegbeschreibungen.
So irrte Simon umher, ohne jemals fündig zu werden. Bis Simon
eines Tages einer weisen Frau begegnete – und auch sie nach dem
Weg zu seinem Schatz fragte. Zu seiner großen Überraschung
wusste die weise Frau, von welchem Schatz Simon sprach. Mehr
noch: Sie konnte ihm sogar eine genaue Wegbeschreibung zu dem
Ort geben, an dem der Schatz vergraben war!

Voller Vorfreude machte Simon sich auf den Weg. Diesmal fiel
ihm das Laufen leicht, beschwingt setzte er einen Fuß vor den
anderen. Jeder Baum, jeder Strauch schien ihm vertraut. Endlich

kam Simon an sein Ziel – und staunte: Er war vor seinem eigenen Haus gelandet. Simon begann zu graben und fand endlich, was er suchte: Direkt unter seinem Herd lag der Goldschatz, von dem er all die Jahre geträumt hatte.

Die Geschichte vom glücklichen Simon stammt aus der jüdischen Tradition – und wird auch in vielen anderen Kulturen so oder ähnlich weitererzählt. Sie belegt, was wir alle tief in unserem Herzen wissen: Unser Glück finden wir nicht im Außen. Der Schatz, nach dem wir uns sehnen, wartet in unserem Inneren auf uns.

Was denkst du: Gleicht nicht auch die Suche nach der »einen«, »perfekten« Diät oder Detox-Kur oft einer jahrelangen Schatzsuche? Wir probieren eine Diät nach der anderen aus, ohne jemals ans Ziel zu kommen. Wir fragen andere Menschen nach Rat und bekommen Tipps wie: »Iss weniger«, »Zähl Kalorien«, »Beherrsch dich ein bisschen bei den Süßigkeiten«. Oder »Mach mehr Sport.«

Die Tipps mögen gut klingen. Vielleicht funktionieren sie für andere. Aber was haben sie dir gebracht? Dein Ziel hast du nicht erreicht. Der Schatz, von dem du träumst, ist für dich immer noch verborgen.

Die gute Nachricht für dich lautet: Du kannst die anstrengende Suche hier und heute beenden. Nein, du brauchst dich nicht mehr mit Diäten quälen. Die Wegbeschreibung zu deinem Glück wartet bereits auf dich – du findest sie in deinem Inneren. Vertraue dir selbst: Du verfügst über alles Wissen, das du zum Abnehmen brauchst. Du hast einen Körper, der mit einer hochkomplexen, feinen Sensorik ausgestattet ist. Dein Körper sagt dir genau, was du brauchst, was dir guttut und wie du natürlich schlank sein kannst – du musst nur wieder lernen hinzuhören. Und du hast noch einen weiteren Goldschatz: Du hast einen starken Geist, mit dem du alles erreichen kannst, was du dir vornimmst. Du brauchst nur noch lernen, wie du deinen Geist steuern kannst – sodass du dich in Gedanken bestärkst, anstatt dich selbst zu sabotieren.

Übung: Meine bisherigen Diätversuche

Es ist Zeit, dass du dich unabhängig machst von Diät-Ratschlägen. Denn Ratschläge sind oft gut gemeint, sie sind letztlich aber doch nur eines: Schläge.

Gib dir heute die Erlaubnis, dich von äußeren Ernährungsvorgaben zu befreien. Schlage deinen eigenen Weg ein. Es ist okay, wenn sich das heute noch etwas vage und unsicher für dich anfühlt. Gib dir ein bisschen Vorschussvertrauen: Tag für Tag wirst du mehr darüber herausfinden, welcher Weg für dich passt. So findest du den Schatz, der schon lange auf dich wartet.

Die folgende Übung hilft dir dabei.
1. Nimm dir dein Achtsamkeitsjournal und schreibe auf eine leere Seite »Meine vergangenen Diätversuche«.
2. Liste nun all die Dinge auf, die du in der Vergangenheit erfolglos probiert hast, um abzunehmen. Nimm dir dafür ruhig etwas Zeit.
3. Schaue dir deine Liste an. Vielleicht hast du dir ein paar Diäten oder Abnehmregeln notiert. Forsche nun noch etwas tiefer. Welche Gedanken prägten in der Vergangenheit dein Essverhalten? Vielleicht kennst du ja einen oder mehrere der folgenden Gedanken?
   ♦ »Reiß dich endlich mal zusammen!«
   ♦ »Auf keinen Fall darfst du Brot (oder Butter oder Süßigkeiten) essen!«
   ♦ »Du solltest wirklich mehr Gemüse essen!«

Notiere dir jetzt eine Liste deiner häufigsten Diät-Gedanken. Überlege so lange, bis dir mindestens drei typische Diät-Dogmen einfallen.
4. Notiere nun, wie du dich während deiner Diäten gefühlt hast. Warst du glücklich und zufrieden? Oder hast du dich eingeschränkt und schlecht gefühlt?

Was erkennst du, wenn du deine Antworten liest?

Ich bin sicher: Wenn du abnehmen möchtest, dann deshalb, weil du dir wünschst, dich dadurch glücklicher zu fühlen. So wie

Simon auf der Suche nach seinem Schatz, so wolltest auch du nur dein Bestes. Die Frage ist bloß: Haben dir Diäten geholfen, dieses Glück in dir zu fühlen? Haben sie dich und dein Leben bereichert? Oder haben sie dir Tag für Tag, Woche für Woche, Jahr für Jahr ein Stückchen Lebensqualität geraubt?

Sicherlich: Ein gutes Ziel ist es wert, dass du dafür losläufst. Und ja, jeder Weg zur Veränderung kann manchmal anstrengend sein. Auch für deinen gesunden Körper darfst du ein paar Anstrengungen auf dich nehmen. Es ist leichter, auf dem Sofa Netflix zu gucken, als die Sportschuhe zu schnüren und um den Block zu laufen. Es ist leichter, sich die schnelle Tiefkühlpizza in den Ofen zu schieben, als Gemüse zu schneiden. Ein gewisser Grad an Anstrengung ist also normal. Das heißt aber nicht, dass du dich mit genussfeindlichen, freudlosen Diät-Regeln kaputtmachen musst!

ACHTSAME ERKENNTNIS

Abnehmen muss keine Qual für dich sein. Im Gegenteil: Sieh dein Abnehmvorhaben als einen wunderbaren Weg, ab jetzt selbstfürsorglich mit dir, deinem Körper und deinen Bedürfnissen umzugehen.

TAG 2: FINDE DEIN »WARUM«

Wenn du dieses Buch liest, hast du ein klares Ziel: Du möchtest auf natürliche Weise schlank werden. Aber hast du dich auch gefragt, *warum* du dieses Ziel eigentlich verfolgst? Warum willst du überhaupt abnehmen? Was versprichst du dir davon, natürlich schlank zu sein?

Vielleicht wünschst du dir, wieder in die Jeans zu passen, die du vor zehn Jahren getragen hast? Oder dich endlich auch im Bikini am Strand entspannt und wohl zu fühlen?

Vielleicht willst du mit deinem Partner oder deiner Partnerin eine Bergwanderung machen – und dich dabei fit und gesund fühlen?

Vielleicht möchtest du mit deinen Freundinnen um die Häuser ziehen und dabei das schöne Sommerkleid tragen, das schon so lange ungenutzt im Schrank hängt?

Vielleicht möchtest du mit deinen Kindern oder Enkeln durch den Garten toben und mit deinen Lieben vor Lachen prusten, anstatt schon nach kurzer Zeit aus der Puste zu kommen?

Vielleicht möchtest du mehr Energie für deinen Job haben?

Oder möchtest du Intimität mit deinem Partner oder deiner Partnerin noch mehr genießen können?

Was auch immer du dir vom Abnehmen versprichst – es ist wichtig, dass du deine Gründe kennst und sie dir schwarz auf weiß vor Augen hältst. Mach dich dabei frei von irgendwelchen Schönheitsidealen, die dir die Medien oder dein Umfeld vorgeben.

Frag dich lieber: Warum ist dir ein schlanker Körper wichtig?

ES GEHT NICHT DARUM, WIE VIEL DU WIEGST – SONDERN DARUM, WIE DU DICH FÜHLST

Konzentriere dich beim Formulieren deiner Ziele nicht zu stark auf eine Zahl, die du auf der Waage sehen willst. Richte deine Aufmerksamkeit lieber darauf, wie du dich fühlen willst. Mit dieser Strategie fühlst du dich nicht nur wohler – du kommst auch schneller ans Ziel.

In einer Abnehmstudie mit 301 Frauen zeigte sich: Frauen, die abnehmen wollten, um einem äußeren Schönheitsideal zu entsprechen, nahmen nicht so gut ab wie jene, die sich vom Abnehmen eine verbesserte Gesundheit erhofften.[14]

Das bedeutet nicht, dass du beim Formulieren deiner Ziele nicht an dein verbessertes Aussehen denken darfst. Vergiss nur bei all den

Gedanken an ein bestimmtes Gewicht und eine schlanke Optik nicht all die anderen wichtigen Dinge, die du beim Abnehmen für deine Gesundheit tust. Male dir also lieber aus, wie du schon morgens voller Energie aufstehen wirst. Stelle dir vor, wie du mit Leichtigkeit durch den Park joggst und mit jedem Schritt deine Lebendigkeit spürst. Freue dich darauf, in deinem schönsten Kleid auf einer Party zu tanzen. Sieh dich selbst vor Glück strahlen. Stelle dir vor, wie wohl du dich fühlen wirst, wenn dich keine Bauch- oder Kopfschmerzen oder andere Wehwehchen plagen. Du fühlst dich einfach gut in deiner Haut.

Denke daran: Dein Ziel ist mehr als eine Zahl auf der Waage. Dein Ziel ist ein Gefühl. Eine Lebenseinstellung. Es geht beim Abnehmen mit Achtsamkeit nicht darum, dass du deinen Körper in eine vermeintlich perfekte Jeanshose quetschen musst. Vielmehr geht es darum, dass du die vitale und lebensfrohe Person in dir (wieder) entdeckst, die seit dem Tag deiner Geburt in dir steckt. Sei der Mensch, der du sein willst. Denn das motiviert dich wahrscheinlich mehr als der Zwang, ein bestimmtes Gewicht auf die Waage bringen zu müssen.

Übung: Meine Top-10-Gründe, warum ich abnehmen will

Nimm dir dein Achtsamkeitsjournal und notiere die Überschrift: »Meine Top-10-Gründe, warum ich abnehmen will«. Liste dann mindestens zehn Gründe auf, warum du gerne abnehmen willst – wenn du möchtest auch mehr.

Und, hast du dir die Gründe notiert, warum du abnehmen willst? Sehr gut! Lies dir deine Liste immer wieder durch – am besten einmal morgens und dann wieder zu der Tageszeit, zu der du besonders anfällig für Verführungen bist (für die meisten Menschen ist das der späte Nachmittag und Abend). Du kannst dich auch mit Post-it-Notizen oder Handy-Erinnerungen an deine Gründe erinnern.

Übrigens: Es ist normal, dass du auf der Reise zu deinem Wohlfühlgewicht hin und wieder vergisst, warum du dich überhaupt auf den Weg gemacht hast. Dies geschieht insbesondere dann, wenn du eine Leckerei vor deiner Nase hast und dich deine Sinne verführen möchten. Auch wenn du müde, gestresst oder von deinem Alltag besonders gefordert bist, kann es dir gut passieren, dass dir dein Abnehmziel auf einmal ziemlich wurscht ist – und du liebend gerne zum Seelentröster »Essen« greifen möchtest. Gerade in solchen Momenten hilft es dir, dein Achtsamkeitsjournal mit deiner Liste parat zu haben.

ACHTSAME ERKENNTNIS

Vergegenwärtige dir immer wieder, warum du dich auf diese Reise gemacht hast. Warum willst du abnehmen? Was ist dir persönlich wichtig?
Damit hast du ein Schutzschild für jene Momente, in denen du dich sonst angreifbar und verletzlich fühlst. Diesmal lässt du dich nicht von deinem Vorhaben abbringen – du bist gut gewappnet!

TAG 3: BRENNE FÜR DEIN ZIEL

Hast du gestern eine Liste erstellt mit den wichtigen Gründen, warum du abnehmen willst? Sehr gut. Heute gehst du noch einen Schritt weiter. Du befasst dich noch intensiver mit den Gefühlen, die hinter deinen Gründen liegen. Du beginnst zu brennen für dein Ziel!

Warum ist es so wichtig, deine Gefühle erkennen und wahrnehmen zu können?

Sieh es mal so: Nur wenn du in Kontakt zu deinen Gefühlen stehst, weißt du, was dich in deinem tiefsten Inneren antreibt. Ein anderes Wort für »Gefühl« ist »Emotion«. Im Wort »Emotion« steckt der lateinische Begriff »motio« – was so viel wie »Bewegung« heißt. Das heißt: Gefühle sind deine Beweggründe – oder deine inneren Antreiber. Du fühlst. Und nur darum bewegst du dich.

Als ich das einmal für mich verstanden hatte, war mir, als hätte ich auf einmal einen Super-Joker für all meine Ziele in der Hand. Wann immer ich im Leben etwas erreichen will, suche ich nach Gefühlen, die mich auf meinem Weg unterstützen. Beispiel gefällig? Früher habe ich mich jahrelang zum Sport gequält. Schulsport fand ich schrecklich. Und Fitnesskurse machten mir nur wenig Spaß. Dennoch trieb ich Sport – aus schlechtem Gewissen, wenn ich zu viel gegessen hatte. Oder um etwas für Bauch-Beine-Po zu tun. Meine Erfolge waren so là là. Mein Spaßfaktor ging Richtung null. Ja, ich hatte das Ziel, sportlich zu sein. Aber ich brannte einfach nicht für mein Ziel. Ich machte Sport, weil ich musste, nicht weil ich *wollte*. Und ganz bestimmt fühlte ich keine kribbelnde Freude dabei.

Meine Einstellung zum Sport änderte sich radikal, als ich Mutter wurde. Mein Baby war zuckersüß – aber es hielt mich auch ganz schön auf Trab. Tag und Nacht klebte mein Kleiner an mir. Und ich genoss zwar die Nähe. Das Kuscheln. Die Geborgenheit. Aber manchmal ... manchmal brauchte ich auch ein bisschen Zeit für mich. Das Gute war: Ich fand eine Möglichkeit, wie ich einmal am Tag eine ganze Stunde nur für mich genießen konnte – und bei der auch mein Kleiner glücklich war. Meine Rettung war mein Fitnessstudio! Dort kümmerten sich liebevolle Kinderbetreuerinnen um meinen Kleinen – und ich kümmerte mich um mich. Zum ersten Mal in meinem Leben musste ich mich nicht mehr zum Sport zwingen. Sport bedeutete von nun an Freiheit für mich. Sport bedeutete Zeit ganz allein für mich. Es wurde zu meinem Mittel der Selbstfürsorge. Kein Wunder, dass ich begann, meine Workouts zu lieben! Ich powerte mich aus – und lud gleichzeitig meinen Akku wieder auf. Danach fiel es mir leicht, mich wieder voll und ganz meinem Baby zu widmen.

Seitdem sind sieben Jahre vergangen. Mein Kleiner ist groß geworden – und ich habe wieder ein bisschen mehr Freiraum bekommen. Aber auch wenn sich seitdem viel verändert hat – die Liebe zum Sport ist mir geblieben. Ich genieße es, eine Stunde zu schwitzen und ganz bei mir zu sein. Ich bin glücklich, wenn ich stärker werde und Übungen schaffe, an die ich mich früher nie getraut hätte. Ich schütte Endorphine aus, wenn das Blut zum Beat der Musik durch meine Adern schießt und ich mich frei und voller Power fühle. Im Sport spüre ich meinen Körper. Ich fühle mich lebendig. Und bin in meiner Mitte.

Nein – Sport und ich, das war keine Liebe auf den ersten Blick. Im Gegenteil: Früher war mir Sport zuwider. Aber es wurde zu meiner großen Leidenschaft, als ich mit Sport keinen Zwang, sondern endlich positive Gefühle verband.

WAS MACHT MENSCHEN ZU DRANBLEIBERN?

Der US-amerikanische Psychologe Kennon Sheldon wollte herausfinden: Warum erreichen manche Menschen ihre Ziele, während andere immer wieder an ihren Zielen scheitern?

Sheldons Erkenntnis: Nur Menschen, die ihr Ziel mit ihren persönlichen Interessen und Werten verknüpfen, sind dauerhaft motiviert, sodass sie ihre Ziele erreichen. Diese Menschen kennen ihr »Warum« und brennen für ihren Traum. Genau das macht sie zu Dranbleibern – und damit extrem erfolgreich.[15]

WAS MACHT DICH GLÜCKLICH?

Die meisten Menschen antworten auf die Frage »Warum willst du abnehmen?« mit »Weil ich dann glücklicher bin«. Aber: Was heißt das überhaupt für dich, »glücklich sein«? Wie fühlt sich Glück in deinem Leben an? Hast du dir darüber schon einmal Gedanken gemacht?

Tatsache ist doch: Jeder Mensch hat eine andere Definition von Glück. Manche Menschen sind glücklich, wenn sie ruhig, entspannt und im Frieden mit sich und der Welt sind. Für diese Menschen mag es besonders erfüllend sein, entspannt am Meer zu sitzen und die Wellen zu betrachten. Andere Menschen sind glücklich, wenn sie Abenteuer und Aufregung erleben. Sie wollen beispielsweise mit dem Mountainbike steile Abhänge im Wald hinunterbrausen und spüren, wie Adrenalin durch ihre Adern schießt. Wiederum andere empfinden Glück, wenn sie einer sinnvollen Aufgabe nachgehen – auch wenn diese vordergründig mit Anstrengung verbunden sein mag. So umgab sich Mutter Teresa jeden Tag mit Armen, Kranken und Sterbenden und war dabei glücklich – weil sie in der Nächstenliebe ihre Erfüllung fand.

All diese Beispiele verdeutlichen: Alle Menschen streben danach, glücklich zu sein – aber jeder findet sein Glück auf anderen Wegen. Und noch etwas sticht hervor: Glücklich sein bedeutet nicht, dass wir jede Minute unseres Lebens freudestrahlend durchs Leben tänzeln. Glücklich sein bedeutet, dass wir uns die Erlaubnis geben, wir selbst zu sein. Wir Menschen wollen uns spüren. Wir wollen lebendig sein in dem, was wir tun. Wir wünschen uns Erfüllung mehr als Glück – und das bedeutet ein echtes, authentisches Leben, das zu uns und unseren Werten passt.

Die Frage ist also: Welche Gefühle sind *deine* inneren Antreiber? Worin findest *du* dein Glück? Welche Gefühle geben *deinem* Leben einen Sinn? Und wie kannst du diese Antreiber nutzen, um ein Feuer in dir zu entfachen, das dich zum motivierten Dranbleiber macht?

Die folgende Übung hilft dir dabei, die für dich bedeutsamen Gefühle herauszufinden und sie für dein Ziel zu nutzen.

Übung: Finde heraus, welche Gefühle dich antreiben

Lass uns ein kleines Gedankenexperiment machen: Stell dir vor, du stündest vor einem Zauberregal voller kleiner Fläschlein. In jedem dieser Fläschlein wäre ein anderes wunderbares Gefühl abgefüllt. Das heißt: Du musst nur ein Schlückchen nehmen, und schon bekommst du ein sensationelles Gefühl geschenkt.

Das Gute ist: Du darfst dich frei bedienen an diesem Regal. Wähle drei Fläschlein aus – und damit drei Gefühle, von denen du gerne mehr in deinem Leben hättest: Begeisterung. Sicherheit. Inspiration. Ruhe. Frieden. Lebendigkeit. Zufriedenheit. Selbstvertrauen. Dankbarkeit. Liebe. Lebensfreude. Leidenschaft. Fröhlichkeit. Was auch immer du dir wünschst.

Schließe nun einen Moment die Augen und frage dich: Welches Gefühl spürst du besonders gerne? Wann bist du besonders lebendig, besonders in deiner Kraft, ganz du selbst? Und wovon wünschst du dir noch mehr? Kurzum: Wenn du drei Gefühle wählen könntest – welche wären das?

Notiere dann deine drei Lieblingsgefühle in dein Achtsamkeitsjournal.

Sehr gut! Jetzt, wo du weißt, welche Gefühle dich innerlich in Bewegung setzen, lass uns diese Gefühle für dein Ziel nutzen: Blättere nun in deinem Achtsamkeitsjournal zurück und schaue dir die Liste an, die du gestern angefertigt hast. Erinnerst du dich, welche Gründe du dir notiert hast, die dich zum Abnehmen motivieren?

Schau dir nun diese Liste noch einmal an und frage dich: Inwiefern lassen dich die Gründe auf deiner Liste das Gefühl erleben, das du dir im Leben wünschst?

Mein Tipp: Sei ehrlich mit dir. Vielleicht stellst du fest, dass du manche Gründe nur aufgeschrieben hast, weil du sie gedacht, aber nicht gefühlt hast. Wenn dich ein Grund beim zweiten Durchlesen innerlich kalt lässt, dann ist das eine interessante Erkenntnis. In diesem Fall ist es absolut okay, einen Grund wieder von deiner Liste zu streichen. Denke daran: Es geht nicht darum, dass du vernünftige Argumente findest, warum du abnehmen solltest. Logik bringt dich an dieser Stelle nicht weiter – ein erhöhter Herzschlag ist das, was du jetzt brauchst! Du darfst fühlen – denn nur dann setzt du dich in Bewegung.

Bevor du mit der Übung loslegst, hier noch zwei Beispiele, damit du verstehst, wie du diese Übung für dich nutzen kannst. Anhand der Beispiele siehst du auch, dass es bei Gefühlen und Gründen kein »richtig« oder »falsch« gibt. Jeder Mensch hat seine eigenen Bedürfnisse und seine eigenen Wünsche. Erlaube dir also herauszufinden, was dir wichtig ist. Du orientierst dich nicht mehr an dem, was andere sagen und denken. Sondern an dem, was für dich stimmig und richtig ist.

Beispiel 1

Du hast dir gestern als Grund notiert: »*Ich will abnehmen, weil ich dann endlich meine Lieblingskleider anziehen kann.*«

Frage dich nun: Passt dieser Grund zu deinen Lieblingsgefühlen? Inwiefern? Mögliche Antworten könnten sein:

✔ *»Ja, dieser Grund passt zu mir. Eines meiner Lieblingsgefühle ist »Lebendigkeit«. In letzter Zeit habe ich so viel gearbeitet, dass mir ein bisschen die Leichtigkeit verloren gegangen ist. Jetzt will ich wieder mehr für mich tun, mich lebendig, fröhlich und leicht fühlen. Und dazu gehört auch, dass ich aus meinem Kokon schlüpfe, wieder mehr aus dem Haus gehe, schöne Dinge unternehme ... Na ja: Ich will nicht mehr in alten Jogginghosen herumlaufen. Ich habe Lust, ein hübsches Sommerkleid oder eine hübsche Hose zu tragen. Bei der Vorstellung, endlich wieder etwas für mich zu tun und endlich wieder meine Lieblingskleider anzuziehen, fühle ich mich glücklich und lebendig.«*

✘ *»Nein, dieser Grund passt nicht wirklich zu mir und meinen Lieblingsgefühlen. Eines meiner wichtigsten Gefühle ist: »Frieden«. Wenn ich darüber nachdenke, ist es mir gar nicht so wichtig, in ein bestimmtes Kleidungsstück zu passen. Wichtiger ist mir, Frieden mit meinem Körper zu schließen. Ich möchte mich selbst wahrnehmen und wertschätzen. Ich möchte mich in meinem Körper zu Hause fühlen. Das hat nichts mit einem Kleidungsstück* *zu tun. Es ist mehr eine innere Haltung und ein Gespür für mich selbst, was mich antreibt, mich zu verändern.«*

Beispiel 2

Du hast dir gestern als Grund notiert: *»Ich will abnehmen, um mich gesünder und fitter zu fühlen.«*

Frage dich nun: Passt dieser Grund zu deinen Lieblingsgefühlen? Inwiefern? Eine Antwort könnte sein:

✔ *»Ja, dieser Grund passt zu meinen Lieblingsgefühlen. Am glücklichsten bin ich, wenn ich mit meiner Familie sein kann. Ich liebe meinen Partner (oder meine Partnerin/meine Kinder/meine Enkel) über alles, und ich möchte so viel Zeit wie möglich mit ihm (oder ihr/ihnen) verbringen. In letzter Zeit war ich oft schlapp, schlecht gelaunt, lethargisch. Wenn ich abnehme, dann fühle ich mich wieder wohler und energiegeladener. Es fällt mir leichter, der Familienmensch zu sein, der ich gerne wäre: gut gelaunt, bereit, jeden Spaß mitzumachen (Fußballspielen im Garten, lange Wanderungen, Wochenendausflüge). Und umso besser ich mich fühle, desto mehr wirkt sich meine gute Laune auf meine Familie aus (Ich lache wieder öfter. Ich bin geduldiger und entspannter. Ich habe mehr Spaß an Sex etc.).«*

So, nun bist du dran! Schnappe dir deine Liste von gestern. Mache eine ehrliche Bestandsaufnahme: Welche deiner Gründe sprechen dir wirklich aus dem Herzen? Warum brennst du für diese Gründe? Und welche deiner gestern notierten Gründe lassen dich in Wahrheit kalt?

ACHTSAME ERKENNTNIS

Wann immer du im Leben etwas erreichen willst, darfst du in deinem Inneren ein Feuerwerk entfachen. Frage dich, welche starken, positiven Gefühle du mit deinem Ziel verbindest.

Spüre das Brennen in dir. Das Kribbeln in deinem Bauch. Deine
Lebendigkeit. Du weißt selbst: Was immer du liebst, kostet dich
keine Überwindung. Nutze diese Stärke und verbinde dich mit
deinen liebsten Gefühlen.
Du willst dein Ziel erreichen? Dann lass es brennen!

TAG 4: SCHLIESSE FRIEDEN MIT DER KRITISCHEN STIMME IN DEINEM KOPF

Kennst du das? Du schaust dir die Fotos vom Sommerurlaub oder
vom letzten Familienfest an. Aber anstatt in schönen Erinnerun-
gen zu schwelgen, prüfst du mit deinem Blick nur dein äußeres
Erscheinungsbild: Wie sieht dein Bauch auf den Fotos aus? Kannst
du diese Hose überhaupt tragen oder trägt die nicht ganz schön
auf? Und auf dem Foto, auf dem du lachst – sieht man da etwa ein
Doppelkinn? Du erinnerst dich nicht an die schönen Momente,
die auf den Fotos festgehalten sind. Nein, du bist damit beschäftigt, hyperkritisch jeden Makel an dir zu finden.

Wir alle kennen die innere Stimme in uns, die uns schonungslos
kritisiert. Wir fordern Bestleistungen von uns – sei es auf der Arbeit,
im Sport oder in zwischenmenschlichen Beziehungen. Wir verzei-
hen uns schwer, wenn wir einen Fehler machen. Und wenn wir in
den Spiegel schauen, entdecken wir als erstes die Falten, Fettpolster
oder andere vermeintliche Schönheitsfehler. Aber ist das nicht irre?
Für deine Freunde und Familie magst du die warmherzigste und
freundlichste Person der Welt sein. Dir selbst hingegen begegnest
du kaltherzig, kritisch und manchmal geradezu feindlich.

Das Paradoxe dabei ist: All die Selbstkritik motiviert dich nicht
etwa dazu, dein Leben zum Guten zu ändern! Ja klar, wenn du
dich als »fett« und »schwabbelig« bezeichnest, dann verdonnerst
du dich selbst für ein paar Tage zu einer radikalen Diät. Das Blöde
ist nur, dass du dich dabei derart mies fühlst, dass du meist nicht

lange durchhältst. Deine aufgezwungene Diät macht dir keinen Spaß und du fühlst dich nur noch schrecklicher als davor.

Frage dich doch mal selbst: Wann immer du dich in der Vergangenheit als »dick«, fett« oder sogar »unattraktiv« bezeichnet hast – wie hast du dich dann gefühlt? Nicht gerade wie das blühende Leben, oder?

Und jetzt sei bitte noch ehrlicher mit dir: Was tust du, wenn du dich schlecht fühlst? Schnürst du dir pfeifend die Sportschuhe und startest zu einer flotten Runde im Park? Stellst du dich an den Herd und dünstest dir freudestrahlend Brokkoli? Oder ist dir eher danach, dich beschämt in dein Schneckenhaus zurückzuziehen – sprich: dich mit einer Familienpackung Schokolade auf dein Sofa zu verkriechen und dich zu trösten?

Mache dir klar: Wenn du abnehmen willst, darfst du dir angewöhnen, freundlicher mit dir umzugehen. Nein, du kannst dich nicht gesund und glücklich hassen. Im Gegenteil: Selbsthass zerstört dein Selbstbild, macht dich unglücklich und krank und fördert ungesundes Essverhalten.

SELBSTKRITIK IST EIN SCHLECHTER MOTIVATOR

Psychologen haben herausgefunden: Menschen, die für ihr Übergewicht gehänselt oder diskriminiert werden, essen nicht weniger – sie essen *mehr*.[16] Kritik macht Menschen fertig. Und wer traurig ist, sucht intuitiv nach Trost. Und was glaubst du, wo finden übergewichtige Menschen den ersehnten Trost? Na klar: Im Essen.

Sogenanntes »Fat Shaming« (also die Stigmatisierung von Menschen aufgrund ihres Gewichts) macht nicht schlank. Es macht Menschen zu emotionalen Essern und fördert Übergewicht und Depressionen.

Vielleicht denkst du jetzt: »Tja, wenn ich in den Spiegel schaue, dann sehe ich doch aber meine Speckrollen. Mein Übergewicht lässt sich nicht wegdiskutieren. Ich kann mein Spiegelbild nicht ausstehen – dafür bin ich wirklich zu sehr außer Form.« In diesem Fall möchte ich dir sagen: Habe ein bisschen Geduld mit dir. Du musst dich nicht vor den Spiegel stellen und »Tschakka, ich liebe meinen Bauch!« schreien. So viel Körperliebe nimmst du dir selbst vielleicht (noch) nicht ab. Dennoch kannst du lernen, die Einstellung zu deinem Körper zum Positiven zu verändern. Praktiziere die folgenden Übungsschritte immer wieder – und du wirst dir selbst mit immer freundlicherem Blick begegnen können. Und irgendwann stehst du tatsächlich vor dem Spiegel und denkst: »Wow, ich liebe meinen Körper – genau so, wie er ist.«

Übung: Mehr Selbstrespekt, bitte! So neutralisierst du die kritische Stimme in deinem Kopf

1. Achte heute und in den folgenden Tagen darauf, wie du in Gedanken über dich und deinen Körper sprichst.
Wie kommentierst du selbst dein Äußeres? Bezeichnest du dich innerlich als »schön«? Oder findest du dich »dick«, »fett«, »schwabbelig« oder benutzt andere abwertende Worte? Gibt es Körperteile, die du in Gedanken ganz besonders kritisierst? (Es ist ganz normal, dass kritische Gedanken auftauchen – du brauchst sie nicht verdrängen. Nimm für den Anfang einfach wahr, was in deinem Kopf Tag für Tag vorgeht – und wie du dich daraufhin fühlst.)

2. Versuche mit zunehmender Übung, deine Gedanken sanft in eine neue Richtung zu lenken.
Sei dabei realistisch. Wenn du deinen Bauch aktuell in Gedanken als »fett« bezeichnest, wirst du dir den Slogan »Mein Bauch ist supersexy!« wahrscheinlich selbst nicht glauben. Was du aber schaffen kannst, ist, eine etwas neutralere Wortwahl zu finden. Anstatt »Mein Bauch ist fett!« sagst du dir: »Okay, ich habe einen Bauch«. Damit formulierst du schon neutraler

und respektvoller. Klingt komisch? Glaub mir: Allein diese Wertfreiheit gegenüber deinem Körper bringt dich schon einen Riesenschritt voran!

3. Bring deiner kritischen Stimme Warmherzigkeit bei.

Mit der Zeit kannst du noch einen Übungsschritt weitergehen: Sprich in Gedanken immer warmherziger mit dir. Am besten gelingt dir das, wenn du im Alltag ein Spiel daraus machst, deine warmherzige Stimme zu trainieren. Nimm dir täglich vor, bei mindestens einer Person ein liebenswertes Detail zu entdecken. Hast du zum Beispiel jemals darauf geachtet, was für wunderschöne blaue Augen die Kassiererin im Supermarkt hat? Und deine Kollegin – hat sie nicht ganz bezaubernde Grübchen? (Wähle ruhig Menschen aus, die du nicht sowieso schon liebst – denn das wäre dann doch ein bisschen einfach). Du wirst sehen: Je mehr du dich daran gewöhnst, die Liebenswürdigkeit und Schönheit anderer Menschen zu sehen, desto leichter kannst du deine eigene Liebenswürdigkeit und Schönheit anerkennen. Jeder Mensch hat etwas Besonderes. Auch du. Und genau das macht dich so kostbar. Gleichzeitig befreist du dein Unterbewusstsein von der gesellschaftlichen Gehirnwäsche, die uns eintrichtern will, wir müssten alle aussehen wie Topmodels. Erstens mal weißt du selbst: Selbst Topmodels sehen im wahren Leben nicht aus wie Topmodels. Und zweitens macht selbst das beste Aussehen einen Menschen nicht liebenswerter. Du findest andere Menschen ja auch nicht deshalb bezaubernd, weil sie dünn sind – sondern wegen ganz anderer Dinge, nicht wahr? Also bist auch *du* für andere Menschen kein Stück wertvoller, nur weil dein Hintern knackig ist oder dein Bauch eine Sixpack-Kontur hat. Sei ehrlich mit dir: Dein Gewicht ist anderen Menschen ziemlich schnuppe. Andere Menschen mögen dich, weil du bist wie du bist – einzigartig, liebenswert und einfach auf bezaubernde Art und Weise *du*. Also hör auf, deine Persönlichkeit unter einem Berg von Komplexen zu begraben. Zeig dich der Welt. Sei du selbst. Menschen wertschätzen und lieben dich – so wie du bist und mit genau dem Körper, den du heute schon hast.

ACHTSAME ERKENNTNIS

Du kannst dich nicht schlank hassen. Höre auf, dich in Gedanken selbst fertig zu machen. Selbstkritik macht dich nicht nur unglücklich und klein - sie sorgt auch dafür, dass du dir Kummerspeck anfutterst und dich von deinem Wohlfühlgewicht weiter entfernst. Versuche es doch mal mit dem Gegenteil: Liebe dich schlank - mit der Kraft deiner Gedanken! Denk daran: Deine Gesundheit hängt nicht nur davon ab, dass du dich gesund ernährst, dass du Sport machst oder regelmäßig zum Arzt gehst. Deine Gesundheit hängt auch davon ab, wie du über dich denkst und sprichst. Sei also wertschätzend mit dir. Stoppe »Fat Shaming«. Kultiviere Wertschätzung und Respekt. Fang an bei anderen. Und mache weiter bei dir selbst.

TAG 5: WERTSCHÄTZE DEINEN KÖRPER

Die Erkenntnis des gestrigen Tages war: Du kannst dich nicht schlank hassen. Wenn du auf gesunde Art und Weise abnehmen willst, dann darfst du erst einmal lernen, dich anzunehmen - so wie du gerade bist. Zugegeben: Das ist leichter gesagt als getan. Lass uns das Thema also heute noch ein bisschen vertiefen!

Zunächst einmal möchte ich ehrlich mit dir sein: Es ist vollkommen okay, wenn du beim Anblick deines Spiegelbildes (noch) nicht vor Freude ausflippst. Die wenigsten begrüßen sich morgens vor dem Zähneputzen mit einer euphorischen Becker-Faust. Und nein - die meisten von uns sind es nicht gewohnt, Komplimente zu machen. Anderen nicht. Und sich selbst schon mal gar nicht. Viel eher neigen wir dazu, Fehler und Makel zu finden - und beim eigenen Erscheinungsbild sind wir besonders streng.

Frage dich doch mal, wie das bei dir ist, wenn du vor dem Spiegel stehst: Wohin wandert dein Blick zuerst?

Wahrscheinlich fällt dir zuerst etwas Negatives auf. Du siehst deinen Körper – und findest dich zu groß. Oder zu klein. Deine Haare sehen unmöglich aus – verstrubbelt, glanzlos, und ein paar graue Haare entdeckst du zu allem Überfluss auch noch. Deine Zähne sind schief, zu dunkel oder haben eine komische Form. Deine Haut mag ja mal schön gewesen sein – aber heute ist sie pickelig, pigmentiert oder faltig. Und last but not least ist da natürlich dein dicker Bauch. Der zu kleine, zu große oder zu schlaffe Busen. Die breiten Hüften. Und die Oberschenkel, an denen du Orangenhaut und Besenreißer entdeckst.

Findest auch du wenigstens einen Makel an dir, den du gerne los wärest? Tja, dann herzlich willkommen im Club der ganz normalen Menschen! Tatsache ist: Die wenigsten von uns sind mit ihrem Äußeren zu 100 Prozent zufrieden. Du nicht. Ich nicht. Und wahrscheinlich noch nicht einmal Gisele Bündchen oder Beyonce Knowles. Kein Wunder – wir wachsen in einer Welt der Hochglanzmagazine, Hollywoodfilme und Instagram-Parallelwelten auf. Überall lächeln uns übernatürliche Schönheiten entgegen. Frauen und Männer, die für ihren Look jahrelang im Fitnessstudio geschwitzt haben, stundenlang in der Maske sitzen und vielleicht auch noch beim Beauty-Doc waren, machen uns vor, wie wir auszusehen haben.

Natürlich weißt du, dass all diese fotogeshoppten Bilder nichts mit der Realität zu haben. Und doch: Die ständige Bilderflut von über-schönen Menschen wirkt wie Gehirnwäsche. Ob dir das bewusst ist oder nicht: Über die Jahre wächst in dir eine bestimmte Vorstellung von Schönheit – mit der *dein* Look leider herzlich wenig zu tun hat. Im Vergleich mit all den wunderbaren Idealen fühlst du dich wie das hässliche Entlein – unattraktiv, unzureichend, vielleicht sogar nicht liebenswert.

Also versuchen wir, uns den vorgegebenen Schönheitsidealen wenigstens anzunähern – was oft in einen irren Kampf gegen uns selbst ausartet. Wir essen Dinge, die wir nicht mögen, oder hungern uns aus. Wir treiben Sport, als sei Sport eine Kampfansage an den eigenen Körper. Wir schikanieren uns so lange, bis wir müde und geschlaucht aufs Sofa fallen, uns wochenlang gar nicht mehr bewegen und am liebsten die komplette Packung Kekse auf einmal essen wollen. Wir pendeln von einem Extrem ins nächste – immer auf der Suche nach dem Moment, in dem wir uns endlich so annehmen und lieben können, wie wir sind.

Tatsache ist: Du hast nur diesen einen Körper. Es ist das einzige Zuhause, das du in diesem Leben jemals haben wirst. Und darum ist es an der Zeit, dass du deinen Körper wertschätzen lernst. Achtsam mit dir und deinem Körper zu sein bedeutet, dass du deinen Körper im Hier und Jetzt annimmst – und zwar so, wie er gerade ist. Jawohl: Wenn du abnehmen willst, dann darfst du zuerst Frieden mit deinem Körper und seiner jetzigen Form schließen. Das bedeutet nicht, dass du deinen Wunsch abzunehmen aufgeben musst. Es ist nichts falsch daran, ein gesundes Gewicht anzustreben und halten zu wollen. Im Gegenteil: Dein Abnehmvorhaben kann ein wunderbarer Weg sein, endlich zu lernen, wie du fürsorglich mit dir und deinem Körper umgehen kannst. Und doch: Deine Reise startet mit dem Körper, den du gegenwärtig hast. Und dieser Körper ist jetzt schon liebenswert und verdient deinen Respekt.

Die heutige Übung bestärkt dich darin, noch mehr Wertschätzung für dich und deinen Körper zu entwickeln. Ich kann mich an dieser Stelle nicht oft genug wiederholen: Hör auf, deinen Körper als Objekt voller Makel zu sehen, das du erst zurechtbiegen oder zurechtzurren musst. Dein Körper ist ein Wunder. Du bist ein Meisterwerk der Natur. Und dein Körper ist vor allem eins: dein Zuhause in diesem Leben. Also fang an, dich wertzuschätzen – mit jeder Zelle und allem, was du bist.

Übung: Entwickle eine innige Verbindung zu deinem Körper

♦ Such dir einen Ort, an dem du eine Weile ungestört bist. Nimm eine für dich angenehme und entspannte Körperhaltung ein. Schließ deine Augen und gönn dir ein paar tiefe Atemzüge. Finde die Ruhe in dir.

♦ Vergegenwärtige dir, dass dein **Atem** ganz automatisch fließt. Du brauchst nichts dafür tun. Dein Körper übernimmt diese Aufgabe von selbst. Dein Körper atmet: Luft strömt durch deine Nasenöffnungen. Dein Brustkorb hebt und senkt sich. Deine Bauchdecke weitet sich. Atmend versorgt dein Körper dich mit Sauerstoff und hält dich mit jedem Atemzug am Leben.

Sieh das Wunder in deinem Atem: Dein Körper ist mit jedem Atemzug für dich da. Er kümmert sich um dich. Vielleicht möchtest du einen Moment deinem Atem nachspüren – und deinem Körper für seine treuen Dienste danken?

♦ Spüre nun in deinen Brustkorb und versuche, deinen Herzschlag wahrzunehmen. Verbinde dich mit deinem **Herzen**. Wenn du möchtest, kannst du dazu eine oder beide Hände auf deinen Herzbereich legen. Halte dir vor Augen: Dein Herz ist bei dir seit Beginn deines Lebens. Ob du schläfst, sitzt oder rennst – dein Herz leistet dir treu seine Dienste. Es schlägt schneller, wenn du Sport treibst oder wenn du aufgeregt oder verliebt bist. Es schlägt ruhig und stetig, sobald du dich entspannst oder schläfst. Was auch immer du tust, dein Herz ist für dich da. Es versorgt dich mit jedem Herzschlag mit Blut und Sauerstoff. Es schenkt dir Leben.

Dein Herz hat dich nie verurteilt. Es war dir immer ein treuer Freund. Vielleicht möchtest du dich für einen Moment mit deinem Herzen verbinden und deinem Herzen danken für seine fürsorglichen Dienste?

♦ Leg nun deine Hände auf deinen **Bauch**. Nimm wahr, wie deine Bauchdecke sich sanft hebt und senkt. Vergegenwärtige dir: In deinem Bauchraum liegen viele deiner Organe, die jeden Tag dafür sorgen, dass du gesund und im Gleichgewicht bist. So leisten etwa dein **Magen** und dein **Darm** jeden Tag Unglaubliches für dich. Über deinen Magen und deinen Darm nimmst du Nahrung auf, zerteilst diese Nahrung, filterst Nährstoffe heraus und scheidest Schadstoffe aus. Was auch immer du in der Vergangenheit gegessen hast – dein Magen und dein Darm haben treu alles angenommen und für dich verarbeitet. Nie haben sie dich verurteilt für die Auswahl und die Menge deiner Speisen. Dein Magen und dein Darm waren dir zu jeder Zeit treu und haben sich um dich und dein Wohlergehen gekümmert. Nimm dir einen Moment, um dich mit deinem Magen und deinem Darm zu verbinden – und diesen Organen die Wertschätzung zu schenken, die sie verdienen.

♦ Wenn du möchtest, kannst du dich nun noch mit **anderen Organen** verbinden. Du kannst dich mit deiner Haut verbinden – mit der du sinnlich diese Welt erfahren kannst und die jede Verletzung so wunderbar für dich heilt. Du kannst dich mit deinem Gehirn verbinden – das mit seinen Milliarden von Nerven jede Erfahrung für dich verarbeitet und komplexer und intelligenter ist als jeder Computer der Welt. Du kannst dich mit deinen Augen verbinden, die die Schönheit der Welt für dich wahrnehmen. Du kannst dich mit deiner Nase verbinden, die die Aromen der Welt für dich entfaltet. Du kannst dich mit deinen Geschlechtsorganen verbinden, die dir sexuellen Genuss schenken. Vielleicht möchtest du dich mit einem Organ verbinden, das schon einmal krank war und operiert wurde – und das alles für dich getan hat, um zu heilen. Du kannst dich mit deiner Niere verbinden. Mit deiner Lunge. Und natürlich kannst du auch in einzelne Körperteile hineinspüren. Nimm deinen Rücken wahr, der so viel für dich trägt. Nimm deine Schultern wahr. Deine Arme. Deine Hände. Deine Beine. Deine Füße. Deine Muskeln. Deine Wirbelsäule. Dein Skelett.

♦ Zum Schluss nimm deinen **Körper als Ganzes** wahr. Schenke deinem Körper Wertschätzung für all das, was er für dich tut. Und wenn das für dich stimmig ist, sage deinem Körper »Danke«. »Danke, für all das, was du jeden Tag für mich tust«. »Danke für deine Treue«. »Danke für deine Verlässlichkeit.« »Danke, dass du auch in schwierigen Momenten immer für mich da bist.« »Danke, lieber Körper, für das Wunder, das du bist und die Geschenke, die du mir jeden Tag machst. Danke.«

ACHTSAME ERKENNTNIS

Gönne deinem Körper Wertschätzung und Mitgefühl. Du kannst die alltäglichsten Dinge tun und dabei dankbar für deinen Körper sein. Wenn du gehst, kannst du dich bei deinen Beinen und Füßen bedanken. Wenn du dich eincremst, bedanke dich bei deiner Haut. Wenn du deine Nase in das weiche Haar deines Kindes steckst, bedanke dich bei deiner Nase, dass du diesen vertrauten Geruch einatmen kannst. Wenn du einen anderen Menschen umarmst, bedanke dich bei deinem Körper, der diese wunderbare Erfahrung für dich möglich macht. Und wenn du isst, bedanke dich bei deinem Mund und deiner Zunge, dass sie dich schmecken lassen und dir diesen Genuss erlauben. Je öfter du diese Übung machst, desto mehr heilst du die Beziehung zu deinem Körper. Denn dein Körper ist dein bester Freund. Dein Partner in Crime. Dein lebenslanger Begleiter.

TAG 6: PRAKTIZIERE SELBSTMITGEFÜHL

Das Konzept der Achtsamkeit ist eng verknüpft mit dem des Selbstmitgefühls. Zur Erinnerung: Wenn du achtsam bist, lässt du dich ganz auf den gegenwärtigen Moment ein. Du öffnest dich für das, was du gerade erlebst, mit freundlicher Offenheit und Neugier. Dabei kannst du deinen Fokus auf das lenken, was gerade im

Außen geschieht und wie du es durch deine Sinne wahrnimmst (Was siehst du? Was riechst du? Was hörst du? Was schmeckst du? Was berührst du oder was berührt dich?). Du kannst dich aber auch auf innere Erfahrungen konzentrieren (Was denkst du gerade? Wie fühlst du dich? Was sind im gegenwärtigen Moment deine Bedürfnisse? Was wünschst du dir? Behandelst du dich und andere wertschätzend und mit Respekt und Mitgefühl?).

Die wertschätzende, liebevolle Haltung, die du dabei entwickelst, nennt man in der Achtsamkeitspraxis »Selbstmitgefühl.« Im Kern geht es darum, dass du dich selbst so behandelst, wie du auch einen geliebten Menschen behandeln würdest.

Übrigens: Bitte verwechsle Selbstmitgefühl nicht mit Selbstmitleid. Du bedauerst dich nicht, das Gegenteil ist der Fall. Du übernimmst Verantwortung für dich und dein Leben. Und bei Schwierigkeiten verkriechst du dich nicht jammernd unter einer Decke, sondern stellst dich deinen Ängsten und unangenehmen Empfindungen. Du fühlst mit dir. Und gleichzeitig gibst du dir genau dadurch Halt. Du glaubst an dich. Damit erlaubst du dir, zu wachsen und zu deiner vollen Größe aufzublühen.

SELBSTMITGEFÜHL UND DIE WISSENSCHAFT

Gehirnforscher der University of Wisconsin fanden heraus, dass die Gehirnbereiche, in denen Empathie und Elternliebe verarbeitet werden, durch Selbstmitgefühl-Meditationen stimuliert werden. Das bedeutet: Das Gehirn derjenigen, die sich in Selbstmitgefühl üben, verändert tatsächlich seine Struktur![17] Und zwar mit beeindruckenden Ergebnissen: Menschen, die Selbstmitgefühl üben, sind erwiesenermaßen resilienter, das heißt, sie kommen besser mit Stress und Schwierigkeiten im Leben zurecht. Selbstmitfühlende Menschen leiden zudem seltener an Angst und Depressionen. Sie sind geduldiger mit sich und anderen. Sie führen erfülltere Beziehungen. Und damit noch nicht genug: Menschen, die regelmäßig Selbstmitgefühl trainieren, entwickeln leichter gesunde

Gewohnheiten: Sie treiben mehr Sport, trinken weniger Alkohol und ernähren sich gesünder.[18] Kurz gesagt: Trainierst du dein Selbstmitgefühl, brauchst du keinen Diätplan mehr. Du ernährst dich automatisch besser. Und wirst schlank. Schlicht und einfach deshalb, weil es dir Spaß macht, dich gut um dich und deine Gesundheit zu kümmern.

Übung: Entdecke die Selbstfürsorge in dir[19]

1. Nimm eine entspannte Haltung ein und schließ deine Augen. Denke nun an einen Menschen, den du liebst. Stell dir die geliebte Person so genau wie möglich vor. Wie sieht sie aus? Wie riecht sie? Was für eine Ausstrahlung geht von dieser Person aus? Wie fühlst du dich in ihrer Gegenwart?

2. Nun stell dir vor, diese Person macht gerade einen schweren Moment durch. Vielleicht denkst du an deine beste Freundin, die dir von einem Konflikt erzählt. Oder an einen Familienangehörigen, der mit einer Krankheit zu kämpfen hat. Oder du denkst an ein Kind, das Angst hat.

3. Frag dich nun: Wenn diese geliebte Person vor dir steht und leidet – was tust du dann als mitfühlender Freund? Als Partner? Als Mutter, Vater, Bruder oder Schwester? Versetz dich für einen Moment in die Situation hinein und stell dir vor, wie du auf diesen Menschen und seinen Schmerz reagierst. Umarmst du die geliebte Person? Berührst du ihre Hand? Klopfst du ihr auf die Schulter? Gibt es etwas, das du dieser Person sagen oder mitgeben möchtest?

4. Nun löse dich in Gedanken von dieser geliebten Person und denke an dich selbst. Erinnere dich an eine Situation in deinem Leben, die dir schwergefallen ist. Vielleicht hattest du einen Konflikt auf der Arbeit. Vielleicht warst du krank. Oder verletzt.

5. Frage dich: Wie bist du in dieser Situation mit dir umgegangen? Hast du dich berührt, wie du deinen geliebten Menschen

- berührt hast? Hast du Verständnis für deine Gefühle gehabt? Hast du dir Trost geschenkt? Hast du dir Mut zugesprochen? Oder kann es sein, dass du deine eigenen Gefühle gar nicht wahrgenommen hast – und sie einfach weggedrückt hast? Vielleicht hast du dich für deine Schwäche sogar gerügt?

- 6. Wenn es dir an Selbstmitgefühl fehlt – wie reagierst du dann auf deinen inneren Schmerz? Vielleicht suchst du eine Möglichkeit, deine unerlaubten Gefühle zu betäuben. Ist Essen deine Zuflucht bei Kummer oder anderen seelischen oder körperlichen Schmerzen?

- 7. Jeder Mensch kennt Kummer oder fühlt sich zuweilen in Nöten. Auch du. Gib dir die Erlaubnis, bei Schwierigkeiten ab jetzt so freundlich mit dir umzugehen, wie du mit deinem geliebten Menschen umgehst. Nimm deine Gefühle wahr. Erlaube dir, zu fühlen. Suche nach wahrem Trost. Baue dich innerlich wieder auf.

ACHTSAME ERKENNTNIS

Selbstmitgefühl bedeutet nicht, dass du in Selbstmitleid verfällst. Das Gegenteil ist der Fall. Anstatt dich bei Schwierigkeiten unter einer Decke zu verkriechen und dich selbst zu bedauern, übernimmst du Verantwortung für dich und dein Leben.

Wie alle Menschen bist du manchmal verletzt, traurig, überfordert, gestresst. Gefühle sind Teil deines Menschseins – und du darfst ihnen Raum geben. Die Bereitschaft, all deine Gefühle anzunehmen, macht es dir tatsächlich leichter, dein Essverhalten zu verändern. Denn du brauchst bei Problemen keine Schokolade. Was du in Wahrheit brauchst, ist dein Mitgefühl.

TAG 7: REFLEKTIERE DEINE ERSTE WOCHE

In dieser Woche hast du dich mit deiner Diät-Vergangenheit und der Beziehung zu deinem Körper auseinandergesetzt. Ich hoffe, dir ist an dieser Stelle klar geworden, dass Diät-Dogmen, harte Restriktionen und ständige Selbstkritik keine geeigneten Mittel sind, um dich in deinem Körper wohl und glücklich zu fühlen.

Diäten bieten dir nur eine oberflächliche Lösung deines Gewichtsproblems. Klar: Kurzfristig nimmst du ab, aber die Ergebnisse sind selten von Dauer. Mit Achtsamkeit und Selbstmitgefühl findest du hingegen eine langfristige Lösung zu deinem Wohlfühlgewicht. Du verbesserst die Beziehung zu deinem Körper und deinem Essverhalten nachhaltig und tiefgehend.

Du wirst sehen: Je wertschätzender du mit dir und deinem Körper umgehst, desto leichter wird es dir fallen, auch beim Essen wohltuende Entscheidungen zu treffen. Wenn du das nicht willst, musst du nie wieder in deinem Leben gesunde Dinge essen. Aber vielleicht entwickelst du mit der Zeit ganz von selbst den Drang, frische und vitalstoffreiche Lebensmittel zu essen. Einfach deshalb, weil es dir Spaß macht, dich gut um deinen Körper zu kümmern. Mit einer fürsorglichen Einstellung zu dir selbst kannst du deine Ernährung viel leichter umstellen. Davon profitiert nicht nur deine gute Figur. Davon profitiert auch deine Seele.

Übung: Blicke in dein Inneres: Was hast du in dieser Woche gelernt?

Nutze den letzten Tag dieser Woche, um dich selbst zu reflektieren. Nimm dazu dein Achtsamkeitsjournal in die Hand und notiere deine Beobachtungen. Vielleicht helfen dir dabei die folgenden Fragen:

♦ Welche Erkenntnisse konntest du in den letzten Tagen gewinnen?

♦ An welchen Stellen hast du dich wiedererkannt?

♦ Welche Worte haben bei dir einen Aha-Effekt ausgelöst?

♦ Was nimmst du aus der vergangenen Woche für deine Zukunft mit?

Übrigens: Solltest du noch kein Achtsamkeitsjournal angelegt haben, dann nutze den heutigen Tag und lege dir heute ein kleines Notizbuch an. Ich weiß, dass manche Menschen sich davor scheuen, ihre persönlichen Gedanken zu notieren. Wiederum andere halten das Schreiben für anstrengend oder überflüssig. Geht es dir vielleicht genauso? Dann möchte ich dir ein Geheimnis aus meinen Coachings verraten: Gerade die Coachees, die sich am meisten vor dem Schreiben drücken, profitieren oft am stärksten von den Schreibübungen! Ich habe Coachees, die ihr Achtsamkeitsjournal mittlerweile so lieben, dass sie es stets in ihrer Handtasche haben und überallhin mitnehmen. Mich wundert das nicht, denn Schreiben dient uns Menschen in so vielen Hinsichten: Schreibend kannst du Druck und Stress abbauen und dich erleichtern. Du gewinnst Klarheit und verbindest dich mit deiner eigenen Weisheit. Während die Worte aufs Papier fließen, erscheinen Antworten auf Fragen, die du schon so lange geklärt haben wolltest. Das Rumoren in deinem Kopf und deinem Herzen verwandelt sich in friedliche Stille. Schreibend schenkst du dir Aufmerksamkeit und wirst dir selbst zum besten Coach.

Also, lasse dich von der Wirkung des Schreibens überraschen! Nutze heute die Chance, lege dir ein Achtsamkeitsjournal zu und notiere gleich deine ersten Beobachtungen.

Woche 2:
Erforsche dein Hunger- und dein Sättigungsgefühl

Sag mal – wann isst du eigentlich? Nur dann, wenn du hungrig bist? Oder auch, wenn du etwas Leckeres siehst oder riechst? Isst du, wenn du Gelüste auf Süßes oder Salziges hast? Isst du, wenn dir langweilig ist, wenn du eine unangenehme Aufgabe aufschieben möchtest oder du dich traurig oder einsam fühlst? Oder neigst du zum Naschen, wenn du unter Druck stehst und mit Essen deinen Stress wegknabbern möchtest?

Die meisten Menschen, die ein Problem mit ihrem Gewicht haben, essen nicht allein, um ihren Hunger zu stillen. Sie essen aus Gewohnheit. Sie essen, weil Essen verführerisch ist. Und sie nutzen Essen, um sich abzulenken, aufzuheitern oder zu beruhigen. Der Körper braucht diese zusätzliche Nahrung nicht. Und er hat keine andere Möglichkeit, als die Extrakalorien in Form von Fettpölsterchen zu speichern. Es ist nun mal Fakt: Wenn du mehr isst, als du körperlich brauchst, nimmst du zu.

In der kommenden Woche darfst du den Fokus darauf legen, beim Essen wieder auf deinen Körper zu achten. Du kannst lernen, vornehmlich deshalb zu essen, weil dein Körper Nährstoffe braucht. Außerdem darfst du ein gewisses Maß an Hunger zwischen den Mahlzeiten wieder als »natürlich« annehmen. Jawohl: Ein bisschen Hunger zwischen den Mahlzeiten ist natürlich und gesund. Tatsächlich steigert ein maßvoller Hunger sogar deinen Appetit und damit deinen Genuss bei den Mahlzeiten. So wirst du abnehmen – nicht, weil du akribisch Kalorien zählst. Sondern weil du endlich wieder auf den besten Kalorien-Tracker der Welt hörst: deinen eigenen Körper.

TAG 8: SETZE DICH ZUM ESSEN HIN

Hast du Lust auf eine Abkürzung zu deinem Wohlfühlgewicht? Okay – dann gebe ich dir jetzt die Kurzformel zum natürlichen Abnehmen. Halte dich an diese simple Formel, und du wirst mit jedem Tag deinem Wohlfühlgewicht näherkommen:

Setze dich zum Essen hin. Iss langsam. Genieße jeden Bissen. Achte darauf, ob dir deine Lebensmittel bekommen oder nicht. Höre auf, wenn du satt bist.

Klingt nach fünf simplen Anweisungen, nicht wahr? Und doch fällt es uns schwer, uns an diese einfachen Grundsätze zu halten. Ich möchte ehrlich mit dir sein: Ich kenne niemanden, der über Nacht zum achtsamen Esser geworden ist. Und ich kenne niemanden, der bei jeder Mahlzeit 100 Prozent perfekt achtsam isst. Stattdessen bedarf das achtsame Essen wie jede Fähigkeit, die wir neu erlernen, einer Menge Übung.

Diese Woche beginnst du damit, deine Fähigkeit im achtsamen Essen zu schulen. Bitte gib dir dafür Zeit. Und auch wenn dieses Buch als ein Wochenprogramm mit täglichen Aufgaben aufgebaut ist, bedeutet das nicht, dass du dich hetzen musst. Im Gegenteil: Du darfst dir für jede Aufgabe so viel Zeit gönnen, wie du möchtest. Es mag sein, dass dir eine Tagesaufgabe leicht gelingt, während du für eine andere Tage oder Wochen der Übung brauchst. All das ist normal. All das darf – und soll – so sein.

Also: Stress dich bitte nicht mit zu hohen Erwartungen und Erfolgsdruck. Vertraue darauf, dass es dir immer leichter fallen wird, Ruhe in dein Essverhalten zu bringen. Ja, du wirst mehr auf deinen Körper achten. Ja, du wirst Lebensmittel essen, die dir guttun und dich befriedigen – in den für dich wohltuenden Mengen. Und ja: Du erreichst dein Wohlfühlgewicht. Aber noch einmal: Sei geduldig mit dir.

Denke an das, was du zu Beginn deines Programms gelesen hast: Der Weg zu deinem Wohlfühlgewicht ist kein Sprint. Vielmehr gleicht er einer Bergbesteigung. Stell dich darauf ein, dass du dazu auch ein paar anstrengende Anstiege nehmen darfst. Sei okay damit, auch mal zu stolpern. Und vergiss nicht, die Reise selbst zu genießen. Es geht nicht darum, einen Gipfel möglichst schnell zu erstürmen und danach erschöpft zusammenzubrechen. Es geht darum, zwischendurch innezuhalten, tief einzuatmen und die Aussicht zu genießen. Dies ist deine Reise. Wozu die Eile? Nimm dir Zeit – und genieße den Weg. Genieße deinen Körper und all die Erfahrungen, die du mit ihm erlebst. Genieße dein Leben.

DIE DREI VORTEILE DES ESSENS IM SITZEN

Deine heutige Tagesaufgabe besteht in einer schlichten, aber effektiven Aktion: Setze dich zum Essen hin. Selbst wenn du nur einen kleinen Snack naschen oder einen Bissen probieren willst – bitte setze dich hin.

Vielleicht fragst du dich: Warum ist es so wichtig, beim Essen zu sitzen? Und inwieweit hilft mir diese Gewohnheit beim Abnehmen? Die Antwort lautet: Dich vor deinen Mahlzeiten zu setzen hat drei entscheidende Vorteile.

1. INDEM DU DICH ZUM ESSEN SETZT, STOPPST DU DIE GEWOHNHEIT DES UNBEWUSSTEN ESSENS

Wie oft essen wir ohne Bewusstsein, mechanisch, wie Roboter? Wir schieben uns ein Sandwich in den Mund, während wir am Computer E-Mails checken. In der Büroküche landet die Hand wie ferngesteuert in der Süßigkeitenschale. Zu Hause öffnen wir den Kühlschrank und stecken schon im Stehen die ersten Happen in den Mund. Wir naschen von halb leeren Tellern und Töpfen, während wir den Esstisch abräumen. Ja, es ist nun mal Fakt: Essen übt einen starken Reiz auf uns aus – selbst dann, wenn wir gar nicht hungrig sind. Darum essen die allermeisten Menschen hin und wieder unbewusst und impulsgesteuert.

Achtsames Essen bedeutet, dass du dir wieder klar vor Augen führst, was du dir den lieben langen Tag in den Mund steckst. Und: Du bremst dich in deiner impulsiven Reaktion. Nein, du bist kein ferngesteuerter Roboter, und darum musst du nicht automatisch zugreifen. Du bist ein Mensch. Und als solcher liegt es in deiner Macht, bewusste, fürsorgliche Entscheidungen zu treffen.

Natürlich ist das einfacher gesagt als getan. Unbewusstes (Über-) Essen ist eine starke Gewohnheit. Es ist, als wäre in dir ein Autopilot programmiert, der dich immer wieder in dieselben Sackgassen lotst. Du isst und überisst dich. Weil du es jahrelang so eingeübt hast. Weil dein Gehirn momentan nichts anderes kennt. Und weil dein Unterbewusstsein sich gegen jede Veränderung erst einmal sträubt.

Damit es dir gelingt, den Autopiloten des Überessens abzustellen, brauchst du einen starken Hebel. Bewusstes Hinsetzen ist dieser Hebel: Du setzt dich hin – und nimmst erst einmal wieder wahr, was du tust. Du gewinnst Zeit. Der Autopilot ist gestoppt.

Das ist deine Chance: Nun kannst du selbst das Steuer übernehmen. Du bestimmst, was du essen möchtest und was nicht. Anstatt dem Erstimpuls des Essens zu folgen, fragst du dich jetzt vor dem Essen: »Bin ich überhaupt hungrig? Will ich das wirklich essen? Ist es mir dieser Happen wirklich wert?«

So fällst du immer öfter Ernährungsentscheidungen in deinem Sinne. Du isst Lebensmittel, die dir guttun – und sagst »Nein« zu Dingen, die du in Wahrheit gar nicht genießt. Du kannst beim Essen deinen Körper wieder wahrnehmen und lernst, deinem Hunger und deiner Sättigung zu vertrauen. Du isst immer entspannter. Und fühlst dich immer wohler.

2. ESSEN IM SITZEN BEFRIEDIGT MEHR
ALS ESSEN IM STEHEN

Essen im Sitzen stoppt nicht nur den Autopiloten des Überessens. Essen im Sitzen bietet dir noch einen weiteren Vorteil: Es befriedigt dich mehr. Schließlich spielt es für deinen Genuss beim Essen eine entscheidende Rolle, *wie* du deine Mahlzeiten einnimmst.

Wenn wir hastig und im Stehen essen, dann vernachlässigen wir den sinnlichen Gourmet in uns. Wir nehmen die Farben unserer Nahrung nicht wahr. Wir sind nicht empfänglich für die Vielfalt von Aromen und Geschmacksnuancen. Bissen um Bissen verpassen wir das Vergnügen beim Essen. Und rauben uns selbst ein Stück Lebensfreude.

Ist es nicht ironisch? Menschen mit Gewichtsproblemen glauben oft, dass sie nicht abnehmen können, weil sie Essen zu sehr lieben. In Wahrheit essen sie aber oft unbewusst und schnell – und genießen ihr Essen weniger als andere. Sie empfinden weniger Wertschätzung beim Essen. Und sie versagen sich die sinnliche Befriedigung, nach der wir Menschen uns alle sehnen.

Achtsames Essen im Sitzen kitzelt den Genussmenschen in dir hervor. Du öffnest dich für den appetitlichen Anblick, den Duft und Geschmack deiner Speisen. Du zelebrierst dein Essen wieder. Bissen für Bissen verwöhnst du dich: Dein Körper bekommt wohltuende Nährstoffe. Und deine Seele bekommt den Genuss, der dich innerlich aufblühen lässt.

3. ESSEN IM SITZEN SÄTTIGT MEHR
ALS ESSEN IM STEHEN

Ob du ein Käsebrot im Stehen oder Sitzen isst, macht für deinen Körper in biochemischer Hinsicht keinen Unterschied: In beiden Fällen gewinnt dein Körper aus der Mahlzeit Zucker, Fett, Eiweiß, Mineralien, Vitamine und Ballaststoffe. Erstaunlich ist aber: Obwohl du in beiden Fällen dieselben Kalorien und Nährstoffe zu dir nimmst, wirst du beim Essen im Sitzen schneller satt als beim Essen im Stehen. Woran liegt das?

Tja, zum einen ist es erwiesen, dass du im Stehen schneller isst als im Sitzen. Mit dem hohen Esstempo kann dein Gehirn aber nicht mithalten – denn bis dort erste Sättigungssignale ankommen, braucht es etwa 20 Minuten. (Frage dich mal selbst: Nimmst du dir beim Essen im Stehen volle 20 Minuten Zeit? Wohl kaum! Was auch immer du im Stehen isst – es handelt sich meist um einen schnellen Imbiss oder einen Snack, nicht wahr?)

Und es gibt noch einen weiteren Grund, warum du beim Essen im Stehen erst spät genug kriegst: Solange du nicht siehst, was du isst, wirst du nicht richtig satt. Tatsache ist: Ob du dich satt und befriedigt fühlst, hängt zu einem großen Teil davon ab, ob deine Augen die Größe deiner Mahlzeit registrieren – oder nicht.

Diesen Effekt haben US-amerikanische Ernährungsforscher eindrucksvoll bewiesen: Sie servierten 54 Testessern zum Mittagessen Tomatensuppe. Was die Probanden nicht wussten: Die Hälfte der Teller war manipuliert. Über einen Schlauch unter dem Tisch füllte sich jeder zweite Suppenteller von selbst mit neuer Suppe – immer und immer wieder. Das Ergebnis der Studie? Die Probanden mit den Schummeltellern aßen 73 Prozent mehr als jene, die normale Teller vor sich hatten – gaben aber den gleichen Sättigungsgrad wie alle anderen an![20] Für unsere Sättigung spielt es also nicht ausschließlich eine Rolle, ob wir genug Makronährstoffe, Vitamine und Mineralien aufnehmen. Nein, wir müssen auch bewusst wahrnehmen, was wir essen.

Du bist keine Maschine mit Kauwerkzeugen. Du bist ein Mensch. Ein sinnliches Wesen. Also setze dich zum Essen wieder hin. Schaue dein Essen an. Rieche. Schmecke. So hast du nicht nur mehr von deiner Mahlzeit – du wirst auch schneller satt.

Übung: Mein Ernährungsexperiment

In der heutigen Tagesaufgabe schlüpfst du selbst in die Rolle des Ernährungsforschers. Lasse dich dazu auf ein kleines Ernährungsexperiment ein: Nimm dir für eine deiner heutigen Mahlzeiten mindestens 20 Minuten Zeit.

Teile deine Mahlzeit auf in zwei gleich große Portionen.

Die erste Portion isst du im Stehen. Lenke dich dabei ab. Schaue auf dein Handy und checke deine Apps. Lies die Zeitung oder das Kleingedruckte auf der Cornflakes-Packung. Laufe beim Essen herum und räume schon mal die Küche auf. Wenn du möchtest, kannst du dich beim Essen auch einfach vor den geöffneten Kühlschrank stellen und die Auswahl darin scannen.

Sobald du mit dem Essen fertig bist, setz dich hin und spüre einen Moment nach. Wie schnell hast du gegessen? Wie satt fühlst du dich? Konntest du deine Körpersignale überhaupt wahrnehmen?

Und wie genussvoll war das Essen für dich? Wie befriedigt fühlst du dich?

Nimm dir nun die zweite Hälfte deiner Portion. Gönne dir ein paar Atemzüge, um nach dem unachtsamen Essen zur Ruhe zu kommen. Gib deinem Körper und deinem Geist einen Moment, damit du dich auf eine neue Erfahrung einlassen kannst.

Iss nun die zweite Hälfte deiner Mahlzeit im Sitzen. Schau dein Essen an. Rieche. Schmecke. Wenn du möchtest: Taste. Nimm dein Essen wahr. Und nimm auch deinen Körper wahr: Sitzt du angespannt und verkrampft? Möchtest du deine Sitzhaltung nochmal etwas ändern, um dich besser zu entspannen? Wie reagiert dein Körper auf das Essen? Regt das Essen deinen Speichelfluss an? Wie fühlt sich dein Magen an? Was noch kannst du körperlich wahrnehmen?

Wenn du deine zweite Portion gegessen hast, spüre wieder in dich hinein: Welche Signale meldet dein Körper jetzt? Bist du satt? Hast du noch Hunger? Wie gut kannst du deinen Körper jetzt wahrnehmen?

Zum Abschluss der Übung notiere deine Beobachtungen: Welche Portion hat dich mehr gesättigt? Wie ging es dir körperlich beim Essen? Wann hast du mehr genossen?

Und vor allem: Was lernst du daraus?

KEINE NEUEN DIÄT-REGELN, BITTE!

»Achtsames Essen« bedeutet nicht, dass du dich zu neuen Diät-Regeln verpflichtest. Es gibt keine Dogmen. Tue das, was dir persönlich guttut! Und bleibe flexibel. Schließlich wird es in deinem Leben Momente geben, in denen du nicht im Sitzen wirst essen können. Vielleicht stehst du mit deinem Frühstücksbrötchen am Bahnsteig und alle Sitzgelegenheiten sind besetzt. Oder du bist auf einem eleganten Fest und der Kellner bieten dir vom Silbertablett ein paar Probierhappen an. Vielleicht möchtest du hin und wieder mit deinen Kollegen eine Mittagspause an der Currywurst-Bude machen. Oder du stehst am Herd und schmeckst dein Gericht ab. Ja, in diesen Moment isst du im Stehen – und das ist überhaupt kein Problem! Wichtig ist, dass du deine Achtsamkeitsantennen scharf stellst. Du willst nicht wie ferngesteuert Essen in deinen Mund schieben. Du willst beim Essen mental und sinnlich wach sein. Du willst dir selbst das Geschenk machen, dich auch nach dem Essen wohlzufühlen.

Wie gelingt dir das am besten? Finde heraus, was dir guttut – und du hast eine Richtlinie, die viel besser zu dir passt als jede Diät-Regel der Welt.

ACHTSAME ERKENNTNIS

Im Sitzen zu essen ist der erste und wichtigste Schritt, um ein achtsamer Esser zu werden. Du stoppst unbedachtes Essen und Impulsentscheidungen. Du nimmst deinen Körper deutlicher wahr. Du isst weniger – nämlich so viel, wie dir guttut. Du übernimmst Verantwortung für dein Essverhalten – und kitzelst gleichzeitig den Genussmenschen in dir hervor.

Nun liegt es an dir: Übe immer wieder, dich zum Essen zu setzen. Gönn dir Zeit und Ruhe für dich. Dein Körper wird es dir danken.

TAG 9: ERFORSCHE DEINEN HUNGER

Was wäre, wenn ich dir sagen würde, dass du nie wieder Kalorien zählen brauchst – und dabei entspannt abnehmen kannst? Tatsächlich verfügst du von Natur aus über den genialsten, akkuratesten und individuellsten Kalorienzähler der Welt: deinen eigenen Körper.

Dein Körper ist ein Wunderwerk – er registriert zu jedem Zeitpunkt genau, wie es um deinen Energiehaushalt steht. Dazu gehört, dass dein Körper genau weiß, wie viel Nahrung du brauchst, um genug Power für den Tag zu haben – und dabei gleichzeitig ein natürlich schlankes, gesundes Gewicht zu halten.

Leider haben viele Menschen mit Abnehmwunsch verlernt, ihren Körper als nützlichen Partner zu sehen. Viel mehr sehen sie in ihrem Körper einen Feind – und kämpfen gegen ihn an. Auch unseren Hunger und unsere Sättigung ignorieren wir ständig. Während einer Diät hungern wir. Wir essen so wenig, dass wir uns schwach, müde und antriebslos fühlen. Und auch mental erschöpfen uns Diäten: Je hungriger wir sind, desto mehr kreisen unsere Gedanken um Essen. Das raubt uns die Konzentration und Kraft für die Dinge im Leben, die uns eigentlich wichtig sind: unsere Arbeit. Unsere Hobbys. Die Familie. Die Freunde. Irgendwann sind wir körperlich so ausgehungert und mental so erschöpft, dass wir hastig und wahllos nach Essen greifen. Wir überessen uns. Kein Wunder, dass strenge Diäten häufig zu Essattacken führen. Und kein Wunder, dass viele Menschen nach einer Diät einen Jojo-haften Gewichtsanstieg verzeichnen.

Mehr noch: Wer lange Diät hält, fängt irgendwann an, das Gefühl von Hunger abzulehnen oder sogar zu fürchten. Manche

Menschen haben regelrecht Panik davor, hungrig zu sein. Daher greifen sie schon beim kleinsten Anflug von Hunger zu Snacks und Knabbereien. Dabei ist Hunger an sich nichts Schlechtes – sondern im Gegenteil ein wunderbares Geschenk der Natur.

Die Kunst des achtsamen Abnehmens besteht darin, einen für dich angenehmen Hunger und Appetit zu entwickeln. Das bedeutet: Du brauchst nicht beim leichtesten Anflug von Hunger direkt etwas essen. Dein Körper ist wunderbar darauf eingestellt, eine gewisse Zeit ohne Nahrung auszukommen. Und hey – diese Fähigkeit deines Körpers ist manchmal ziemlich praktisch. Denn manchmal lohnt es sich, mit dem Essen zu warten – zum Beispiel, wenn du deine Essenszeiten mit denen deiner Familie abstimmen möchtest. Oder wenn du durch deinen Job viel unterwegs bist – aber keine Lust hast, dich nur von Tankstellen-Bifi und Bahnhof-Brötchen zu ernähren. In diesen Fällen kannst du ruhig einen Moment mit dem Essen warten, bis Zeitpunkt, Ambiente und Auswahl für dich angenehm sind. Übertreibe es aber bitte nicht. Du willst Ernährungsentscheidungen treffen, die dir guttun – nicht in einen krassen Diät-Hunger-Modus zurückfallen. Zu langes Hungern rächt sich schnell, gerade dann, wenn du eine lange Diät-Vergangenheit hinter dir hast. Denn wenn du deinen Hunger zu lange unterdrückst, dann verwandelt sich Hunger von einer natürlichen, sanften Empfindung in rasenden Heißhunger. Dieser Heißhunger macht dir das achtsame Essen unnötig schwer. Überlege selbst: Wenn du extrem hungrig bist, dann stellst du dich kaum in die Küche und schnippelst fröhlich pfeifend Gemüse, oder? Du setzt dich zum Essen nicht ruhig und entspannt hin und nimmst dir Zeit zum gründlichen Kauen, richtig? Nein, mit Heißhunger greifst du hastig zum Nächstbesten, das dir in die Finger kommt. (Und seien wir ehrlich: Dein unterzuckertes Gehirn will am liebsten jene zuckerreichen Dinge, die dich schnell mit Energie versorgen: Weißbrot. Cornflakes. Gummibärchen. Oder andere hochkalorische Snacks.) Du isst hastig und schnell. Und mit hoher Wahrscheinlichkeit stopfst du in deiner Eile viel mehr Kalorien in dich hinein, als wenn du von Anfang an eine wohltuende Mahlzeit für dich eingeplant hättest und dich nicht selbst mit übertriebenen Hungerpausen gegeißelt hättest.

Gerade wenn du unter Essattacken leidest, nimm die Gefahr von Heißhunger bitte ernst. Zu lange Esspausen (und auch intermittierendes Fasten!) schaden dir mehr, als dass sie dir nützen. Vergiss Diättrends und achte auf deinen Körper und deine Erfahrungen. Wiederkehrende Heißhungerattacken sind ein Aufschrei deines Körpers mit der Forderung, dich regelmäßig mit ausgewogenen Mahlzeiten zu versorgen.

Nachgefragt: Wie entsteht eigentlich Hunger?

Hunger entsteht unter anderem im Magen. Interessant ist aber: Selbst Menschen, denen der Magen entfernt wurde, spüren noch Hunger. Tatsächlich sind Hunger und Sättigung hochkomplexe Vorgänge. Gestern hast du gelernt, dass für dein Sättigungsgefühl nicht nur dein Magen entscheidend ist, sondern auch deine Augen eine wichtige Rolle spielen. Und auch dein Darm, deine Leber und die Hormone in deinem Blut liefern deinem Gehirn wichtige Informationen, die darüber entscheiden, wie satt oder hungrig du dich fühlst.

Gesammelt werden all diese Informationen in deinem Hypothalamus – einer kleinen Drüse in deinem Gehirn, die wie die Schaltzentrale für dein Hunger- und Sättigungsgefühl funktioniert. Hier werden alle Daten analysiert und ausgewertet. Kurzum: Dein Gehirn weiß zu jeder Zeit, wie gut gefüllt dein Magen und dein Darm sind, wie viel Zucker sich in deinem Blut befindet und ob deine Nahrung alle Nährstoffe enthält, die du brauchst: Proteine, Fette, Kohlenhydrate, Mineralstoffe und Vitamine. Satt fühlst du dich also nicht nur, wenn dein Magen voll ist. Wirklich befriedigt bist du erst, wenn du genug Proteine, Fette, Kohlenhydrate, Mineralstoffe und Vitamine gegessen hat – und auch dein Gehirn satt und zufrieden ist.

Übung: Unterscheide körperlichen Hunger von falschem »Verführ-Hunger«

Genug der Theorie! Nun darfst du deinen Hunger praktisch erforschen: Wie fühlt sich Hunger für dich persönlich an? Und wie kannst du erkennen, ob du echten Hunger hast oder dich nur ein Reiz zum Essen verführt?

Bevor du weiterliest, halte einen Moment inne. Erinnere dich an eine Situation in deinem Leben, in der du mehrere Stunden nicht gegessen hattest und dadurch richtig hungrig warst.

Hast du eine solche Situation vor Augen? Notiere dir hier, wann du das letzte Mal deutlichen Hunger gespürt hast:

....

....

....

Frage dich als nächstes: Wie hast du in dieser konkreten Situation deinen Hunger wahrgenommen? Welche Signale hat dir dein Körper geschickt?

....

....

....

....

An welche Hungeranzeichen hast du dich erinnert? Wenn es dir wie den meisten Menschen geht, dann denkst du bei Hunger wahrscheinlich zuerst an ein Gefühl in deinem Bauch. Vielleicht hat sich dein Magen in der Hungersituation leer angefühlt oder sich regelrecht zusammengezogen.

Vielleicht konntest du dich auch noch an andere Körperanzeichen erinnern? Wenn du lange nichts isst, sinkt dein Blutzuckerspiegel. Das führt bei manchen Menschen dazu, dass sie sich etwas flau oder zittrig fühlen.

Manche Menschen spüren Hunger auch mental. Das lässt sich so erklären: Der sinkende Blutzuckerspiegel führt dazu, dass dein Gehirn nach Zucker verlangt. Es fällt dir schwerer, dich zu konzentrieren. Du denkst immer öfter an Essen. Vielleicht wirst du müde, unruhig oder reizbar.

Übrigens: Es ist normal, dass all diese Anzeichen nach einer Weile auch wieder abflauen können. Auch das ist typisch für körperlichen Hunger: Er kommt und geht in Wellen. (Das ist auch der Grund, warum du nicht zwingend auf das erste Hungeranzeichen reagieren musst, sondern abwarten kannst, bis Timing, Auswahl und Atmosphäre für dich passen.)

Du siehst: Echter körperlicher Hunger zeigt sich körperlich. Du *spürst* den Hunger – in deinem Bauch, deinem Kopf, deinen Zellen.

Von diesem echten körperlichen Hunger unterscheidet sich der sogenannte »Verführ-Hunger« dadurch, dass er aufgrund eines Reizes entsteht: Du riechst frisches Brot – und dir läuft das Wasser im Mund zusammen. Du siehst eine Schale mit Süßigkeiten – und möchtest zugreifen. Du hörst im Radio den Jingle eines bekannten Fast-Food-Unternehmens – und bekommst Lust auf Pommes und Burger.

Interessanterweise entsteht »Verführ-Hunger« aber nicht nur aufgrund äußerer Reize. Auch in deinem Inneren können Reize dich zum Essen verführen: Du bist gelangweilt – und landest vor dem Kühlschrank. Du hast einen vollen Tag, der dich stresst und überfordert – und hast das Bedürfnis, die Anspannung mit Nüssen wegzuknabbern. Und auch deine Gedanken sind wie Reize aus deinem Inneren: Manchmal willst du nur deshalb essen, weil es Essenszeit ist. Oder du bekommst Pralinen geschenkt und denkst, es wäre unhöflich, diese abzulehnen. Oder du isst die Essensreste deiner Kinder auf, weil du dich nicht mit dem Gedanken anfreunden kannst, Essen wegzuwerfen. In all diesen Fällen ist es dein Kopf, der dich zum (Über-)Essen verführt.

Echter körperlicher Hunger	Falscher »Verführ-Hunger«
• Zeigt sich körperlich: Du spürst ihn in deinem Bauch, deinem Kopf, deinen Zellen. • Entsteht langsam und wird mit der Zeit stärker. • Kommt und geht in Wellen. • Lässt sich durch Essen stillen. • Macht es leichter, rechtzeitig mit dem Essen aufzuhören: Sobald du satt bist, kannst du deine Mahlzeit befriedigt beenden.	• Zeigt sich ohne körperliche Hungersymptome. • Entsteht spontan und aufgrund eines Reizes: Du siehst oder riechst etwas Leckeres. Es kann auch sein, dass ein Gefühl oder ein Gedanke dich zum Essen animieren. • Lässt sich schwer durch Essen stillen. Denn wenn Hunger nicht das Problem ist, ist Essen nicht die Lösung. • Macht es oftmals schwer, mit dem Essen aufzuhören. Ohne körperliche Befriedigung fehlt der klare Schlusspunkt, wann die Mahlzeit beendet werden kann. • Führt bei wiederholtem Nachgeben bald zu einer starken Gewohnheit: Immer, wenn wir etwas Leckeres sehen, greifen wir zu. Immer, wenn Essen auf dem Teller übrigbleibt, essen wir es auf.

Übung 1: Erforsche deinen Hunger

Hunger ist ein natürlicher Mechanismus. Du kannst lernen, deinen Hunger wieder wahrzunehmen – und dadurch die für dich stimmige Menge an

Lebensmitteln zu essen. Mach heute und wenn du möchtest auch in den kommenden Tagen die folgende Übung:

1. Halte inne.
Bevor du heute etwas isst, halte kurz inne. Gönn dir einen Moment, um deinen Körper wahrzunehmen.

2. Atme.
Atme ein paar Mal tief ein und aus. Atmend versorgst du deinen Körper mit frischem Sauerstoff und wohltuender Energie. Gleichzeitig bereitest du deinen Körper durch die Atmung optimal auf die Verdauung vor. Nur wenn sich dein Nervensystem entspannt, entspannen sich auch deine Verdauungsorgane. Dein Körper kann die Nahrung besser aufspalten und verstoffwechseln. Wer tief atmet, hat mehr von seiner Mahlzeit. Faszinierend, oder?

3. Verbinde dich mit deinem Körper.
Lege die Hand auf deinen Magen. Schließe deine Augen. Das macht es dir einfacher, dich von äußeren Reizen abzuschirmen und auf deinen Körper einzulassen. Wenn du in Gesellschaft bist, kannst du auch kurz den Blick senken und dich einen Moment auf dich konzentrieren. Übrigens: Das muss dir nicht unangenehm sein – manche Menschen beten vor dem Essen, und das stört auch niemanden, oder?

4. Spüre in dich hinein und frage dich: »Bin ich hungrig?«
Die Frage »Bin ich hungrig?« ist so simpel – und kann doch so viel bewirken! Denk daran: Wenn du wirklich hungrig bist, dann spürst du das anhand körperlicher Anzeichen. Wo und wie deutlich kannst du Hunger in deinem Körper wahrnehmen?
Sollte dir dieses Erspüren derzeit noch schwerfallen, nutze gerne die folgende Liste und kreuze die Signale an, die du bei dir wahrnehmen kannst:

- ♦ Gefühl eines leeren Magen
- ♦ Magenknurren
- ♦ Magen zieht sich zusammen

- ◆ Geringe Energie, Müdigkeit
- ◆ Zittern
- ◆ Übelkeit
- ◆ Geringe Konzentration
- ◆ Nervosität, Gereiztheit, innere Unruhe
- ◆ Kopfschmerzen

5. Unterscheide körperlichen Hunger von Verführ-Hunger.
Spürst du keines der oben genannten Anzeichen? Dann hast du keinen echten körperlichen Hunger. Stattdessen muss es irgendeinen (bewussten oder unbewussten) Reiz geben, der die Lust zum Essen in dir triggert. Übrigens: Das ist nicht schlimm, sondern ganz normal. Jeder Mensch kennt die Lust auf Leckereien. Willst du allerdings deinen Wohlfühlkörper bekommen, profitierst du extrem davon, deine Lust zu erforschen. Denn je besser du deine persönlichen Trigger kennst, desto mehr kannst du die Reizreaktion-Schemata stoppen, die dich bisher zum Überessen verführt haben. Du durschaust den Verführ-Hunger. Und nimmst ihm damit die Macht über dich und deinen Körper.

Frage dich also:

- ◆ *Verführen dich deine Sinne?*

Kann es sein, dass du gerade (bewusst oder unbewusst) etwas Appetitliches wahrgenommen hast? Wir leben heute in einer Welt der ständigen Verführung – überall gibt es Angebote zu essen. Werde dir deines Sinnes-Hungers bewusst, und wo du kannst, stelle den Reiz ab. Räume Speisereste gleich weg, anstatt nach dem Essen noch ewig auf die halbvollen Teller zu starren. Packe Süßigkeiten an einen Ort, wo du sie nicht ständig vor deiner Nase hast. Schreibe dir für deinen Supermarkt-Einkauf eine Liste, sodass du mit Tunnelblick durch den Laden läufst und nicht lauter Lustkäufe in deinem Einkaufswagen landen. Es gibt viele Methoden, dich vor der Flut an Reizen zu schützen. Finde deine Mittel. Das schont deine Nerven und macht dir das Abnehmen deutlich leichter.

- ◆ *Was denkst du gerade?*

Es mag sein, dass nicht äußere Reize, sondern innere Reize dich zum Essen verführen. Ganz bestimmt hast auch du ein paar Glaubenssätze, die dich zum Essen verleiten. Ein Klassiker ist: »Es ist 12 Uhr, da ist Essenszeit und ich sollte jetzt essen.« Essen ist in diesem Fall nichts weiter als eine Gewohnheit. (Natürlich kannst du essen – wenn du dich dafür bewusst entscheidest und dir das Essen guttut. Du musst aber nicht!) Überlege selbst: Welche Glaubenssätze triggern dein Überessen?

◆ *Was fühlst du gerade?*

Es mag sein, dass sich hinter deiner Lust auf Nahrung ein emotionales Bedürfnis verbirgt. Essen soll dich trösten, besänftigen oder gar betäuben. Essen kann aber die Leere in deinem Inneren nie füllen. Im Gegenteil: Das Loch, das du mit Essen zu stopfen versuchst, wird größer, nicht kleiner. Werde dir der Gefühle bewusst, die die Lust in dir triggern. Das erfordert Mut. Es ist aber auch eine riesige Chance, dir endlich die Nahrung zu geben, nach der du wirklich verlangst. Es ist deine Seele, die Hunger hat – nicht dein Körper.[21]

Notiere deine Erkenntnisse am besten schriftlich in deinem Achtsamkeitsjournal. So werden dir mit der Zeit wiederkehrende Muster klar.

6. Übe weiter.
Beobachte dich und deinen Hunger am besten während eines ganzen Tages – oder nimm dir gleich mehrere Tage Zeit für diese Übung. Vielleicht hilft es dir, aus deiner Übung ein kleines Spiel zu machen: Stell dir vor, du wärst ein Körperforscher und dein Forschungsziel bestünde darin, deine Körpersprache zu erlernen. Ist es nicht faszinierend, deine Körpersignale zu beobachten? Was will dein Körper dir sagen? Was beobachtest du? Und was lernst du daraus?

ACHTSAME ERKENNTNIS

Dein Körper ist nicht dein Gegner, sondern dein Freund. Seit Beginn deines Lebens ist dein Körper für dich da – und möchte dir ein guter Partner sein. Zu einer guten Partnerschaft gehört, dass du lernst, zuzuhören. Gewöhne dir daher an, vor dem Essen in deinen Körper hineinzuspüren. Nimm deine Körpersignale wahr. Fühle deinen Hunger. Und hab gleichzeitig den Mut zu erkennen, wenn nicht Hunger, sondern sinnliche Gelüste, Gedanken oder Gefühle nach deiner Aufmerksamkeit verlangen. Dann fällt es dir viel leichter, dir die Nahrung zu geben, die du brauchst. Denk daran: Wenn Hunger nicht dein Problem ist, dann ist Essen nicht deine Lösung.

TAG 10: NUTZE DIE HUNGER- UND SÄTTIGUNGSSKALA

Gestern und vorgestern hast du geübt, deinen körperlichen Hunger wieder wahrzunehmen. Heute lernst du ein weiteres Werkzeug kennen, das dir dabei hilft, deinen Hunger und deine Sättigung einzuschätzen: die Hunger- und Sättigungsskala.

Die Hunger- und Sättigungsskala ist besonders gut für dich geeignet, wenn dir das achtsame Hineinspüren in deinen Körper noch etwas zu vage ist und du ein etwas »handfesteres« Tool für dich bevorzugst. Denn mit der Skala kannst du deinen Hunger und deine Sättigung einfach mit Zahlen benennen. Dabei gewinnst du gleich auf mehreren Ebenen wichtige Erkenntnisse über dich und deinen Körper:

1. Du wirst deine Hungeranzeichen verstehen lernen.
2. Du wirst noch klarer sehen, wann für dich ein angenehmer Zeitpunkt ist, um mit dem Essen zu beginnen.
3. Du wirst wieder darauf achten, wie du Bissen für Bissen satter bist.
4. Und du entwickelst wieder ein Gefühl für die Lebensmittel, die dich gut sättigen, und für jene, die dich eher unbefriedigt und gierig nach mehr zurücklassen.

SO FUNKTIONIERT DIE HUNGER- UND SÄTTIGUNGSSKALA

Mit der Hunger- und Sättigungsskala bestimmst du, wie hungrig oder satt du dich vor, während und nach deinem Essen fühlst. Stelle dir dazu deinen Hunger auf einer Skala vor:

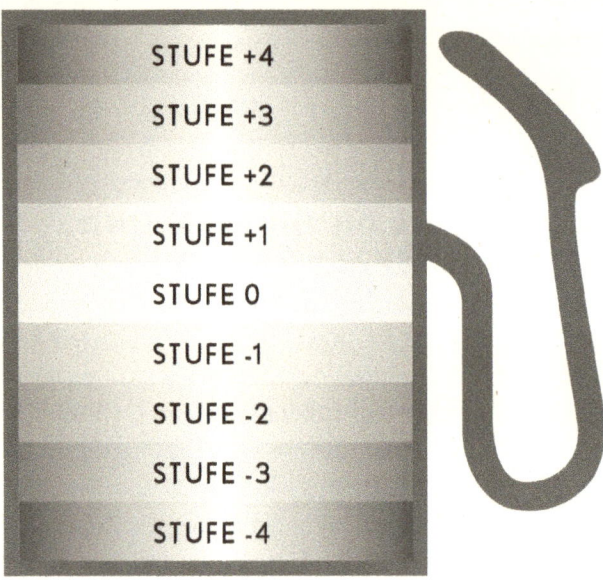

Bei **Stufe 0** ist dein Magen in einem neutralen Zustand, du bist weder hungrig noch satt. Deinen Magen kannst du in diesem Zustand wahrscheinlich nicht spüren. Du fühlst dich zufrieden und wohl.

Im **Minusbereich** ist dein Magen leer. Je weiter du ins Minus kommst, desto deutlicher kannst du deinen Hunger wahrnehmen:

Stufe −1 zeigt die ersten Anzeichen von Hunger an. (Vielleicht denkst du das erste Mal an Essen.)

Stufe −2 bedeutet, du fühlst dich angenehm hungrig. (Essen wäre jetzt angenehm, du kannst aber auch noch einen Moment warten.)

Stufe -3 bedeutet, dass du sehr hungrig bist. (Du hast Appetit auf eine anständige Mahlzeit.)

Stufe -4 bedeutet, dein Magen ist vollkommen leer. (Du fühlst dich ausgehungert und heißhungrig. Weitere Begleiterscheinungen können Zittern, Übelkeit und Kopfschmerzen sein. Auf mentaler Ebener könntest du Gereiztheit, Nervosität oder Konzentrationsschwierigkeiten wahrnehmen.)

Im **Plusbereich** ist dein Magen gefüllt. Mit jeder Plus-Stufe steigt deine Sättigung.

Stufe +1 bedeutet, du nimmst eine leichte Sättigung wahr. (Vielleicht hast du deinen Teller zur Hälfte leer gegessen. Manche Menschen verlangsamen jetzt automatisch das Esstempo.)

Stufe +2 bedeutet, dein Magen ist angenehm gefüllt. Du fühlst dich befriedigt und gleichzeitig leicht. (Du könntest z. B. noch Sport machen oder hast Lust auf Aktivität.)

Stufe +3 bedeutet, du bist pappsatt. (Dein Magen ist gedehnt. Vielleicht hast du das Bedürfnis, einen Hosenknopf zu öffnen. Du fühlst dich eher müde anstatt energetisiert.)

Stufe + 4 bedeutet, du fühlst dich übervoll und unwohl – vielleicht ist dir sogar schlecht. Du hast keine Energie mehr, etwas zu tun, sondern bist träge, möchtest dich ausruhen oder schlafen.

Übung 2: Nutze die Hunger- und Sättigungsskala

Deine heutige Übung besteht darin, bei deinen nächsten Mahlzeiten die Hunger- und Sättigungsskala zu nutzen. Lege dazu gerne das Buch an deinen Essplatz und markiere dir diese Seite mit einem Lesezeichen. Dann erinnerst du dich leichter an die folgenden Übungsschritte:

1. Halte vor dem Essen inne.

Gönne dir wie gestern vor dem Essen einen kurzen Stopp-Moment. Mache dir bewusst, dass du dir Zeit für dich nimmst – Zeit für deine Mahlzeit. Zeit dafür, deinen Körper zu spüren. Zeit für dich und deine Gesundheit.

2. Atme ein paar Mal tief ein und aus.
Lege wie gestern eine Hand auf deinen Bauch. Nimm ein paar tiefe Atemzüge und beruhige damit deinen Körper. Wenn du möchtest, schließe deine Augen.

3. Spüre in deinen Magen hinein.
Auf einer Skala von –4 bis +4: Wo verordnest du deinen Hunger bzw. deine Sättigung?

4. Triff eine Entscheidung: Möchtest du essen oder noch warten?
Wenn du essen möchtest, fasse jetzt schon einen Entschluss, wie du dich nach dem Essen fühlen möchtest: Du willst nicht voll, aufgebläht, träge sein. Erlaube dir, befriedigt, angenehm satt und mit Energie vom Tisch aufzustehen.

5. Gönne dir beim Essen Pausen.
Mach während des Essens ein bis zwei Pausen. Lege dein Besteck ab. Verbinde dich erneut mit deinem Magen: Wie stark ist dein Hunger jetzt? Spürst du erste Sättigungssignale? Wo auf der Hunger- und Sättigungsskala befindest du dich jetzt?

6. Iss in Ruhe.
Erinnerst du dich? Dein Gehirn registriert Sättigung erst nach 20 Minuten. Lass dir also Zeit beim Essen. Dann fällt es dir leichter, deine Sättigung wahrzunehmen. Übrigens: Nur weil ich von 20 Minuten spreche, bedeutet das nicht, dass du beim Essen zwanghaft auf die Uhr schauen musst. Viel wichtiger ist der Blick in dein Inneres: Kannst du deinen Körper beim Essen wahrnehmen? Gönne dir Ruhe, und du wirst sehen, wie viel intensiver und reicher die Beziehung zu deinem Körper wird – Mahlzeit für Mahlzeit.

7. Höre mit dem Essen auf, wenn du angenehm satt bist.
Wenn du eine angenehme Sättigung wahrnimmst, beende deine Mahlzeit. Sei dabei nicht zu streng mit dir. Es gibt keine Dogmen, keine Regeln und auch nicht den einen einzigen wahren, perfekten Zeitpunkt, um eine Mahl-

- zeit zu beenden. Achte einfach darauf, dass du dich angenehm satt und befriedigt fühlst. Deine Hunger- und Sättigungsskala hilft dir dabei, diesen Bereich deiner Skala immer besser für dich auszuloten.

- **8. Für die besonderen Momente: Gönne dir ein paar »Genuss-Gabeln«.**
Schmeckt es dir so gut, dass es dir schwerfällt, mit dem Essen aufzuhören? Sitzt du vor einer ganz besonders fantastischen Mahlzeit – und möchtest am liebsten noch weiteressen? Das ist kein Problem! Wie wäre es, du machst aus deiner Lust auf Essen eine Achtsamkeitsübung, die dich bereichert?

  Das geht ganz einfach: Gönne dir zum Ende deiner Mahlzeit noch ein paar Genuss-Gabeln. Das bedeutet: Du nimmst zum Abschluss der Mahlzeit noch ein paar ganz bewusste Bissen, die du voll und ganz genießt. In diesen Momenten geht es nicht um das Stillen deines körperlichen Hungers. Es geht schlicht und einfach darum, dass du dir ein bisschen Extra-Geschmack gönnst. Ein bisschen Luxus. Ein bisschen Augen schließen und Dahinschmelzen.

  Und wenn du dann fertig bist, dann schließe deine Mahlzeit ab mit einem Gefühl der Wertschätzung und Dankbarkeit. Du hast deinen Körper befriedigt. Du hast deine Seele verwöhnt. Das Leben ist schön.

ACHTSAME ERKENNTNIS

Bei der Hunger- und Sättigungsskala geht es nicht darum, dass du eine strikte Regel einführst, wann du und wie viel du essen darfst. Vielmehr liegt dein Ziel darin, dass du die Verbindung zu deinem Körper stärkst und wieder ein natürliches Gefühl für deinen Hunger und deine Sättigung entwickelst. Gib deinem Körper so viel, wie er braucht – dann fühlst du dich fit und leistungsstark und bekommst ganz nebenbei die zu dir passende natürlich schlanke Figur.

TAG 11: GÖNNE DIR ESSPAUSEN ZWISCHEN DEN MAHLZEITEN

Hier ein kleiner Keks zum Kaffee ... dort ein schneller Schoko-riegel vor dem nächsten Kundentermin ... an der Tankstelle der spontane Griff zu den Snacknüssen vor der Kasse ... beim Kochen und Backen ein paar Probierhappen ... beim Aufräumen der Schul-ranzen die Reste aus der Brotdose deiner Kinder ...

Sei ehrlich mit dir: Wie oft erwischst du dich beim Naschen und Nebenbei-Essen?

Viele Menschen halten die paar Bissen zwischen den Mahlzei-ten für Kleinigkeiten. Sie übersehen, dass sich die vielen kleinen Happen schnell summieren. Am Ende des Tages kommen bei den meisten Naschern einige Kalorien zusammen – oft mehr als in einer einzelnen, vollwertigen Mahlzeit. Sehen wir also den Tat-sachen ins Auge: Die vielen Snacks sprengen schnell das Kalori-enkonto. Wir essen viel – und bemerken und genießen das noch nicht einmal.

Allerdings sind nicht nur die übermäßigen Kalorien vieler Snacks für dein Abnehmvorhaben verhängnisvoll. Es gibt zwei weitere Gründe, die ständiges Snacken zu einem gewichtigen Pro-blem für dich machen:

PROBLEM 1: STÄNDIGES SNACKEN SORGT FÜR HORMON-CHAOS

Ständiges Snacken bringt wichtigte Hormone ins Ungleichge-wicht und führt dazu, dass wir immer weiter zunehmen. Nehmen wir zum Beispiel das Hormon Insulin:

Jedes Mal, wenn Zucker in deinen Blutkreislauf strömt, reagiert deine Bauchspeicheldrüse mit der Ausschüttung von Insulin. In-sulin hat einen wichtigen Job: Es räumt in deinem Blut auf. Denn zu viel Zucker im Blut ist schädlich – es könnte zum Beispiel deine Nerven und feinen Kapillaren verletzen. Also schleust Insulin den überschüssigen Zucker zügig in deine Muskel- und Leberzellen. Dein Blutzuckerspiegel sinkt wieder auf ein gesundes Maß. Gleichzeitig haben deine Muskeln Power für ihre Arbeit. Du fühlst dich gut. Du hast Energie. Alles in Ordnung.

Problematisch wird es für Insulin dann, wenn die Muskel- und Leberzellen irgendwann mit Zucker randgefüllt sind – du aber immer weiter isst. Jetzt strömt noch mehr Zucker in dein Blut – dein Blutzuckerspiegel steigt an, und das Insulin muss schnell einen neuen Speicherort für all den überschüssigen Zucker finden.

Das Gute ist: Dein Körper ist nicht dumm. Und natürlich hat er auch für diesen Fall vorgesorgt. Es gibt einen Ort, an dem du Zucker in unbegrenzter Menge speichern kannst: in deinen Fettzellen!

Also schleust Insulin den überschüssigen Zucker fleißig in deine Fettzellen. Fettzelle um Fettzelle wird gefüllt. Aber was, wenn nun auch diese Fettspeicherplätze randvoll sind? Tja, dann braucht dein Körper eben noch mehr Speicherplatz. Und so baut dein Körper weitere Fettzellen auf.

Aus diesem Grund wird Insulin oft auch als »Fettspeicherhormon« bezeichnet. Denn solange Insulin in deinem Blut herumschwimmt, bist du im Speichermodus. Du füllst deine körpereigenen Energiedepots. Du baust Körpermasse auf. Kurzum: Mit Insulin im Blut ist es unmöglich, Fett abzubauen.

Okay – genug der Theorie! Was bedeutet all das nun ganz praktisch für dein Abnehmvorhaben? Ganz einfach: Wenn du erfolgreich abnehmen willst, braucht dein Körper Phasen, in denen du mal nichts isst. Kein Naschen. Keine Snacks. Nada. In diesen Esspausen kann dein Blutzuckerspiegel herunterfahren. Und das fleißige Hormon Insulin darf endlich Feierabend machen. Erst jetzt kannst du Fett abbauen. Und abnehmen.

Denn verbrauchst du nun Energie – zum Beispiel, weil du gehst, arbeitest oder einfach nur nachdenkst – können sich die Fettzellen öffnen und die gespeicherte Energie wieder freigeben. Über das

Blut wird die körpereigene Energie (in Form von Glukose) dann dort hingebracht, wo du sie jetzt brauchst: in dein Gehirn, damit du denken kannst. In deine Muskelzellen, damit du dich bewegen kannst. Und in alle Organe, die für den Stoffwechsel Energie benötigen.

Kurz gesagt: Nur während einer Esspause können sich die Fettzellen öffnen und Energie freisetzen. Nur wenn du auch mal nichts isst, kannst du abnehmen.

Insulin ist aber nicht das einzige Hormon, das du beim Abnehmen in Schach halten solltest. Ein weiteres Hormon spielt beim Abnehmen eine wichtige Rolle: Es handelt sich um Ghrelin, das sogenannte »Hungerhormon«. Ghrelin wird in deiner Magenschleimhaut und deiner Bauchspeicheldrüse gebildet. Es regt deinen Appetit an und sorgt so dafür, dass du Hunger bekommst. Um abzunehmen, darfst du also darauf achten, dass dein Körper nicht permanent Ghrelin produziert. Und wie gelingt dir das? Ganz einfach: indem du Esspausen einhältst! Warte mit dem Essen, bis du wirklich Hunger hast – und gönn dir dann eine ordentliche Mahlzeit. Denn dein Magen möchte eine gewisse Fülle bemerken – erst dann stoppt er die Ghrelin-Produktion. Mit vielen kleinen Snacks erreichst du diesen Fülleffekt nicht.[22]

Siehst du, was in deinem Körper passiert, wenn du viel snackst? Du kannst über den Tag verteilt Unmengen an Essen in dich hineinknabbern – bleibst aber dennoch unbefriedigt und hungrig. Denn solange Ghrelin in deinem Körper aktiv ist, bleibt dein Appetit angeregt. Gleichzeitig schüttet dein Körper durch die vielen Snacks permanent Insulin aus. Das heißt: Du bist im Speichermodus. Du baust Fett auf – und nicht ab.

Zum Schluss dieses kleinen Hormon-Exkurses habe ich eine gute Nachricht für dich: Du bist kein Opfer deiner Hormone! Tatsächlich kannst du erheblichen Einfluss auf deine Stoffwechselprozesse nehmen und sogar deine Hormone beeinflussen. Dies gelingt dir ganz einfach: Iss dich zu deinen Mahlzeiten angenehm satt. Gib dir danach ein paar Stunden Pause. Das bringt deine Hormone in Balance. Du fühlst dich wohl – und nimmst viel leichter ab als bisher.

PROBLEM 2: STÄNDIGES NASCHEN SCHADET DEINER WILLENSKRAFT – SPÄTESTENS AM ABEND BIST DU »ENTSCHEIDUNGSMÜDE« UND GIBST DEIN ABNEHMVORHABEN AUF

Sobald du Insulin und Ghrelin auf ein gesundes Maß herunterreguliert hast, wird dir das Abnehmen viel leichter fallen. Aber es kommt noch besser: Auch mental machen dir Esspausen das Leben leichter. Zwar mögen dir Snacks Spaß und Entspannung versprechen. In Wahrheit raubt dir ständiges Snacken aber deine Konzentration und mentale Kraft. Lass uns ein kleines Gedankenexperiment wagen, um das Problem zu verdeutlichen:

Stell dir vor, du gibst dir das Okay, überall und zu jeder Zeit zu essen. Nun lebst du in der westlichen Welt bekanntlich in einem Schlaraffenland. Überall locken die Verführungen. Du weißt schon: In der Büroküche stehen frische Berliner. Deine Kunden schenken dir Schokolade als Dankeschön für deine Arbeit. Und abends auf dem Sofa lockt die Schüssel mit Süßigkeiten oder Chips. Ohne eine klare Essstruktur bist du diesen Versuchungen schutzlos ausgeliefert. In deinem Kopf beginnt das Tauziehen zwischen Engelchen und Teufelchen: »Soll ich zugreifen oder nicht?« »Lohnt sich dieser Happen oder nicht?« »Hm, das sieht lecker aus. Ich habe zwar keinen Hunger, aber hey, eine kleine Ausnahme kann nicht schaden, oder?«

Es gibt so viele Menschen, die tagsüber gesund essen und Versuchungen widerstehen. Aber ab dem Nachmittag wird's schwierig. Und spätestens am Abend überfällt sie uns: die Lust nach einem Snack oder einem Gläschen Alkohol. Diese Lust hat nichts mit körperlichem Hunger zu tun – es handelt sich vielmehr um alte Ernährungsgewohnheiten, die sich in unserem Gehirn eingeschliffen haben. Mit anderen Worten: Der Autopilot in uns übernimmt die Kontrolle – und der ist bei den meisten Menschen mit einem Gewichtsproblem auf »Essen« programmiert.

Aber warum fällt es uns am Morgen leicht, uns an unsere guten Vorsätze zu halten, während wir abends in alte Essmuster zurückfallen? Schuld am Lapsus in alte Gewohnheiten ist das Phänomen der »Entscheidungsmüdigkeit«. Jeden Tag musst du tausende Entscheidungen treffen: Soll ich die weiße Bluse tragen oder ein blaues Hemd? Esse ich zum Frühstück Müsli oder Brot? Checke ich die E-Mails morgens oder später?

Diese Entscheidungen mögen dir banal erscheinen. Und doch: Jede Frage, die du beantworten musst, erfordert deine Konzentration und damit eine kleine Dosis deiner mentalen Kraft. Nun ist deine mentale Power aber begrenzt. Du kannst dir das so vorstellen, als besäßest du in deinem Inneren einen Tank für Willenskraft. Bei jedem Problem, das du tagsüber lösen musst, zapfst du ein bisschen von deiner mentalen Power ab. Am Ende des Tages ist der Tank dann leer – und deine Kraft verbraucht.

In diesem mental müden Zustand reicht ein kleiner verführerischer Reiz, und du fällst erschöpft zurück in alte Essmuster. Stell dir vor, dein Partner sitzt neben dir auf dem Sofa und reißt die Chipstüte auf. Es knistert verlockend. Du riechst die Würze. Und ja, die Chips sehen verdammt appetitlich aus. Vergessen ist dein Abnehmvorhaben! In diesem müden Moment übernehmen die Impulse wieder die Kontrolle über dein Essverhalten: Du greifst zu.

Entscheidungsmüdigkeit ist ein Problem, das alle Menschen kennen. Das Gute ist: Es gibt einen Ausweg aus der Müdigkeitsfalle. Der erste Schritt zur Lösung besteht darin, dass du dir deine Entscheidungsmüdigkeit bewusst machst. Das bedeutet: Wenn du einen besonders anstrengenden, stressigen Tag hattest, darfst du besonders gut auf dich achten. Denn je mehr Stress du hast, desto schneller leert sich dein Tank. Das Gleiche gilt für die Tage, an denen du wenig geschlafen hast oder krank bist – schließlich startest du dann schon morgens mit einem nur halbvollen Tank. Aber auch wenn du morgens voller Energie und gut gelaunt aus dem Bett springst – wisse, dass deine Energie nachlassen kann und selbst der Stärkste unter uns irgendwann k.o. ist. Es gibt keinen Superman und keine Wonderwoman, wir sind alle ganz normale Menschen. Habe also Verständnis für dich – und gib an erschöpfenden Tagen noch mehr auf dich acht. Vielleicht hilft es dir, schon jetzt einen Plan zu entwickeln, wie du dir abends etwas Gutes tun und aus deinen alten, hinderlichen Ernährungsmustern ausbrechen kannst. Was könnte beispielsweise eine gesunde Alternative zur Chipstüte auf dem Sofa sein? Was weckt in dir die guten Gefühle, nach denen du dich abends nach einem erschöpfenden Tag sehnst? Was entspannt dich wirklich?

Der zweite Schritt besteht darin, dass du dir bereits tagsüber möglichst viel inneres Tauziehen ersparst. Eine klare Essstruktur und Esspausen helfen dir dabei. Wenn du dich zum Beispiel (!) an ein Frühstück, ein Mittagessen, einen Nachmittagssnack und ein Abendessen hältst, brauchst du dich nicht mehr ständig zu fragen: »Soll ich zugreifen – oder soll ich nicht?« Du hast eine klare Struktur – und lässt das Snacken einfach bleiben. So sparst du dir jede Menge mentale Power. Punkt für dich!

DIE MENTALEN TRICKS EINES US-PRÄSIDENTEN

Fun Fact: Wusstest du, dass der ehemalige US-Präsident Barack Omaba das Geheimnis der »Entscheidungsmüdigkeit« kannte und für sich nutzte? Um seine mentale Energie nicht unnötig zu verschwenden und auch am Abend noch entscheidungsfreudig im Oval Office zu sitzen, hielt er sich während seiner Präsidentschaft an zwei einfache Grundsätze: Er trug ständig den gleichen blauen Anzug. Und: Er aß immer wieder die gleichen Speisen. Obamas Begründung: »Ich möchte weder beim Essen noch bei meiner Kleidung Entscheidungen treffen. Es gibt zu viele andere Entscheidungen, die ich zu fällen habe.«[23]

Okay – vielleicht musst du in deinem Leben nicht ganz so gewichtige Entscheidungen treffen wie einer der mächtigsten Männer der Welt. Aber auch du hast viele Aufgaben und kennst Stress, nicht wahr? Also mach es wie Obama. Entscheide dich für eine einfache Essstruktur – und bleib dabei. Du bist kein US-Präsident, aber clever bist du auch!

SEI EIN GEWINNER – KEIN VERLIERER

Hast du Angst, ohne Snacks etwas zu verlieren oder zu verpassen? Dann mache dir klar: Du verlierst nichts. Denk daran: Alles, was dich zwischen den Mahlzeiten verlockt, kannst du haben. Nur gönnst du dir den Genuss später. Am Tisch. In Ruhe. Wenn es dir guttut.

Nein sagen ist kein Verlust. Ein »Nein« in deinem Sinne kann dein Leben bereichern und dich zu einem Gewinner machen. Eine Coaching-Klientin von mir formulierte es einmal so: »Wenn ich ›Nein‹ sage, entscheide ich mich nicht gegen etwas. Ich entscheide mich für etwas.« Ist das nicht eine wunderbare und hilfreiche Einstellung – für so viele Dinge im Leben?

Wie wäre es, du machst es wie diese kluge Klientin? Entscheide dich nicht gegen etwas. Entscheide dich für etwas, das dir am Herzen liegt. Zum Beispiel für Essen, das du wirklich genießt. Entscheide dich für Mahlzeiten, die dich erfüllen. Und für ein Leben, das du in deinem Wohlfühlkörper verbringen darfst. Mach dich nicht selbst in Gedanken klein. Und bezeichne dich niemals als Verlierer. Bezeichne dich als Gewinner. Hey – auf dich wartet ein Leben, in dem du dir deine Wünsche erfüllst! Du wirst dich leicht und stark fühlen und du wirst mehr genießen denn je. Sind das nicht wunderbare Aussichten?

ACHTSAME ERKENNTNIS

Esspausen tun dir gut: Erst, wenn du eine Weile nichts isst, ist Fettabbau biochemisch möglich. Esspausen helfen dir außerdem psychologisch: Eine klare Mahlzeitenstruktur schützt dich vor den Versuchungen des modernen Schlaraffenlands. Esspausen funktionieren allerdings nur, wenn du mit einem positiven Mindset an die Sache gehst. Freu dich über deine Esspausen. Du hast nichts zu verlieren – und sehr viel zu gewinnen.

Übung: Finde eine Essstruktur, die zu dir passt – und halte Esspausen dabei ein

Die Aufgabe des heutigen Tages besteht darin, dass du dir überlegst, welche Essstruktur zu dir und deinem Lebensstil passt.

Beantworte dazu folgende Fragen in deinem Achtsamkeitsjournal:

1. Wann hast du körperlichen Hunger?

Manche Menschen frühstücken gerne. Andere bekommen morgens noch keinen Bissen herunter. Beobachte dich und deinen Hunger eine Weile – und erlaube dir, deine Vorlieben auszuleben.

Nimm zum Beispiel das Frühstück: Vielleicht wachst du morgens schon mit einem gesunden Appetit auf – und ein herzhaftes Frühstück ist genau das, was du brauchst. Vielleicht ist es bei dir aber auch genau andersherum: Dein Appetit ist morgens gering, und du hast dich in der Vergangenheit regelrecht gezwungen, etwas zu essen. Nur deshalb, weil dir beigebracht wurde, dass dies so richtig sei.

Tatsache ist: Es gibt keine Ernährungsregel, die für alle Menschen gleichsam gilt. Finde lieber heraus, was *dein* Körper möchte. Wann hast *du* Hunger und Appetit? Frage dich also, zu welchen Tageszeiten *du* am meisten Hunger und einen angenehmen Appetit hast.

- Hinweis: Um herauszufinden, welche Essstruktur dir guttut, lass dir ruhig ein paar Tage Zeit und arbeite weiterhin mit den Übungen aus den letzten Tagen. So wirst du zunehmend Klarheit über deine körperlichen Bedürfnisse gewinnen, und es wird dir leichter fallen, eine für dich passende Mahlzeitenstruktur zu entwickeln.

2. Wann passt Essen gut in deinen Tagesablauf?

Damit dir Essen Genuss bereitet, ist es wichtig, dass du auf deinen körperlichen Hunger hörst. Aber auch pragmatische Überlegungen spielen eine Rolle: Wann passen die Mahlzeiten gut in deinen Tages- und Berufsalltag? Wann hast du zum Beispiel im Joballtag eine Mittagspause? Wann ist die Atmosphäre für dich besonders angenehm zum Essen? Wann passt das Angebot zu deinen Bedürfnissen und Vorlieben? Gibt es Menschen, nach denen du dich richten möchtest – gibt es zum Beispiel gemeinsame Mahlzeiten mit deiner Familie?

Notiere auch hier deine Gedanken in deinem Achtsamkeitsjournal. Unterscheide dabei zwischen einem normalen Arbeitsalltag und dem Wochenende – es kann sein, dass deine Bedürfnisse je nach Tagesablauf unterschiedlich sind.

3. Auswertung: Wann ist Essen für dich besonders befriedigend?

Lies dir deine Notizen nun noch einmal durch und zieh dein persönliches Resümee für eine dir wohltuende Essstruktur:

♦ *Wann ist für dich ein angenehmer Zeitpunkt zum Essen?*

Denk daran: Eine befriedigende Mahlzeit berücksichtigt einen oder am besten mehrere der folgenden Punkte:

◇ Du empfindest ein angenehmes Hungergefühl.
◇ Die Mahlzeit passt in deinen Tagesablauf.
◇ Die Atmosphäre, Gesellschaft und Auswahl an Lebensmitteln sind einladend, sodass du dich beim Essen entspannen kannst.[24]

- ◆ *Wann ist es für dich okay, auch mal eine Pause beim Essen zu machen?* Auch hier gilt es, ein angenehmes und wohltuendes Maß zu finden. Du brauchst und sollst dich bitte nicht aushungern. Stattdessen darfst du deinem Körper hin und wieder ein bisschen Ruhe zum Verdauen gönnen.

ACHTSAME ERKENNTNIS

Überlege dir, welche Mahlzeitenstruktur gut zu deinem aktuellen Leben und deinen Bedürfnissen passt.

Bedenke dabei:
Der beste Zeitpunkt zum Essen ist für dich dann,
.... wenn du ein angenehmes Hungergefühl empfindest,
..... das Essen in deinen Tagesablauf passt
.... und die Atmosphäre und Auswahl an Lebensmitteln
möglichst einladend sind.

Wenn du eine Mahlzeitenstruktur für dich entwirfst, geht es wie immer in diesem Buch nicht darum, dass du dir neue einengende Diät-Regeln erschaffst. Vielmehr geht es darum, dass du Klarheit und Struktur in dein Leben bringst - sodass du dich selbstbewusst und gestärkt fühlst. Gleichzeitig darfst du flexibel sein. Denn deine Bedürfnisse sind nicht jeden Tag gleich: So hast du an manchen Tagen mehr Hunger. Und an anderen Tagen weniger. Stelle dir deine Essstruktur wie ein Gerüst aus Bambus vor: Du findest darin Halt und Sicherheit. Und gleichzeitig ist dein Gerüst wunderbar biegsam - du darfst es selbstverständlich an deine Tagesform anpassen.

TAG 12: ÜBERWINDE DIE ANGST VOR HUNGER

Gestern warst du eingeladen, dir über deine Mahlzeitenstruktur Gedanken zu machen und dir zu überlegen, wann dir Esspausen guttun können. Vielleicht fiel dir diese Aufgabe schwer. Bei manchen Menschen sorgt die Vorstellung, zwischen den Mahlzeiten Pausen einzuhalten, sogar für eine innere Anspannung oder unterschwellige Angst: Sie können sich einfach nicht vorstellen, Hunger aushalten zu müssen!

Sollte dich der Gedanke an Hunger beunruhigen, bist du damit also nicht alleine: Vielen meiner Klienten geht es am Anfang genauso. Wer lange Diät gehalten hat, fühlt sich manchmal schon bei kleinen Hungergefühlen verunsichert oder empfindet sogar Stress. Das ist absolut nachvollziehbar: Mit Hunger verbindest du nach langem Diäthalten oft Verzicht, Qual und Enttäuschungen.

Wenn die Vorstellung von Hunger dich stresst, habe Mitgefühl mit dir und sage dir selbst klar und deutlich: Deine Diät-Zeiten gehören der Vergangenheit an! Nein, du hungerst dich nicht mehr aus. Du quälst dich nicht mehr. Das Gegenteil ist der Fall: Du gibst deinem Körper endlich alle Nährstoffe, die er braucht – und zwar in regelmäßigen Abständen und wohltuenden Mengen. Zwischen den Mahlzeiten kannst du hingegen durchaus lernen, einen leichten Hunger als natürlich anzunehmen. Denn Hunger ist kein Alarmzustand deines Körpers, sondern ein ganz natürliches Phänomen, das alle natürlich schlanken Lebewesen kennen. Auch du kannst Hunger entspannt wahrnehmen. Vielleicht hilft dir folgender Vergleich: Wie jeder Mensch spürst du mehrmals am Tag einen gewissen Harndrang. Die erste Meldung deiner Blase ist noch leise und zaghaft – vielleicht nimmst du sie kaum bewusst wahr. Je länger du jedoch mit dem Gang auf die Toilette wartest, desto deutlicher macht sich deine volle Blase bemerkbar. Dein Körper erinnert dich jetzt öfter und stärker daran, dass es Zeit wird, deine Blase zu entleeren. Aber selbst jetzt kannst du es bei Bedarf noch aushalten. Vielleicht ist gerade keine saubere Toilette in Reichweite. Vielleicht möchtest du deine Arbeit noch zu Ende führen. Du spürst deine volle Blase und wägst rational ab, wann du auf Toilette gehst. Harndrang ist kein Notfall. Harndrang ist ein Körpersignal. Dein Körper spricht mit dir. Und du gibst ihm die Antwort, die für dich gerade passend ist. Du spürst dabei keine Angst, empfindest keinen Verzicht und bleibst auch sonst cool. Dein Körper spricht – aber solange es nicht extrem dringend ist, bist du der Boss.

Mit deinem Hunger verhält es sich ähnlich. Die ersten Anzeichen von Hunger sind oft noch vage. Je länger du mit dem Essen wartest, desto deutlicher meldet sich dein Körper. Dein Körper spricht mit dir. Und dieses Gespräch kann sich durchaus über eine gewisse Zeitspanne hinwegziehen. Tatsächlich ist es die natürlichste Sache der Welt, deinen Hunger eine Weile lang wahrzunehmen und wachsen zu lassen. Sieh diese Esspause also nicht als Verzicht oder Quälerei, sondern als etwas Natürliches an, das dir sogar guttut. Denn während du eine Weile nicht isst, nimmst du nicht nur ab. Du eroberst dir auch deinen natürlichen Appetit zurück. Wenn du dich schließlich zu einer für dich angenehmen Uhrzeit an den Esstisch setzt, genießt du dein Essen viel mehr. Du erfährst endlich wieder, wie es sich anfühlt, beim Essen richtigen Genuss, Wohlgefühle und wahre Befriedigung zu erfahren!

Übung: Begrüße deinen Hunger und nimm ihn mindestens 5 Minuten wahr

Versuche heute, deinen Hunger für mindestens 5 Minuten wahrzunehmen, bevor du ihm nachgibst. Dehne die Zeitfenster mit zunehmender Übung gerne etwas aus – sodass du in Zukunft etwa 30 Minuten vor deiner Mahlzeit deutlichen, angenehmen Hunger verspürst.

Begrüße dabei deinen Hunger als etwas Schönes, für das du dankbar bist: Hunger ist natürlich, und alle Lebewesen haben von Zeit zu Zeit Hunger. Hunger ist ein Anzeichen dafür, dass du ein gesunder Mensch bist und sich deine Hormone gerade bestens einspielen. Hunger hilft dir dabei, dich

- von überflüssigem Gewicht zu verabschieden und in deinem natürlich schlanken Körper nach Hause zu kommen. Hunger steigert deinen Appetit und den Genuss beim Essen.

  Ist es nicht schön, dass du Hunger endlich wieder in deinem Leben begrüßen darfst? Du setzt dich zum Essen an den Tisch und befriedigst eines der natürlichsten Bedürfnisse der Welt: Du stillst deinen angenehmen, gesunden Hunger.

ACHTSAME ERKENNTNIS

Sobald dein Körper feststellt, dass du ihn mit regelmäßigen Mahlzeiten versorgst, wird deine (unbewusste) Angst vor Hunger kleiner werden und schließlich verschwinden. Du wirst bemerken, dass du auch mit einem gewissen Ausmaß an Hunger ganz entspannt bleiben kannst. Ja, mit der Zeit wirst du einen leichten Hunger sogar genießen können - schließlich steigert Hunger deinen Appetit und damit die Vorfreude auf die nächste Mahlzeit. Außerdem gewinnst du dank deiner Hungertoleranz eine neue Freiheit: Du entscheidest selbstbestimmt, *wann, was* und *wie* du essen möchtest. Damit erlaubst du dir, öfter in einem entspannten Ambiente zu essen oder mit dem Essen zu warten, bis die Auswahl für dich passend ist. Sieh Hunger also wieder als das, was er ist: ein natürlicher Zustand und ein Körpergefühl, das du gerne wieder in deinem Leben begrüßen darfst.

Übertreibe es nur bitte nicht: Du darfst angenehmen Hunger spüren - sollst dich aber nicht permanent aushungern. Denn dann bist du schon bald wieder in der Diät-Spirale: Du entwickelst Heißhunger, isst hastig und zu viel. Außerdem bleibt dein Unterbewusstsein in einem konstanten Stresszustand der

Angst gefangen: Wenn du dich unterbewusst ständig davon bedroht fühlst, ausgehungert zu werden, wirst du dich in deinen Esspausen kaum entspannen können.
Darum noch einmal: Kümmere dich gut um deinen Körper und gib dir regelmäßig wohltuende Mahlzeiten. Und dann halte die Esspausen zwischen den Mahlzeiten ein – mitsamt des natürlichen Hungergefühls, das dabei aufkommen mag.

TAG 13: PRAKTIZIERE ACHTSAMES ATMEN

In den letzten Tagen hast du geübt, dich und deinen Körper wahrzunehmen. Du hast deinen Magen erforscht. Du hast deinen Hunger gespürt. Du hast wahrgenommen, wie sich Sättigung anfühlt – und wie es ist, eine Zeitlang nichts zu essen. So hast du deinen Körper beobachtet – und ihm in der Beobachtung gleichzeitig Achtung geschenkt.

Jeder Mensch, der schon einmal eine Beziehung geführt hat, weiß: Zuhören ist einer der besten Wege, um eine Verbindung zu vertiefen. Und so ist Zuhören auch der beste Weg, um die Verbindung zu deinem Körper zu stärken. Darum gilt: Höre hin, wenn dein Körper zu dir spricht. Sei sensibel für deine Signale. Erlaube deinem Körper, dein bester Freund zu sein. Damit heilst du nicht nur die Beziehung zu deinem Körper. Du heilst auch die Beziehung zu deinem Essen.

Die heutige Tagesaufgabe unterstützt dich dabei, noch mehr Verbundenheit mit deinem Körper zu erfahren. Du wirst das achtsame Atmen kennenlernen – eine der Grundübungen des Achtsamkeitstrainings.

Du verbindest dich über den Atem mit deinem Körper. Und kommst dir damit selbst wieder einen Schritt näher.

Übung: Erforsche deinen Atem – so wie er gerade ist

Viele Menschen glauben, das Ziel von Achtsamkeitstraining sei es, sich zu entspannen. Das ist aber nicht der Fall. Das Ziel der Achtsamkeit liegt darin, aufmerksam und gleichmütig wahrzunehmen, was gerade geschieht.

Es ist wichtig, diesen Unterschied zu erkennen: Du *darfst* dich beim Achtsamkeitstraining entspannen. Du *musst* es aber nicht. »Alles darf – nichts muss« – das ist die Haltung der Achtsamkeit. In dieser offenen Haltung liegt ein Geschenk: Du gibst dir die Freiheit, allen Erfahrungen in deinem Leben einen Raum zu geben – den angenehmen genauso wie den unangenehmen. Denn erst wenn du den Mut entwickelst, alles in deinem Leben anzunehmen, bist du innerlich frei. Mach dir bewusst, dass du wie jeder Mensch auch in Zukunft schmerzhafte Erfahrungen machen wirst. Manchmal wirst du gelangweilt sein, manchmal gestresst. Du wirst mal traurig sein, mal wütend oder verletzt. All diese Gefühle sind Teil deines Lebens. Deine Freiheit besteht darin, dass du vor deinen Gefühlen nicht mehr fliehen musst. Was auch immer du in Zukunft empfinden magst – du brauchst deine Emotionen nicht mit Essen zu ersticken. Alles darf sein. Du darfst sein. Die Bereitschaft zum Fühlen macht dich innerlich frei. Und äußerlich schlank.

Sieh also die folgende Atemmeditation nicht zwingend als eine Entspannungsübung, sondern als Schulung in der Kunst der Beobachtung und Annahme: Du beobachtest deinen Atem. Erforschst ihn. Nein, du musst deinen Atem nicht ändern. Du lässt ihn einfach sein – so wie er sich hier und heute zeigt.

1. Lies die folgende Meditation einmal komplett durch.
Bevor du mit der Atemmeditation loslegst, lies dir die folgenden Übungsschritte einmal komplett durch, um dich mit der Übung vertraut zu machen. Such dir dann einen Ort, an dem du dich in den nächsten Minuten ungestört und wohl fühlen kannst.

2. Stelle dir einen Wecker auf 5 Minuten.

Für den Anfang reichen 5 Minuten Atembeobachtung vollkommen, um dir näherzukommen. Wenn du bereits etwas Übung im Meditieren gesammelt hast, kannst du das Zeitfenster gerne ausweiten – auf 10 Minuten und länger. Viel wichtiger als die Zeit, die du meditierst, ist es, dass du dich für die Dauer der Übung wirklich darauf einlässt. Wähle also ein Zeitfenster, das für dich realistisch ist. Sobald du dieses Zeitfenster festgelegt hast, fasse den klaren Entschluss, in dieser Zeit bei dir und der Übung zu bleiben. Keine Sorge – es ist kein Problem, wenn du beim Meditieren mit deinen Gedanken abschweifst, es ist sogar ganz normal. Das Abdriften der Gedanken ist eine natürliche Funktion des menschlichen Geistes. Deine Aufgabe beim Meditieren besteht nicht darin, dass du dir das Denken verbietest. Deine Aufgabe ist allein, das Abschweifen deiner Gedanken zu bemerken und deine Aufmerksamkeit immer wieder sanft zu deiner Übung zurückzulenken. Lass dich also von deinen Gedanken nicht zum Aufgeben überreden, okay?

Versprich dir jetzt, dass du in dem von dir selbst festgelegten Zeitfenster bei deiner Meditationsübung bleibst und dich von deinen eigenen Gedanken nicht abbringen lässt. Sei dir selbst ein loyaler Freund: Beweise dir, dass auf dich und deine Worte Verlass ist.

3. Nimm eine bequeme, aufrechte Position im Sitzen ein.

Setz dich aufrecht auf einen Stuhl. Rutsch mit dem Gesäß nach vorne, sodass dein Rücken nicht an der Lehne anlehnt. Alternativ kannst du dich mit gekreuzten Beinen auf den Boden setzen. Halte deine Wirbelsäule möglichst aufrecht. Vielleicht hilft dir die Vorstellung, dein Kopf würde am Scheitelpunkt von einem goldenen Faden nach oben gezogen.

Wenn du möchtest, kannst du die Augen schließen.

4. Konzentriere dich auf deine Nasenöffnungen.

Achte nun auf deinen Atem. Atme durch die Nase ein ... und aus.

Werde dir nun deiner Nasenöffnungen gewahr. Spüre wie die Luft durch deine Nasenlöcher in deinen Körper einströmt ... und wieder hinausfließt.

- Nimm dir ein paar Atemzüge, um dich mit deinem Bewusstsein, mit deiner atmenden Nase und deinen Nasenöffnungen zu verbinden.

5. Konzentriere dich auf deinen Brustkorb.

Achte nun auf deinen Brustkorb. Bemerke, wie sich dein Brustkorb mit jedem Atemzug hebt ... und wieder senkt.

Einatmend strömt frischer Sauerstoff in deine Lungen. Ausatmend leeren sich deine Lungen.

Nimm dir ein paar Atemzüge Zeit, um deinen atmenden Brustkorb wahrzunehmen.

6. Konzentriere dich auf deinen Bauch.

Achte nun auf deinen Bauch. Nimm wahr, wie jeder Atemzug deine Bauchdecke weitet.

Gib dir ein paar Atemzüge Zeit, um deinen Bauch beim Atmen zu beobachten.

7. Akzeptiere deine Atmung, so wie sie ist.

Versuche, deine Atmung noch einen Moment wahrzunehmen – dort, wo du sie am besten spüren kannst. Atme einfach in deinem eigenen natürlichen Rhythmus und in deiner Tiefe.

Wenn sich dein Atem mit der Zeit vertieft oder verlangsamt, ist das in Ordnung. Und wenn das nicht passiert, ist es genauso in Ordnung. Alles darf sein.

8. Bringe deinen Fokus sanft zurück zu deinem Atem.

Es ist normal, wenn du in Gedanken abschweifst. Vielleicht kommt dir die Übung langweilig vor. Vielleicht spürst du Unzufriedenheit mit deinem Atem oder mit dir selbst. Vielleicht fängst du an, über deinen Tag zu grübeln.

All dies ist ein natürlicher Teil der Übung. Nimm die Gedanken urteilsfrei wahr und versuche, deine Aufmerksamkeit sanft zurück zu deinem Körper und deinem Atem zu bringen.

9. Wenn der Wecker klingelt, öffne sanft deine Augen.
Mit dem Klingeln des Weckers endet deine Meditation – öffne sanft deine Augen. Bedanke dich bei dir selbst für die Zeit, die du dir gerade für dich und deinen Körper genommen hast. Achtsamkeit erfordert Übung und Geduld mit dir selbst. Du hast dir gerade gezeigt, dass du bereit bist, dir diese Zeit für dich zu nehmen.

Bleib am Ball: Um deine Achtsamkeitspraxis zu vertiefen, darfst du in der kommenden Woche wenigstens einmal am Tag deinen Atem bewusst wahrnehmen. Erinnere dich auch in den kommenden Wochen immer wieder daran, im Alltag kurz innezuhalten und dir deiner selbst und deines Atems gewahr zu werden.

ACHTSAME ERKENNTNIS

Achtsames Atmen ist eine der grundlegenden Übungen der Achtsamkeitspraxis. Dein Atem ist ein einfaches und gleichzeitig effektives Mittel, um dich zu jeder Zeit und an jedem Ort mit deinem Körper zu verbinden.
Über das achtsame Atmen verbesserst du also die Beziehung zu deinem Körper. Gleichzeitig schulst du dabei deinen Geist: Du schweifst in Gedanken seltener ab. Und wenn doch, dann gelingt es dir leichter, deine Gedanken sanft wieder zu dir zurückzuholen. Du konzentrierst dich besser. Du findest deinen Fokus und erreichst besser deine täglichen Ziele.
Und noch ein Gewinn wartet auf dich: Indem du deinen Atem annimmst, so wie er sich gerade zeigt, gibst du dir selbst die Erlaubnis, auch andere Empfindungen und Gefühle in deinem Leben anzunehmen. Diese Annahme hat Symbolcharakter: Du brauchst unangenehme Gefühle wie Traurigkeit, Angst oder

Scham nicht mehr mit Essen ersticken. Du kannst jedes Gefühl der Welt urteilsfrei erfahren. Es ist okay. Du bist okay. Alles darf sein.

· Mit anderen Worten: Durch achtsames Atmen ersetzt du Drama durch Gelassenheit. Du findest in dir selbst einen Raum des Friedens. Und auch mit deinem Körper kannst du so Frieden schließen.

Es ist paradox: Je mehr du dich so annimmst, wie du jetzt bist, desto leichter fällt es dir, dich zu verändern. Denn wenn du dich selbst wertschätzt und lieben lernst, triffst du wohltuende Ernährungsentscheidungen. Du isst besser – aus einem Mindset der Liebe und Wertschätzung heraus. Und dadurch bekommst du mit etwas Zeit und Geduld automatisch, wonach du dich sehnst: deinen natürlich schlanken Wohlfühlkörper und ein entspanntes Verhältnis zu deinem Essen.

TAG 14: REFLEKTIERE DEINE ZWEITE WOCHE

Mit diesem Buch hast du dich auf eine Reise gemacht – und nun befindest du dich mitten auf dem achtsamen Weg zu deinem Wohlfühlgewicht. Du kannst stolz auf dich sein, schon so weit gekommen zu sein! Gleichzeitig darfst du wissen: Wie jeder Weg hält auch dieser Überraschungen für dich bereit. Ja, du wirst wunderschöne Aussichten genießen – aber auch vor schier unüberwindbaren Hindernissen landen. Das bedeutet: Manche Übungen werden dir leichtfallen – während andere Übungen wirklich knifflig für dich sein können. Außerdem ist es möglich, dass du an manchen Tagen in alte Ernährungsgewohnheiten zurückfällst. All das ist normal. Es ist Teil deiner Reise. Es darf sein.

Bedenke: Achtsamkeit ist eine Fähigkeit. Immer wenn du eine neue Fähigkeit lernst, darfst du üben und geduldig mit dir sein. Und du darfst umso geduldiger und mitfühlender mit dir sein, je schwieriger der Weg sich gestaltet. Ärgere dich also nicht über deinen Stress, deine Rückfälle und deine Schwierigkeiten. Hab Verständnis für deinen Lernweg. Erlaube dir, ein Schüler zu sein, bevor du zum Meister wirst. Je cooler du mit deinen Fehlern umgehst, desto mehr wirst du am Ende daraus gelernt haben.

Übung: Blicke in dein Inneres: Was hast du in dieser Woche gelernt?

Nutze den letzten Wochentag wieder für eine Selbstreflexion:

♦ Welche Erkenntnisse konntest du in den letzten Tagen gewinnen?
♦ Welche kleinen Schritte hast du gemacht?
♦ Auf welche kleinen Erfolge kannst du stolz sein?
♦ Vielleicht gibt es etwas an deinem Essverhalten, das du weiter erforschen möchtest?

Notiere deine Gedanken schriftlich in deinem Achtsamkeitsjournal. Für dein Commitment macht es einen großen Unterschied, ob du dir deine Antworten nur in Gedanken überlegst oder schriftlich festhältst. Außerdem schenkst du dir so die Möglichkeit, zu einem späteren Zeitpunkt zurückzublättern und zu erkennen, welche Fortschritte du mit der Zeit gemacht hast.

Woche 3:
Hole dir den Genuss beim Essen zurück

Gutes Essen ist schon eine tolle Sache, stimmt's?

Essen bedeutet Genuss: Ich persönlich schätze den aromatischen Geruch, das appetitliche Aussehen und den Geschmack von leckerem Essen. Ist es nicht ein Geschenk der Natur, dass Essen all unsere Sinne verführt?

Essen ist Entspannung: Ich mag es, an einem schön gedeckten Esstisch Platz zu nehmen und zur Ruhe zu kommen. Sobald ich mir beim Essen Zeit nehme, mich zurücklehne und schwelge, kann ich förmlich spüren, wie sich mein Körper entspannt. Ja – ich befriedige meinen Hunger. Und komme gleichzeitig zur Ruhe.

Essen ist Abenteuer: Hast du auch so einen Spaß daran, über einen lebhaften Wochenmarkt zu laufen und all die bunten Gemüse- und Obstsorten zu bestaunen? Blätterst du gerne durch Kochbücher und probierst neue Rezepte aus? Oder liebst du es, zum Essen ins Restaurant zu gehen? Es ist schon faszinierend: Wir können jeden Tag entscheiden, ob wir mit unserem Gaumen nach Thailand, Mexiko oder Japan reisen wollen – je nachdem, ob wir uns ein cremiges Curry, ein scharfes Chili oder frisches Sushi gönnen wollen. In kulinarischer Sicht steht uns die ganze Welt offen! Und selbst wenn dein Budget aktuell klein ist – das Schöne an Abenteuern ist, dass sie nicht viel kosten müssen. Für ein Picknick im Park reichen frisches Brot, etwas Käse, ein paar Trauben und eine nette Begleitung– und schon fühlst du dich wie Gott in Frankreich.

Apropos Begleitung! Essen ist Geselligkeit: Ich liebe es, mit anderen Menschen zu essen – du auch? Wir können ein schlichtes Abendbrot essen – zusammen mit der Familie entsteht daraus ein vertrautes Familienritual. Wir können mit unserem Liebsten ein Candle-Light-Dinner veranstalten, das Essen genießen und dabei gleichzeitig die Nähe zueinander zelebrieren. Oder wir laden

Freunde zum sommerlichen Fußballgucken mit Grillwürstchen, Salat und Bier ein. Wenn wir mit anderen Menschen essen, dann essen wir nicht nur. Wir verbringen wertvolle Zeit miteinander. Wir stärken die Verbindung zu den Menschen, die uns wichtig sind.

Was auch immer Essen für dich bedeutet, bestimmt sind wir uns in einem Punkt einig: Essen ist mehr als die Aufnahme von biochemischen Molekülen. Essen ist Genuss, Geselligkeit, Lebensfreude!

Vielleicht haben Diäten und Verbote dir in der Vergangenheit die Freude am Essen vergällt. So erzählen mir zum Beispiel Klienten häufig, dass sie sich einerseits auf Feste wie Weihnachten freuen, andererseits aber auch Angst vor dem vielen Essen und der Gewichtszunahme haben. Das ist schade – und vollkommen unnötig. Mit dem »Achtsam schlank«-Konzept kannst du schwelgen, genießen *und* dabei deine schlanke Linie halten. Mehr noch: Vielleicht ist gerade der Genuss beim Essen dein ungenutzter Joker, mit dem du endlich dein Wohlfühlgewicht erreichst? Ich bin überzeugt: Du kannst den cremigsten Camembert und die süßesten Pralinen genießen – *und* dabei abnehmen. Denn wenn du dein Essen wirklich schmeckst und zelebrierst, dann brauchst du keine Riesenmengen mehr, um dich satt und befriedigt zu fühlen. Du stellst Qualität vor Quantität – und versetzt dich mit ein paar Bissen in deinen Food-Heaven.

Also: Liebst du Essen wirklich so sehr, wie du behauptest? Dann wecke in dieser Woche den Feinschmecker in dir. Hole dir den Genuss beim Essen zurück. Genau das macht dich glücklich und schlanker denn je!

TAG 15: ISS ACHTSAM UND GENUSSVOLL

Erinnerst du dich an die Definition von Achtsamkeit? Achtsam zu sein bedeutet: Du schenkst der gegenwärtigen Erfahrung deine bewusste und freundliche Aufmerksamkeit.

In den letzten Tagen galt diese freundliche Aufmerksamkeit deinem *Körper*: Du hast deinen Körper bewusst und wertschätzend wahrgenommen. Dies ist dir gelungen, indem du dich vor und beim Essen gefragt hast:

- Bin ich hungrig?
- Wann bin ich satt?
- Welche Essstruktur tut meinem Körper gut?
- Wie kann ich dafür sorgen, dass ich mich durch mein Essen gestärkt und voller Energie fühle?

Essen ist pure Erfüllung, wenn du dabei auf deinen Körper achtest. Instinktiv weißt du seit dem Tag deiner Geburt: Essen ist dein Treibstoff. Essen hält dich am Leben. Denk an ein Baby und an dessen Urinstinkte: Jedes Baby klammert sich an seiner Mutter fest. Und jedes Baby sucht nach der Brust, um zu saugen. Schon in den ersten Minuten unseres menschlichen Lebens wird deutlich: Wir Menschen sind Säugetiere und haben den starken Drang nach Schutz, Wärme und Nahrung. So wie jeder andere Mensch bist auch du mit diesen grundlegenden Bedürfnissen geboren. Es liegt in deiner Natur: Du willst, ja, du *musst*, deinen Hunger und Durst stillen.

Gegen deine Instinkte anzukämpfen ist unnatürlich und auf Dauer zermürbend. Darum ist dieses Buch eine Einladung, dein ursprüngliches Bedürfnis nach Nahrung wieder wahrzunehmen und selbstfürsorglich zu befriedigen – und darin dir und deinem Körper endlich wieder nahezukommen. Höre auf, deinen Körper zu bekämpfen. Schenke deinem Körper die Energie, die er zum Leben braucht. Darin tust du dir gut. Darin achtest du dich. Denn du bist ein Mensch. Also erlaube dir, wie ein Mensch zu leben – und blühe auf zu der Person, die in dir steckt.

In den letzten Tagen galt deine Achtsamkeit deinem Körper und seinen Signalen. Diese Woche wirst du deiner Nahrung mit freundlicher Aufmerksamkeit begegnen. Du nimmst dein Essen bewusst und wertschätzend wahr. Dies gelingt dir, indem du beim Essen alle deine Sinne aktivierst. Du kannst deine Nahrung betrachten. Du kannst sie riechen. Du kannst Temperatur und Textur mit deinen Fingern, deinen Lippen, deinem Mund erforschen. Selbst die Geräusche beim Essen kannst du wahrnehmen. Achtsames Essen steigert nicht nur deine Wertschätzung und deinen Genuss beim Essen. Es führt auch dazu, dass du mit weniger zufrieden bist – und dich automatisch deinem natürlich schlanken Wohlfühlgewicht näherst. Sind das nicht wunderbare Aussichten? Du kannst essen wie ein Feinschmecker. Und wirst dabei schlank.

Übung: Verwandle deine nächste Mahlzeit in ein sinnliches Achtsamkeitsabenteuer

Genussvolles Essen ist eine sinnliche Erfahrung. Deine heutige Übung besteht darin, beim Essen all deine Sinne zu aktivieren. So kannst du dabei vorgehen:

1. Wähle eine Mahlzeit aus, für die du dir heute bewusst Zeit nehmen möchtest.

Achte auf eine schöne Atmosphäre. Decke den Tisch. Tauche den Raum in ein schönes Licht. Du kannst in Stille essen oder – wenn du dich so wohler fühlst – entspannte Musik anmachen. Schalte aber unnötige Ablenkungen wie Fernseher und Radio ab, lege dein Handy, deine Zeitung oder dein Buch beiseite.

2. Entscheide dich für Lebensmittel, die du gerne isst.

Das Ziel ist es, dass du dich beim Essen verwöhnt fühlst. Und auch *nach* dem Essen möchtest du dich gut fühlen – sodass du dich gesättigt und gestärkt zurücklehnen kannst.

3. Setze dich zum Essen hin.

Nimm ein paar Atemzüge, um dich zu entspannen und deinen Körper wahrzunehmen, so wie du es letzte Woche geübt hast.

4. Schätze deinen Hunger ein.
Wenn du möchtest, lege eine Hand auf deinen Bauch, um noch besser in deinen Magen hineinzuspüren. Wie fühlt sich dein Magen gerade an? Was sagt dir dein Körper? Wie äußert dein Körper seine Hungersignale?

5. Lege dir nur die Menge an Essen auf deinen Teller, die du zu deiner Sättigung zu brauchen glaubst.
Überflüssiges Essen kannst du wegpacken. Auch ein Zuviel an Nahrungsangebot kann eine Ablenkung darstellen. Wenn du möchtest, kannst du dir jederzeit nachnehmen.

6. Richte nun deine Aufmerksamkeit auf das Essen vor dir.
Gib dir einen Moment, um deine Mahlzeit wahrzunehmen und wertzuschätzen. Frage dich: »Warum bin ich dankbar für diese Mahlzeit? Was an diesen Lebensmitteln ist so besonders für mich?«

7. Schaue dir dein Essen nun genau an.
Gibt es etwas, das dich ganz besonders anmacht? Was möchtest du als erstes probieren?

8. Verbinde dich nun über deine fünf Sinne mit deiner Mahlzeit.
Schaue dein Essen an: Betrachte die Farben deines Essens. Sieh die Form an. Kannst du Details entdecken? Vielleicht bemerkst du kleine Rillen, Muster oder Schattierungen. Vielleicht nimmst du aufsteigenden Dampf wahr. Welches kleine Wunder entdecken deine Augen?

Rieche dein Essen: Wie lange ist es her, dass du das letzte Mal an Essen geschnuppert hast? Versuche es mal! Welche Aromen können deine Nase aufnehmen? Und was passiert, wenn du beim Schnuppern genüsslich die Augen schließt?

Schmecke dein Essen: Nimm einen kleinen Bissen. Wie reagieren deine Geschmacksknospen auf deine Nahrung? Versuche, verschiedene Nuancen deiner Nahrung wahrzunehmen. Schmeckt dein Essen salzig? Süß? Bitter? Scharf? Sauer? Oder umami (das ist der herzhafte Geschmack, den zum Beispiel Fleisch besitzt)? Und wie verändert sich der Geschmack, wenn du eine Weile gekaut hast? Wenn du möchtest, schließe für einen Moment deine Augen. Lasse dich ganz auf deinen Geschmackssinn ein. Sei neugierig, ob du mit geschlossenen Augen weitere Entdeckungen machen kannst.

Ertaste dein Essen: Wie fühlt sich das Essen an? Möchtest du es in die Hand nehmen und ertasten? Möchtest du mit deinen Lippen dein Essen berühren? Und wie fühlt sich das Essen in deinem Mund an? Kannst du mit deiner Zunge, deinem Gaumen, deinen Zähnen die einzelnen Lebensmittel ertasten? Nimm die Textur deines Essens wahr: Ist das Essen knackig? Cremig? Oder nimmst du etwas ganz anderes wahr? Und wie ist die Temperatur?

Höre dein Essen: Welche Geräusche macht dein Essen? Nimmst du beim Essen ein Krachen oder Knacken wahr? Oder schmilzt dein Essen lautlos auf deiner Zunge?

9. Lege dein Besteck immer wieder ab.
Kaue langsam und lass dir Zeit. Sei wie ein Sommelier, dem ein ganz besonders edler Wein angeboten wird. Staune. Forsche. Lehne dich zurück. **Genieße.**

10. Achte auch auf die Intensität des Geschmacks.
Wann stumpfen deine Geschmacksnerven ab? Wann wird aus vollmundigen, genussvollen Bissen ein mechanisches, abgestumpftes Kauen? Mache dir bewusst: Wenn dein Essen nach einer Weile weniger intensiv und gut schmeckt, ist dies ein Anzeichen dafür, dass du langsam satt wirst.

11. Sei offen für neue Erfahrungen.
Was auch immer du wahrnimmst, nimm das Feedback deines Körpers wahr. Vielleicht stellst du überrascht fest, dass Rosenkohl weniger bitter ist als in

deiner Erinnerung und dir heute tatsächlich gut schmeckt. Vielleicht merkst du, dass dir Schokolade wunderbar schmeckt - aber nach zwei Stücken ihren Reiz verliert. Iss, was dir guttut - und verschmähe, was du nicht magst.

12. Beende deine Mahlzeit, wenn du angenehm satt bist.

Sei nicht überrascht, wenn du dich in der Menge verschätzt hast. Vielleicht brauchst du weniger Essen, als du geglaubt hast. Vielleicht brauchst du mehr. Oft entscheiden wir mit dem Kopf oder aus der Erfahrung heraus, wie groß eine Mahlzeit sein soll. Heute lässt du deinen Körper entscheiden. Beende deine Mahlzeit dann, wenn es sich für deinen Körper gut anfühlt.

13. Fällt es dir schwer, deine Mahlzeit zu beenden?

Möchtest du am liebsten noch weiter essen? Wenn du möchtest, gönne dem Genussmenschen in dir ruhig noch zwei bis drei ganz bewusste Bissen - aus purer Lust und Freude am Essen. Es gibt nur eine Bedingung: Wenn du aus Lust isst, dann iss bitte auch lustvoll. Schenke diesen Genussbissen deine volle Aufmerksamkeit. Aktiviere Augen, Nase, Mund. Spüre die Wärme und das Glück in deinem Bauch. Denke daran: Du feierst heute den Gourmet in dir. Also isst du wie ein echter Feinschmecker.

14. Sobald du fertig bist, signalisiere dir selbst deutlich das Ende der Mahlzeit.

Lege das Besteck ab. Schiebe den Teller von dir weg. Falte deine Serviette. Wähle eine simple Abschlussgeste - etwas, das du am besten bei jeder Mahlzeit einfach umsetzen kannst. So verinnerlichst du es am schnellsten. Wenn du den Schlusspunkt deiner Mahlzeit noch stärker betonen willst, unterstreiche deine Geste mit Worten. Sage laut (oder im Stillen) »Danke« oder »Es reicht, ich bin befriedigt.« Bist du ein religiöser Mensch? Dann sprich ruhig ein für dich spirituell bedeutsames Wort wie »Amen«. Tue, was zu dir passt und dir guttut.

15. Bleibe ruhig noch einen Moment sitzen und spüre deiner Mahlzeit nach.

Erlaube dir, dass sich ein Gefühl von Dankbarkeit in deinem Inneren ausbreitet. Du bist satt und befriedigt. Du darfst diesen Moment wertschätzen und genießen.

16. Hast du dich ein bisschen überessen?
Sei darüber nicht enttäuscht, sondern nimm diese Mahlzeit als wertvolle Erfahrung. Was lernst du daraus für kommende Mahlzeiten? Das Gute ist: Du hast schon in ein paar Stunden erneut die Gelegenheit, das achtsame Essen zu üben!

17. Sollte ein Anteil in dir immer noch weiter essen wollen, nimm den Impuls zum Weiteressen gleichmütig wahr, ohne darauf zu reagieren.
Versichere dir selbst, dass du jederzeit mehr haben kannst – sobald du wieder ausreichend hungrig bist und dein Essen genießen kannst. Natürlich kannst du auch bewusst entscheiden, überflüssiges Essen aus deinem Blickfeld zu räumen. Was du nicht mehr siehst, kann dich nicht mehr so verführen! Denke daran: Du bist dir der beste Experte und beste Freund: Tue das, was dir guttut und dir auf deinem Weg hilft!

18. Spüre 20–30 Minuten nach deiner Mahlzeit noch einmal in dich hinein.
Wie fühlst du dich jetzt?
Wenn du möchtest, kannst du diese Übung jederzeit wiederholen. Du kannst die hier beschriebene Version dazu nutzen. Oder du machst daraus eine »Kurzversion« und greifst nur einen der oben genannten Aspekte für dich heraus, zum Beispiel:

◆ Möchtest du vor deiner nächsten Mahlzeit kurz innehalten, um tief zu atmen?
◆ Möchtest du ein paar Mal bewusst darauf achten, beim Essen dein Besteck immer wieder abzulegen und dir Zeit für das bewusste Kauen zu nehmen?
◆ Oder möchtest du eine Mahlzeit deinem Sehsinn widmen, die nächste deinem Tastsinn und die übernächste deinem Geschmackssinn?

- Jede Mahlzeit ist eine Chance, den Genussmenschen in dir hervorzukitzeln. Und selbst, wenn du im Alltagsstress, im Büro oder bei einem trubeligen Familienessen nicht zu 100 Prozent achtsam bist – für ein paar Atemzüge und eine kleine liebevolle Erinnerung zur Achtsamkeit findest du immer Zeit. Deine Gesundheit und der Genuss sind es wert – oder was meinst du?

ACHTSAME ERKENNTNIS

Sei beim Essen achtsam für deinen Körper – und du wirst dich körperlich stark, gesund und befriedigt fühlen.
Sei beim Essen achtsam für deine Nahrung – und du wirst dich genussvoll, dankbar und auch seelisch befriedigt fühlen.

TAG 16: ZELEBRIERE EIN DINNER DER SINNE

Hast du Lust auf ein besonderes Sinneserlebnis? Dann lade dich doch mal selbst zu einem Dinner ein – einem »Dinner in the Dark«.

In vielen Städten gibt es heute sogenannte »Dunkel-Restaurants«. Hier kannst du erleben, wie es ist, eine Mahlzeit in absoluter Dunkelheit zu essen. Nicht die kleinste Lichtquelle ist im Dunkel-Restaurant erlaubt – kein Handy, keine blinkende Uhr, kein Feuerzeug. In dieser absoluten Schwärze ist dein sonst so dominanter Sehnerv ausgeschaltet – und automatisch übernehmen deine anderen Sinne die Führung. Deine Ohren werden groß wie Satellitenschüsseln, und du erfasst jedes Geräusch: Murmelnde Stimmen. Stühlerücken. Gläserklirren. Deine Hände verwandeln sich in feinfühlige Tastorgane: Du bemerkst die Holzmaserung des Tisches, die Rauheit der Leinenserviette, das kühle Besteck. Deine Geschmacksnerven erforschen neugierig jeden Bissen – als würdest du zum ersten Mal wirklich schmecken lernen. Es ist faszinierend: Ohne dein Augenlicht magst du dich im ersten Moment orientierungslos fühlen – und gleichzeitig hörst, riechst, tastest und schmeckst du mehr denn je.

Ein Besuch im Dunkel-Restaurant ist einen Versuch wert. Du erlebst ein kulinarisches Abenteuer. Und du schulst gleichzeitig deine Achtsamkeit. Probierst du es aus?

DIE (WIEDER-)ENTDECKUNG DES GESCHMACKS

Was schmeckt dir besser: Schokolade oder Chicorée? Käse oder Kohlrabi? Roastbeef oder Rosenkohl? Seien wir ehrlich: Die meisten Menschen sind von Natur aus scharf auf alles, was süß, salzig und umami (herzhaft) ist.

Dies ist nicht verwunderlich, denn unser Geschmackssinn entstand in der Frühzeit. Damals sicherte er unser Überleben: Bissen unsere Vorfahren in etwas Bitteres oder Saures, reagierten sie mit Abneigung. Denn was bitter ist, könnte giftig und was sauer ist, könnte faul sein. Bis heute reagieren wir Menschen auf Saures und Bitteres instinktiv abwehrend. Ja – auch du. Und zwar selbst dann, wenn du gelernt hast, Grapefruits oder Campari zu genießen. Beweis gefällig? Okay, dann stelle dir vor deinem inneren Auge eine große, saftige Zitrone vor. Siehst du die Zitrone? Das leuchtende Gelb? Die porige Schale? Gut. Dann male dir nun aus, wie du die Zitrone aufschneidest. Stelle dir vor, wie dabei der Saft aus der Zitrone rinnt. Rieche das Zitronenaroma. Und nun stell dir vor, wie du kräftig in die Zitrone hineinbeißt. So kräftig, dass der Saft aus der Zitrone spritzt. Stell dir das bildlich vor – so gut du kannst. Na, wie reagierst du bei der Vorstellung? Die meisten Menschen verziehen unwillkürlich das Gesicht und pressen den Kiefer zusammen. Allein die Vorstellung einer sauren Zitrone lässt uns innerlich zusammenfahren.

Ganz anders sieht es aus bei Süßem – diese Geschmacksrichtung zieht uns von jeher magisch an. Schon die Menschen der Frühzeit wussten: Süße Lebensmittel enthalten besonders viel Zucker und damit besonders viel Energie. Energie, die wir Menschen über Jahrhunderte dringend zum Überleben brauchten. Kurz gesagt: Das Verlangen nach Schokokeksen ist uns in die Gene graviert. Wen wundert's, dass wir beim Biss in die Schokolade innerlich dahinschmelzen? Die intensive Süße lässt unsere Geschmackssinne explodieren. In unserem Gehirn feuern die Neuronen, als hätten wir den Zucker-Jackpot geknackt. Wir schütten Glücksgefühle aus. Und ja, wir wollen mehr. Mehr, mehr, mehr ... Denn wie kann etwas, das so köstlich ist, schlecht für uns sein?

Auch salziges Essen weckt unsere Lust auf mehr. Salz verwandelt fades Essen in eine Köstlichkeit. Und Salz kann noch mehr: Es versorgt unseren Körper mit wichtigen Mineralstoffen. Somit schützt Salz uns vor Krankheiten und Tod. Kein Wunder, dass Salz den Großteil der Menschheitsgeschichte gehandelt wurde wie Gold. Die Menschen gruben tief in der Erde, um Salz zu finden, und errichteten ihre Dorfstätten dort, wo sie natürliche Salzquellen fanden. Die alten Römer unternahmen immense Anstrengungen, um Salz aus Meerwasser zu gewinnen, und bezahlten sogar ihre Legionäre mit dem kostbaren Gut. Von der Antike bis zur Neuzeit - überall auf der Welt führten Könige und Herrscher Krieg um das weiße Gold. Und heute? Heute haben wir Salz im Überfluss und müssen schon lange nicht mehr darum kämpfen. Das Verlangen nach salzigen Lebensmitteln ist uns aber geblieben. Wenn du dich also jemals dabei erwischt hast, die angebrochene Chipstüte nicht mehr weglegen zu können, dann weißt du jetzt, was mit dir los ist. Deine menschlichen Instinkte verführen dich zum Weiteressen. Denn Salz ist überlebenswichtig. Und verdammt lecker. So lecker, dass viele von uns fast ein bisschen süchtig danach sind ...

Es gibt noch eine weitere Geschmacksrichtung, die wir Menschen von Natur aus lieben. Hast du schon einmal von »umami« gehört? Das ist die herzhaft-würzige Geschmacksrichtung, die wir von Fleisch oder Käse kennen. »Umami« ist deshalb so lecker, weil es auf ein Lebensmittel mit besonders viel Eiweiß schließen lässt. Auch die Lust auf Hamburger und Pizza steckt also in unseren Genen.

Aber nicht nur die Gene bestimmen über unsere Vorlieben beim Essen. Entscheidend für unser Geschmackserleben ist auch unsere Prägung - und die beginnt bereits im Mutterleib. Tatsächlich schmeckt das Fruchtwasser einer werdenden Mutter nach dem, was auf ihrem Speiseplan steht. Eine Schwangere, die Sellerie und Salat isst, bietet ihrem ungeborenen Baby also ein anderes Geschmackserlebnis als jene, die Gemüse meidet. Nach der Geburt des Kindes geht die Geschmackserziehung natürlich weiter: Babys lieben den Geschmack von Muttermilch - und die nimmt die Aromen dessen an, was Mama gegessen hat. So werden schon kleine Babys auf bestimmte Geschmackserfahrungen konditioniert. US-amerikanische Wissenschaftler fanden heraus: Wer schon als Säugling vornehmlich süße Milch trinkt, der wird auch als Erwachsener eine Zuckerschnute bleiben. Babys, die hingegen auch bittere Aromen in der Muttermilch kennenlernen, werden öfter zu Gemüseliebhabern. Ganz einfach deshalb, weil sie Radicchio, Rosenkohl und Radieschen als weniger bitter oder scharf empfinden - sondern als aromatisch und schmackhaft.[25]

Im Übrigen verändert auch das Alter unseren Geschmackssinn. Denn mit den Jahren nimmt die Anzahl unserer Geschmacksknospen immer weiter ab. Kinder und Jugendliche haben etwa 9000 Geschmacksknospen - ältere Menschen nur noch die Hälfte.

Gene, Prägung und Alter - all diese Faktoren bestimmen also über unser Geschmackserleben und damit über unser Essverhalten. Und doch sind wir keinem dieser Faktoren hilflos ausgeliefert. Denn die gute Nachricht kommt zum Schluss: Es ist nie zu spät, zum Feinschmecker zu werden! Wir können unsere Geschmacksknospen wieder aufblühen lassen - ganz einfach, indem wir unser Essen langsam essen, gründlich kauen und genießen. Und noch etwas wirkt auf unsere Geschmackspapillaren wie ein Jungbrunnen: natürliche Lebensmittel. Das bedeutet: Lebensmittel, die ohne Geschmacksverstärker, künstliche Aromen und zugesetzten Zucker auskommen.

Wenn du deinen Geschmacksnerven also eine kleine Verjüngungskur gönnen willst, dann verzichte eine Weile auf Fertigessen und industriell stark verarbeitete Lebensmittel. Ersetze deinen aromatisierten Fruchtjoghurt durch Naturjoghurt mit pürierten Erdbeeren. Lass die Tiefkühlpizza links liegen und gönn dir lieber eine Ofenpizza mit selbst gemachter Tomatensoße, knackigem Gemüse und frisch geriebenem Mozzarella. Verwöhne dich mit einem Stück hausgemachtem Apfelkuchen (mit etwas weniger Zucker), anstatt dir am Automaten die abgepackte Apfeltasche zu holen.

Und dann lehne dich beim Essen zurück. Genieße Bissen für Bissen. Locke deine Geschmacksnerven aus dem Dornröschenschlaf! Je besser du wieder schmecken lernst, desto eher wirst du am eigenen Körper erfahren: Industriell angereichertes Essen mag im ersten Moment eine Geschmacksexplosion in deinem Mund entfachen – dafür lässt es dich aber oft gierig nach mehr zurück. Es ist, als ob das Feuerwerk in deinem Mund deine Geschmacksnerven verbrennt: Du wirst stumpf für den Genuss von natürlichen Lebensmitteln.

Natürliche Lebensmittel schmecken im ersten Moment weniger extrem – dafür machen sie dich aber nachhaltig satt und geben dir die pure, unverfälschte Freude am Essen zurück. Steigst du auf natürliche Lebensmittel um, dann ist das für deinen Körper und vor allem für deine Geschmacksnerven wie ein Reset. Du wirst nach dem Essen nicht mehr die Küche nach dem nächsten Happen durchforsten. Stattdessen bist du befriedigt. Glücklich. Du stehst vom Esstisch auf und verlässt den Raum – mit einem warmen Bauchgefühl und voller Energie für deine kommenden Aufgaben.

Übung: Lade dich (und deine Lieblingsbegleitung) zu einem »Dinner in the Dark« ein

Lass dich auf ein sensorisches Abenteuer ein – und buche heute ein »Dinner in the Dark«.

Alternativ kannst du natürlich auch zu Hause ein Dunkel-Dinner veranstalten. Am meisten Spaß macht das mit einem Partner oder einer Partnerin. Verbindet euch gegenseitig die Augen und überrascht euch mit ein paar kulinarischen Kostproben.

- Gerne könnt ihr auch ein kleines Spiel oder eine Challenge daraus machen:

♦ Wie viel Vertrauen brauchst du, um mit verbundenen Augen Suppe zu essen?

♦ Errät dein Partner oder deine Partnerin die Gewürze im Risotto?

♦ Ist das Schnittlauch oder Petersilie in deinem Salat?

♦ Kannst du den geschmacklichen Unterschied zwischen Pilzen und Zucchini erklären?

♦ Weißt du mit verbundenen Augen, ob du gerade Rotwein oder Weißwein trinkst?

♦ Und erkennst du allein an Geschmack und Konsistenz den Unterschied zwischen einer Kiwi und einer Litschi?

ACHTSAME ERKENNTNIS

Sinnliches Essen darf Spaß machen. Mit einer Mahlzeit im Dunkeln überraschst du deine Sinne und lernst, noch empfindsamer auf den Geschmack und die Aromen von natürlichen Lebensmitteln zu reagieren. Bissen um Bissen verwandelst du dich in einen feinfühligen Feinschmecker. So erfreust du dich bald an einem schlank machenden Paradox: Du isst *weniger*.
Und genießt *mehr*.

TAG 17: ERHEBE GENUSSESSEN WIEDER ZU ETWAS BESONDEREM

In den letzten Tagen ging es darum, dich beim Essen auf deine Mahlzeit einzulassen und zu entspannen. Essen ist mehr als mechanisches Kauen und Schlucken. Essen ist ein sinnliches Erlebnis. Du kannst so viel mehr als nur schmecken. Du kannst sehen. Riechen. Hören. Spüren.

Wie waren deine Ess-Erlebnisse gestern? Fiel dir das genussvolle Essen leicht? Oder war es schwer für dich, dein Essen zu genießen – weil dein Kopf noch an deinen Diät-Regeln oder am Kalorienzählen festhält? In diesem Fall darfst du vertrauen: Mit zunehmender Übung wird es dir leichter fallen, dich beim Essen zu entspannen. Du wirst mehr und mehr auf deinen Körper hören.

Möglicherweise hast du aber auch Angst beim achtsamen Essen? Vielleicht befürchtest du, sobald du dir dein Lieblingsessen erlaubst, könntest du die Kontrolle verlieren und dich hemmungslos überessen? Dann sei bitte ehrlich mit dir – wenn du wahrhaftig genießt, brauchst du keine Familienpackung Eis und keine ganze Tafel Schokolade, um deine Sinne zu verwöhnen. Wenn du genießt, reicht dir ein kleiner, exquisiter Genuss. Schlingst du hingegen Riesenportionen hastig hinunter, ist das ein Zeichen dafür, dass du eben *nicht* sinnlich genießt. Überlege mal selbst: Wenn du schlingst, willst du dann schmecken, spüren, fühlen? Willst du den Moment wahrnehmen und in all seinen Facetten auskosten? Oder kann es sein, dass du beim hastigen Herunterschlingen gerade *nicht* spüren, *nicht* fühlen, am liebsten noch nicht einmal *denken* willst? Tatsache ist: Die meisten Menschen, die Essanfälle haben, suchen im Überessen keinen Genuss, sondern ein Mittel der Betäubung. Sie wollen ein unangenehmes Gefühl oder eine körperliche Empfindung ersticken.

Wenn du also schlingst, dann kann es sein, dass du entweder deine körperlichen Bedürfnisse zu lange ausgeblendet hast: Vielleicht hast du wirklich wahnsinnig starken Hunger – und dein Körper wehrt sich mit einer Heißhungerattacke gegen deine Ignoranz. Oder du hast vielleicht deshalb Essanfälle, weil du nach einem Weg suchst, ein emotionales Bedürfnis nicht wahrnehmen zu müssen. Vielleicht bist du gelangweilt. Gestresst. Traurig. Oder enttäuscht. Je mieser du dich fühlst, desto mehr sehnst du dich nach Erleichterung. Also isst du. Und ja, Essen funktioniert ja auch – zumindest für einen Moment. Leider ist die Süßigkeit schnell aufgegessen. Der Schmerz aber bleibt. Wenn du ehrlich bist, dann weißt du selbst: Essen löst deine unangenehmen Gefühle nicht in Luft auf. Und mit Genuss hat dein Überessen wenig zu tun.

Genießen bedeutet also nicht, dass du deine Empfindungen und Gefühle mit Essen betäubst. Im Gegenteil. Genießen bedeutet, dass du dir hin und wieder etwas Luxus erlaubst – weil du dich selbst wertschätzt, weil du dich und dein Leben zelebrierst.

Und noch etwas ist wichtig: Luxuriöses Genießen bedeutet nicht, dass du ab sofort nur noch teure Pralinen essen darfst. Du kannst mit Schokolade aus dem Supermarkt ebenso gut ein Fünf-Sterne-Erlebnis zelebrieren. Entscheidend ist dein Mindset. Sieh Schokolade und andere fett- und zuckerreiche Snacks als eine exquisite Ausnahme. Iss nur, was du liebst. Lasse dir den Genuss jede einzelne Kalorie wert sein.

Und damit sind wir beim Thema des heutigen Tages: Du darfst Genussessen wieder zu etwas Besonderem erheben. Schon Sokrates wusste: »Das Geheimnis des Glücks findet man nicht, indem man nach *mehr* strebt, sondern indem man die Fähigkeit entwickelt, sich *an weniger zu erfreuen*.«

Sicherlich hatte Sokrates beim Schreiben dieses Satzes keine belgischen Pralinen im Mund. Aber hey – treffen seine Worte nicht auch ganz besonders auf unser Essen zu? Tief in unserem Inneren wissen wir doch alle: Überfluss macht uns nicht glücklich. Vielmehr sind es gerade die besonderen, seltenen Dinge, die uns Menschen verzaubern und glücklich machen.

Wie wäre es also, du hieltest dich beim Genießen von Süßigkeiten und Genussmitteln an Sokrates? Entscheide dich bewusst dafür, dich an weniger zu erfreuen. Zelebriere den Luxus. Genieße das Besondere. Sage »Nein« zum alltäglichen Snacken und zu Süßigkeiten, die dir nicht wirklich schmecken. Hebe dir dein »Ja« auf für die Leckereien, die es dir wirklich wert sind. Du wirst sehen: »Weniger« macht dein Leben nicht ärmer. Im Gegenteil: Je luxuriöser du dich beim Essen fühlst, desto reicher wirst du sein. Jawohl: Du verwöhnst dich selbst mit den besten Lebensmitteln. Du machst die wunderbarsten kulinarischen Erfahrungen. Du genießt dein Essen – mit all deinen Sinnen. Und noch etwas bekommst du geschenkt: dein natürlich schlankes Wohlfühlgewicht. Den Körper, in dem du dich leicht, lebendig und glücklich fühlst.

Übung: Erfreue dich am Wenigen – und finde eine positive Affirmation, die dich dabei bestärkt

Als Übung des heutigen Tages darfst du eine positive Affirmation für dein neues Essverhalten formulieren. Eine Affirmation ist ein Satz, der deine neue achtsame Denkweise für dich zusammenfasst und dich auf deinem Weg zum natürlich schlanken Genussmenschen bestärkt. Sieh Affirmationen als einen wichtigen Teil deines Mentaltrainings. Je öfter du deine Affirmation in Gedanken übst, desto mächtiger wird sie. Mit der Zeit verwandelt sich deine Affirmation in einen neuen Glaubenssatz – ein Credo, nach dem du wie selbstverständlich lebst.

Anders gesagt: Bevor du dich schlank isst, darfst du dich erst einmal schlank denken. Und dank deiner Affirmation schaffst du das viel leichter!

Mach jetzt ein Brainstorming für ein paar positive Affirmationen, die dich auf deinem Weg zum natürlich schlanken Wohlfühl-Ich bestätigen könnten. Wenn du möchtest, kannst du auch einen der folgenden Vorschläge für dich nutzen:

- ◆ Ich achte meinen Körper und gebe ihm, was er braucht – nicht mehr und nicht weniger.
- ◆ Ich liebe das Gefühl, mich nach dem Essen beschwingt und leicht zu fühlen – also höre ich am liebsten auf, sobald ich angenehm satt bin.
- ◆ Ich sage »Ja« zum sinnlichen Genießen.
- ◆ Mit jedem Tag werde ich mehr zum Genussmenschen.
- ◆ Ich entdecke den Feinschmecker in mir.
- ◆ Ich genieße Süßigkeiten wie ein König/wie eine Königin.

- ◆ Ein »Nein« zum Überessen ist ein »Ja« zu mir selbst.
- ◆ Weniger ist mehr.
- ◆ Qualität vor Quantität.
- ◆ Ich bin erwachsen. Ich setze gesunde Grenzen und stehe für mich ein.
- ◆ Ich glaube fest an meine Ziele. Ich schaffe das!
- ◆ Ich allein bestimme über mein Leben und meinen Körper.
- ◆ Mein Körper - meine Entscheidung.
- ◆ Ich kann Grenzen setzen.
- ◆ Ich erlaube mir, die sinnliche und natürlich schlanke Person in mir zu entdecken, die schon lange in mir steckt.

Notiere nun deine eigene positive Affirmation. Nutze dazu Worte, die dich emotional ansprechen. Eine gute Affirmation bringt etwas in deinem Inneren zum Vibrieren - so sehr, dass etwas in dir in Bewegung gerät.

Verändere dich von innen - und dein Äußeres wird folgen.

ACHTSAME ERKENNTNIS

Wir leben in einer Überflussgesellschaft, die sich auch auf unser Essverhalten auswirkt. Essen ist heute keine Mangelware. Es ist gesellschaftlich akzeptiert, häufig, viel und gerne auch über den Hunger hinaus zu essen. Auch Süßigkeiten sind längst kein Luxusgut mehr.

Wenn du abnehmen möchtest, darfst du bewusst einen Weg abseits des Überfluss-Mainstreams einschlagen. Feiere wieder das Weniger. Suche den Luxus. Das Besondere. Das macht dein Leben nicht ärmer - im Gegenteil: Es macht dich reicher und glücklicher denn je.

TAG 18: EMPFINDE DANKBARKEIT BEIM ESSEN

Um Genuss erfahren zu können, ist dein Körper wichtig. Du darfst deine Sinnlichkeit neu entdecken. Iss mit deinen Augen, deiner Nase, deinen Ohren. Aktiviere deinen Tastsinn. Wecke deine Geschmacksknospen aus dem Dornröschenschlaf.

Genuss entsteht aber nicht nur in deinem Körper. Genuss entsteht auch in deiner Seele. Darum darfst du nicht nur deine Sinne für das Glück öffnen. Du darfst auch lernen, dein Herz zu öffnen. Einer der einfachsten Schlüssel, um dich emotional erfüllt und beseelt zu fühlen, ist es, die Dankbarkeit in dein Leben einzuladen. Wie oft fokussieren wir Menschen die Dinge im Leben, die uns stören? Dabei übersehen wir, was in unserem Leben gut läuft. Wir hetzen durch unseren Alltag, sind randvoll mit Sorgen und Grübeleien – und werden dabei blind für das Angenehme und Schöne.

Das passiert uns auch beim Essen: Wir nehmen unser Essen oft als selbstverständlich wahr. Dabei war es noch vor wenigen Jahrzehnten in Europa nicht selbstverständlich, einen gut gefüllten Kühlschrank zu haben – und für viele Menschen auf der Welt ist es das bis heute nicht.

Während meines Studiums hatte ich die Möglichkeit, einen Monat in Uruguay zu verbringen. Die Menschen, die ich dort kennenlernte, waren nicht bettelarm – aber sie lebten in sehr einfachen Häusern und besaßen nicht viel. Und dennoch strahlten sie ein Glück und eine Lebenszufriedenheit aus, die mir danach selten wieder begegnet sind. Einmal unterhielt ich mich mit einem alten Mann, der mir – gestützt auf seinen Gehstock und mit einem Grinsen voller Zahnlücken – verkündete, er habe das schönste aller Leben gehabt. Das machte mich neugierig. »Señor, was ist denn das Geheimnis Ihres glücklichen Lebens?«, fragte ich ihn. »Tja, es ist ganz einfach«, antwortete er, »ich habe am Tag gearbeitet, und am Abend hatte ich immer genug Geld für eine warme Mahlzeit –

und ein Feierabendbier war auch noch drin«. Und dann lachte der alte Herr und reichte mir seinen Mate-Becher. Ich nahm den Mate und lachte mit ihm. Gemeinsam schlürften wir den bitteren Tee und spürten, wie sich die Wärme im Bauch ausbreitete. Wir brauchten nicht mehr reden. Es war alles gesagt.

Übung: Empfinde Dankbarkeit beim Essen

Die heutige Übung ist eine Einladung an dich, dein Herz für den Genuss beim Essen zu öffnen.

Bevor du mit dem Essen beginnst, halte einen Moment inne.

Betrachte dein Essen mit einem Gefühl der Wertschätzung.

Mach dir bewusst, wie besonders es ist, dass dieses Essen vor dir auf dem Teller liegt. Du musstest dafür nicht jagen, nicht sammeln, keine Entbehrungen in Kauf nehmen. Dieses Essen ist da – und es ist ein Geschenk.

Vielleicht möchtest du dir auch vor Augen halten, wie viel Lebensenergie dafür nötig war, dieses Essen vor dir entstehen zu lassen? Was glaubst du: Wie viele Menschen, Tiere, Pflanzen, Mikroorganismen haben einen Beitrag dazu geleistet, dieses Lebensmittel entstehen zu lassen?

Stell dir vor, dass all diese Wesen dir mit der Herstellung dieses Essens ein Geschenk gemacht haben.

Wie kannst du all diesen Wesen dafür danken?

Beginne mit dem Essen mit einem natürlichen Gefühl der Wertschätzung. Wenn du möchtest, kannst du auch während des Essens immer wieder innehalten, um dir des Wunders dieser Mahlzeit bewusst zu werden.

Zum Abschluss deiner Mahlzeit lege dein Besteck ab und bestärke das Gefühl der Dankbarkeit.

Vielleicht möchtest du dir dazu ein Lächeln schenken. Vielleicht möchtest du innerlich das Wort »danke« sagen. Vielleicht möchtest du in Gedanken deine liebevolle Energie zurücksenden an all die Wesen, die dazu beigetragen haben, dir diese Mahlzeit zu schenken.

Finde deinen eigenen Weg, Danke zu sagen. Mit einem aufrichtig gefühlten »Danke« öffnest du dein Herz. Du erlaubst dir, Schönheit, Liebe und Wertschätzung in dein Leben einzuladen.

ACHTSAME ERKENNTNIS

Bedanke dich vor und nach deinen Mahlzeiten für dein Essen.
Dankbarkeit hilft dir dabei, noch wertschätzender beim Essen
zu sein. Du isst weniger – und fühlst dich doch erfüllter und
beseelter denn je. Denn Essen nährt nicht nur deinen Körper.
Wenn du es wertschätzen kannst, dann nährt es auch deine
Seele.

TAG 19: ERWEITERE DEN KREIS DER DANKBARKEIT

Gestern hast du ausprobiert, ob und wie Dankbarkeit deine Einstellung zum Essen verändern kann. Heute geht es darum, das Gefühl der Dankbarkeit noch weiter zu vertiefen.

Wir Menschen streben alle nach einem möglichst glücklichen
Leben. Darum wollen wir den interessanten Job, die harmonische
Beziehung, die fröhliche Familie, die finanzielle Stabilität und last
but not least: die tolle Figur. Doch bei unserer Suche nach dem
Glück dürfen wir nicht aus den Augen verlieren, was wir jetzt, in
diesem Moment, schon alles haben.

Übrigens, auch Psychologen sind überzeugt: Es sind nicht die
glücklichen Menschen, die dankbar sind. Es sind die dankbaren
Menschen, die glücklich sind. Dankbare Menschen führen erfülltere Beziehungen. Sie schlafen besser. Sie sind geschützter vor Depressionen und Angststörungen. Sie leiden seltener an Herzerkran-
kungen. Sie sind leistungsfähiger. Sie erreichen öfter ihre Ziele.[26]

Kurzum: Sei auch du einer dieser glücklichen Dankbaren und
du wirst gesünder, energiegeladener und erfolgreicher sein. Alles
im Leben wird dir leichter fallen – auch das Abnehmen. Denn das

Schöne an der Dankbarkeit ist, dass sie sich von einem Lebens-bereich auf den anderen überträgt. Denke an einen Stein, den du ins Wasser wirfst. Auf der Wasseroberfläche bilden sich Ringe, die von außen immer größer und größer werden. Ebenso verhält es sich mit deiner Dankbarkeit.

Vielleicht hast du gestern »nur« Dankbarkeit für deine Mahl-zeit empfunden. Doch schon bald wirst du merken: Dankbarkeit ist ansteckend. Je öfter du Dankbarkeit praktizierst, desto mehr wertvolle Dinge entdeckst du, und ein Gefühl der Demut und Wertschätzung breitet sich in deinem Inneren aus. Du schaust aus dem Fenster, siehst den blühenden Baum vor deinem Haus und lässt dich verzaubern von der Schönheit des Frühlings. Du riechst Sommerregen auf nassem Asphalt und dir wird klar, wie sehr du das Leben in deiner Stadt liebst. Du streichelst das weiche Fell deiner Katze und fühlst dich verbunden mit diesem warmen Wesen, das sich an dich schmiegt. Du hörst dein Lieblingslied im Radio und kribbelnde Lebendigkeit breitet sich in deinem Bauch aus. Du hältst eine dampfende Tasse Kaffee in deinen Händen und atmest nicht nur die Röstaromen, sondern auch das Gefühl von Geborgenheit ein.

Und wenn das Leben dich vor eine Herausforderung stellt? Auch dann hilft dir Dankbarkeit. Denn du grübelst nicht nur über deine Sorgen. Du kannst bei allem Negativen auch das Positive sehen. In deiner Welt gibt es so viel Reichtum. So viele Dinge, die gut laufen. Es gibt Menschen, mit denen du dich verbunden fühlst. Orte, die dich glücklich stimmen. Tätigkeiten, die dich beleben. Also mach dir selbst ein Geschenk: Lass dich jeden Tag aufs Neue von der Magie deines Lebens verzaubern.

DANKBARKEIT UND DAS GEHIRN

Die heilende Wirkung von Dankbarkeit lässt sich im Gehirn nachwei-sen. Wenn wir uns dankbar fühlen, schüttet unser Gehirn die Neurotransmitter Dopamin und Serotonin aus. Diese Botenstoffe spielen eine wichtige Rolle bei der Regulierung unserer Gefühle und sorgen unter anderem dafür, dass unsere Laune steigt und wir uns lebendig und glücklich fühlen.

Praktizieren wir Dankbarkeit immer wieder, stärken wir damit die Nervenbahnen in unserem Gehirn, die für Glück und Zufriedenheit stehen. Unser Gehirn verdrahtet sich buchstäblich neu. Dankbarkeit verändert nachweislich die Struktur unseres Gehirns. Und mit dieser Neustrukturierung geschieht ein kleines Wunder: Auch unser Wesen verändert sich. Wir fühlen uns nicht nur dankbarer. Wir werden auch zu glücklicheren, optimistischeren und wertschätzenden Persönlichkeiten.

Übliche Diätratgeber zeigen dir, wie du deinen Körper veränderst. Aber oft fühlst du dich nicht gut beim Lesen. Stattdessen wirfst du sehnsuchtsvoll oder neidisch Seitenblicke auf die tollen, schlanken Figuren der anderen. Ich rate dir: Mach es genau andersherum. Konzentriere dich nicht so sehr auf den Körper und das Essverhalten anderer Menschen. Frag dich lieber: Was tut mir gut? Und wie kann ich noch heute ein kleines Dankbarkeitspflänzchen in meinem Inneren wachsen lassen?

Wertschätze, was du jetzt schon hast. Dein Gehirn wird sich verändern. Und dein Körper wird automatisch folgen.

Übung: Etabliere ein abendliches Dankbarkeitsritual

Eine einfache Übung, um mehr Dankbarkeit zu empfinden, ist das abendliche Dankbarkeitsritual: Notiere jeden Abend in deinem Achtsamkeitsjournal drei Dinge, für die du an diesem Tag dankbar bist. Dies können kleine Dinge sein, wie zum Beispiel »Ich habe heute Morgen einen Kaffee aus meiner Lieblingstasse genossen« oder »Die Sonne hat heute geschienen« oder »Heute habe ich mit meiner Freundin telefoniert«.

Sei beim Schreiben kreativ - erinnere dich an die kleinen Einzigartigkeiten des Tages. So vermeidest du, dass aus deiner Übung eine langweilige Routine wird, bei der du immer wieder das Gleiche aufschreibst. Wenn du dich also mehrere Abende in Folge dabei ertappst zu schreiben: »Ich bin dankbar für mein Kind«, finde doch mal ein Detail, das dich besonders glücklich macht: Das herzliche Lachen deines Kleinen beim Schaukeln im Park. Der Anblick der niedlichen Sommersprossen, die du am liebsten alle einzeln antippen möchtest. Oder dieser besondere Moment, in dem du heute deinem Kind in die Augen geschaut hast und ihm aufrichtig zugehört hast.

Am Ende der Woche kannst du dir deine abendlichen Einträge durchlesen und dir so noch einmal bewusst vor Augen halten, wie viele schöne Momente dein Leben ausmachen.

Auch in schwierigen Momenten deines Lebens hilft dir das Blättern in deinen Dankbarkeitsaufzeichnungen. Denn wenn du traurig, besorgt oder niedergeschlagen bist, neigst du wahrscheinlich wie alle Menschen dazu, einen Tunnelblick zu bekommen: Du nimmst nur noch den gegenwärtigen Schmerz wahr. In diesen schwierigen Momenten kann dein Achtsamkeitsjournal den Schmerz vielleicht nicht in Luft auflösen. Aber: Du rückst deine unangenehmen Erfahrungen in eine für dich gesunde Perspektive. Du liest schwarz auf weiß, dass auch im schwärzesten Tunnel immer noch ein kleines Lichtlein für dich brennt.

ACHTSAME ERKENNTNIS

Dankbarkeit ist eine Fähigkeit, die du wie jede andere Fähigkeit trainieren kannst. Erinnere dich daran, wofür du in deinem Leben dankbar bist. Du wirst dich bald gesünder, glücklicher und lebendiger fühlen. Du erreichst schneller deine Ziele. Und sogar das Abnehmen fällt dir mit Dankbarkeit im Herzen leichter.

TAG 20: VERSCHIEBE DEIN GLÜCK NICHT AUF MORGEN - LEBE JETZT

Darf ich dir ein Geheimnis aus meinem Kleiderschrank erzählen?

Okay, ich bin ehrlich: Mein Kleiderschrank war jahrelang zweigeteilt. Da gab es auf der einen Seite die Kleidungsstücke, die mir passten. Und auf der anderen Seite die Klamotten, die mir passen *sollten*. Letztere waren zwar unrealistisch eng – aber ich brachte es nicht übers Herz, mich von ihnen zu trennen. Ich erinnere mich zum Beispiel an eine ganz bestimmte Jeans, die ich das letzte Mal Anfang 20 getragen hatte. Das Blöde an dieser Jeans war: Sie war mir nicht nur viel zu eng, sie war auch längst vollkommen aus der Mode. Trotzdem hielt ich stur an diesem Stückchen Stoff fest. Denn ein Teil in mir war überzeugt: Wenn ich erstmal wieder in diese verdammte Hose passte – dann wäre mein Leben perfekt. Ich würde mich richtig selbstbewusst und sexy fühlen. Ach, wenn ich in diese Hose passte – dann wäre einfach alles leichter. Ich bräuchte nur wieder diesen Jeans-Knackpo und diesen super flachen Bauch, bei dem der Jeansknopf sich ganz leicht schließen ließe – und schwupp, da wäre es: mein Happy End!

Siehst du, in welche Falle ich jahrelang getappt bin? Ich glaubte, um glücklich, selbstbewusst und sexy zu sein, müsste ich erst dünn sein. Also lebte ich in einem ständigen Konjunktiv: »Wenn ich schlank wäre – dann würde ich die Dinge machen, die mir am Herzen liegen«. Ja, wenn ich schlank wäre, dann würde ich erst richtig anfangen zu leben. Ich würde endlich wieder shoppen gehen und mich hübsch anziehen. Ich würde den Tanzkurs machen, von dem ich seit Jahren träumte. Ich würde öfter ausgehen. Ich wäre der Mensch, der ich sein wollte. So erschuf ich mir über Jahre ein Gefängnis – mit Mauern, die allein in meinem Kopf existierten. Ich lebte nicht das Leben, das ich leben wollte. Ich war nicht der Mensch, der ich sein wollte. Ich war gefangen hinter den Mauern meiner »Wenn-dann«-Sätze.

Wenn du mal darüber nachdenkst: Kann es sein, dass auch du einige »Wenn-dann«-Sätze hast? Sicherlich denkst auch du manchmal, dein Leben wäre leichter – wenn bloß dein Körper endlich leichter wäre. Aber das Ganze ist ein Trugschluss. Du brauchst nur ein Promi-Magazin aufzuschlagen, um zu sehen: Es gibt genügend schlanke, athletische und schöne Menschen, die kreuzunglücklich sind. Und genauso gibt es Menschen, die kurvig und rund sind – und dabei Glück, Fülle und Sexiness ausstrahlen. Wir alle wissen: Glück entsteht nicht im Außen. Glück entsteht im Inneren. Und sogar Schönheit hängt nicht allein von Äußerlichkeiten ab. Am attraktivsten sind doch die Menschen, die von innen heraus strahlen, oder nicht? Und diese Menschen sind nicht nur schön, sie ziehen auch an. Ich weiß nicht, wie es dir geht – aber ich bin am liebsten mit Menschen zusammen, die herzlich, klug oder interessant sind– und nicht mit jenen, die nur eine makellose Fassade haben.

Genau das ist der Grund, warum ich heute nicht mehr die Zahl auf der Waage oder in meinem Jeansetikett über mein Glück bestimmen lasse. Ich selbst übernehme Tag für Tag die Verantwortung für mein Glück. Denn jeder Tag ist ein Geschenk. Und es liegt an mir, dieses Geschenk anzunehmen und meinen Tag zu füllen – mit Gedanken und Tätigkeiten, die Zufriedenheit in mein Leben und in das anderer bringen. Keine »Wenn-dann«-Mauer schüchtert mich dabei ein, ein selbstbestimmtes und erfülltes Leben zu leben. Wenn ich etwas haben will, dann setze ich mich dafür ein. Wenn ich etwas tun will, dann tue ich es. Mein Leben ist zu wertvoll, um es auf morgen zu verschieben!

Versteh mich nicht falsch: Natürlich ist es wunderbar, wenn du ein für dich gesundes Gewicht anstrebst. Und wenn dich deine alte Jeans dabei motiviert – dann bitte, behalte das gute Stück und freu dich daran. Pass nur auf, dass du dich nicht hinter »Wenn-dann«-Mauern verschanzt. Du darfst deinen Körper hier und heute genießen. Mit allem, was an dir dran ist: mit jeder Speckfalte, jedem Fältchen und jeder Cellulite-Delle. Du darfst jetzt schon all die

Dinge tun, nach denen du dich sehnst. Gib dir endlich die Erlaubnis, hier und heute glücklich zu sein. Dein Leben ist wertvoll. Und es findet *heute* statt und nicht morgen. Dieser Augenblick kommt nie wieder. Also warte nicht. Lebe jetzt.

WISSENSCHAFTLER FANDEN HERAUS: SCHÖNHEITSDRUCK RAUBT UNS DIE LEBENSFREUDE

Laut einer internationalen Studie, in der 3300 Frauen im Alter zwischen 15 und 64 Jahren befragt wurden, wünschen sich 90 Prozent aller Frauen, sie könnten ihren Körper verändern.[27]

Dreimal darfst du raten, was Frauen weltweit an ihrem Aussehen am meisten stört. Na, was glaubst du? Bingo! Am meisten ärgern sich Frauen - ob aus Saudi-Arabien, den USA oder Deutschland - über ihr Körpergewicht.

Der Frust über das eigene Aussehen ist so groß, dass viele der Befragten zugeben, auf schöne oder wichtige Aktivitäten in ihrem Leben zu verzichten - weil sie sich dafür nicht attraktiv oder schlank genug fühlen. Ja, du hast richtig gelesen: Aufgrund ihres Gewichts sagen Frauen Treffen mit Freunden ab. Sie lassen Dates sausen. Sie verzichten auf Sport. Sie gehen vor Scham nicht zum Arzt. Sie verkneifen sich, die eigene Meinung zu äußern. Und manche fühlen sich wegen ihres Aussehens so mies, dass sie es nicht schaffen, zur Schule oder zur Arbeit zu gehen.

Ist das nicht pervers? Wir verzichten auf die Dinge, die uns im Leben am meisten am Herzen liegen. Wir verzichten auf Schulbildung und Karriere. Wir verpassen es, unser Potenzial zu entfalten. Und all das nur, weil unsere Körper nicht der unrealistischen Schablone entsprechen, welche die Gesellschaft uns aufdrücken will.

Übung: Durchbreche die »Wenn-dann«-Mauern in deinem Kopf

Die heutige Übung hilft dir dabei, herauszufinden, welche »Wenn-dann«-Sätze dich derzeit noch blockieren: Was in deinem Leben versagst du dir, weil du dich nicht schlank genug dafür fühlst? Welche Erlebnisse verpasst du? Welche deiner Fähigkeiten liegen seit Jahren brach? Und welche deiner Wünsche sind noch immer ungelebt?

Im zweiten Übungsschritt beginnst du damit, deine inneren »Wenn-dann«-Mauern abzutragen. Du befreist dich aus deinem Gedankengefängnis, damit du dein Leben heute erfüllt leben kannst – mit der Figur, die du jetzt hast.

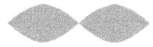

1. Erkenne deine inneren »Wenn-dann«-Mauern.

Nimm dein Achtsamkeitsjournal zur Hand und mache eine ehrliche Bestandsaufnahme: Was in deinem Leben schiebst du vor dir her – weil du dich (noch) nicht schlank genug dafür fühlst? Hinter welchen »Wenn-Dann«-Mauern versteckst du dich?

♦ Treibst du zum Beispiel keinen Sport, weil du dich in Trainingsklamotten unwohl fühlst?

♦ Trägst du alte, verbeulte Kleidung, weil du es für eine Geldverschwendung hältst, bei deiner jetzigen Figur neue, ansprechende Kleidung zu kaufen?

♦ Verzichtest du auf Besuche im Schwimmbad oder Strandurlaube, weil du dich mit deiner Figur nicht in Badekleidung zeigen willst?

♦ Gehst du nicht zum Klassentreffen, weil du dich mit deinem Körper nicht vor deinen alten Schulkameraden zeigen willst?

♦ Machst du beim Sex das Licht aus oder hast du gar keinen Sex mehr – weil du dich in deinem jetzigen Körper nicht nackt zeigen willst?

♦ Hast du dein Hobby aufgegeben – weil du findest, dass dein Körper dir dabei im Weg ist?

♦ Traust du dich nicht, deine Meinung im Job zu äußern oder den nächsten Karriereschritt anzugehen – weil du dich mit deinem Körper nicht selbstbewusst fühlst?

Was auch immer deine »Wenn-dann«-Mauern sind, habe den Mut, sie offen zu notieren. Du schreibst nur für dich. Du brauchst das Papier niemandem zu zeigen.

2. Befreie dich von deinen »Wenn-dann«-Mauern.

Hast du für dich erkannt, hinter welchen »Wenn-dann«-Mauern du dich (noch) versteckst?

Dann darfst du damit beginnen, deine inneren Mauern abzutragen. Mit jedem Stein, den du dabei abbaust, gibst du dir ein Stückchen Freiheit und Lebensfreude zurück!

Bevor du damit beginnst: Habe Mitgefühl für dich selbst. Wenn du jahrelang an bestimmten Überzeugungen festgehalten hast, mag es anfangs herausfordernd sein, dich von ihnen zu lösen. Es ist wie bei einer echten steinernen Mauer. Wahrscheinlich kannst du eine Steinwand nicht innerhalb eines Tages einreißen. Aber du kannst es schaffen, Stein für Stein zu lockern und zu lösen. Du schaffst das – in deinem Tempo.

Am besten gelingt dir das Abtragen deiner alten »Wenn-dann«-Mauern, wenn du es spielerisch angehst: Fange einfach damit an, dich in kleinen Alltagsexperimenten davon zu überzeugen, dass du dein Leben hier und heute schon genießen kannst.

Frag dich also:
♦ Welche kleinen Dinge und Aktivitäten möchte ich endlich genießen?
♦ Wie kann ich mit meinem Körper – so wie er jetzt gerade ist – Freude oder Genuss erfahren?
♦ Welche kleine Sehnsucht schlummert schon so lange in mir und wartet darauf, von mir ernst genommen zu werden?

Notiere dir jetzt Dinge und Aktivitäten, die du ab sofort in dein Leben holen und genießen willst.
♦ Vielleicht möchtest du das erste Mal seit Jahren ein neues Kleidungsstück kaufen?
♦ Oder gehst du schon einen Schritt weiter und buchst eine Schnupperstunde im Yoga oder dem Salsa-Kurs, mit dem du seit Jahren liebäugelst?

◆ Von welchen Dingen träumst du? Welchen Wunsch schiebst du schon viel zu lange vor dir her?

3. Trage heute noch den ersten Stein deiner »Wenn-dann«-Mauern ab.

Wie bei jeder Übung ist es wichtig, dass du dich nicht nur reflektierst, sondern dass du ins Handeln kommst!

Wähle jetzt eine kleine Handlung aus deiner Liste aus, die du noch in den nächsten 24 Stunden umsetzen kannst. Damit löst du noch heute den ersten Stein deiner »Wenn-dann«-Mauer. Träume nicht nur. Handle.

ACHTSAME ERKENNTNIS

Diese Woche steht im Zeichen des Genusses. Genuss bezieht sich dabei nicht nur auf dein Essen. Es bezieht sich auch darauf, dass du dein Leben genießen darfst – und die Dinge tust, die dir am Herzen liegen.

Dein Wunsch abzunehmen darf niemals ein Grund sein, dein Lebensglück auf morgen zu verschieben. Warte mit deinem freudvollen und erfüllenden Leben nicht darauf, eine bestimmte Zahl auf der Waage oder auf dem Etikett deiner Jeans zu sehen. Deine Zeit auf dieser Erde ist begrenzt. Eines Tages wirst du sterben. Worauf wartest du also? Fang an, zu leben.

TAG 21: REFLEKTIERE DEINE DRITTE WOCHE

Typische Diäten setzen auf Entbehrungen. Genuss ist verboten, Askese und Durchhalten sind die Devise. Aber: Je stärker du dich beim Essen einschränkst, desto mehr wächst in dir ein Gefühl von Mangel. Ständig musst du verzichten. Alles, was lecker ist, ist verboten. Irgendwann bist du es leid. Du beginnst, deine Diät zu hassen. Und rebellierst gegen die irrsinnigen Diätvorschriften.

Es ist an der Zeit, dass du Diäten ein für alle Mal in den Wind schießt – und endlich wieder dein Essen genießen kannst. Du willst dich beim Essen entspannen und zurücklehnen können. Du willst essen dürfen, was du am meisten liebst. Du willst das wohlig-gute Gefühl von Sättigung im Bauch. Und du willst dich nach dem Essen nicht mit schlechtem Gewissen und Kaloriensorgen belasten. Sondern du willst dich befriedigt, lebendig und wohl in deinem Körper fühlen.

Kurzgefasst: Du möchtest glücklich sein. Beim Essen. Und danach.

Also fang damit an: Genieße dein Essen. Gönne dir Lebensmittel, die dir guttun und schmecken. Kitzle den Feinschmecker in dir hervor. Und zelebriere hin und wieder einen kleinen Genuss-Moment.

Genieße aber nicht nur dein Essen – genieße dein Leben. Es gibt so viele wunderbare Erfahrungen, die du jeden Tag machen kannst. Erinnere dich immer wieder daran, deine Sinne zu aktivieren. Schau hin. Rieche. Schmecke. Höre. Fühle. Koste deine Sinne voll und ganz aus, nicht nur, wenn du isst, sondern auch in anderen Situationen deines Lebens. Du kannst in der Natur sein und das Aroma von grünen Blättern und feuchter Erde einatmen. Du kannst Musik hören und dich von den Klängen verzaubern lassen. Du kannst deinen Körper eincremen und deine Haut spüren. Du kannst den Kopf eines geliebten Menschen in deinen Schoß legen und mit deinen Fingern sanft durch seine oder ihre Haare fahren. Was auch immer du tust: Genieße, was du tust. Dies ist dein Leben. Und du erlaubst dir, es zu leben – mit Haut und Haar und all deinen Sinnen. Hier, heute, jetzt.

Übung: Blicke in dein Inneres: Was hast du in dieser Woche gelernt?

Nutze den letzten Wochentag wieder für deine Selbstreflexion:

♦ Welche Erkenntnisse konntest du in den letzten Tagen gewinnen?
♦ Welche kleinen Schritte hast du gemacht?
♦ Auf welche kleinen Erfolge kannst du stolz sein?
♦ Vielleicht gibt es auch etwas an deinem Essverhalten, das du weiter erforschen möchtest? Oder Übungen, die du weiter praktizieren und vertiefen möchtest?

Halte deine Gedanken schriftlich fest, damit du mehr Klarheit gewinnst und dir später deine Entwicklung (mitsamt ihren Hoch- und Tiefmomenten) vor Augen halten kannst.

Woche 4:
Entdecke deine Wohlfühl-Ernährung

Wie ist es dir in der letzten Woche ergangen? Ist es dir gelungen, ein paar sinnliche Erlebnisse zu sammeln – und konntest du hin und wieder den Gourmet in dir wecken? Denk daran: Du musst auf keinen Fall alles auf einmal umsetzen. Jeder kleine Schritt zählt. Manche hätten an dieser Stelle das Programm vielleicht schon abgebrochen – und du hältst immer noch das Buch in deinen Händen und liest. Allein dafür kannst du dir schon auf die Schulter klopfen!

Diese Woche gehst du einen weiteren Schritt in Richtung entspannter Ernährung: Du erforschst deine persönliche Wohlfühl-Ernährung. Wichtig dabei: Du bist der Boss. An keiner Stelle möchte ich dir vorschreiben, was du essen sollst und was nicht. Die zehn Gebote der gesunden Ernährung findest du in diesem Buch nicht. Stattdessen darfst du anhand ein paar einfacher Richtlinien selbst erfahren, welche Ernährung dir guttut – und dann für dich passende Entscheidungen treffen. Denn letztlich kann niemand so gut wie du selbst beurteilen, was deine persönliche Wohlfühl-Ernährung ausmacht. Du kennst dich am besten. Dein Körper ist einzigartig. Und so sind auch deine Bedürfnisse individuell.

Tatsache ist: Lebensmittel, die dem einen gut bekommen, können für einen anderen Menschen schwer verdaulich und belastend sein. Wer zum Beispiel kein Histamin verträgt, für den ist selbst die frischeste Tomatensuppe ungesund. Und wer aus ethischen oder religiösen Gründen auf Fleisch verzichtet, der wird sich selbst mit dem gesündesten Hühnchensalat nicht wohlfühlen. Verabschiede dich also von vorgefertigten Diätplänen. Vertraue wieder auf dein eigenes Körpergefühl. Frage dich diese Woche: »Welche Reaktionen auf Essen beobachte ich an mir? Welche Lebensmittel schenken mir Energie und gute Laune – und welche belasten mich eher? Was lerne ich daraus, und wie möchte ich mich ab jetzt ernähren?«

Mit Achtsamkeit wirst du selbst zum Ernährungs-Coach. Denn eines ist sicher: Du machst diesen Job besser als der gelehrteste Ernährungsexperte der Welt.

TAG 22: FÜHRE EIN FOOD-JOURNAL

Erinnerst du dich daran, dass ich dich vor dem Start dieses Programms dazu eingeladen habe, dir zwei Notizhefte zu besorgen? Seit der ersten Woche führst du dein Achtsamkeitsjournal und hast vielleicht schon die ein oder andere Beobachtung darin notiert.

Diese Woche brauchst du dein zweites Notizheft: Du legst dir heute ein Food-Journal an. Ein Food-Journal ist ein Notizheft, in dem du aufschreibst, was du isst oder trinkst. Dabei gewinnst du eine Übersicht über deine Mahlzeiten, und du wirst automatisch achtsamer für das, was du isst. Darüber hinaus kannst du wertvolle Erkenntnisse darüber gewinnen, in welcher Stimmung du Appetit entwickelst, welcher Zusammenhang zwischen deinen Gefühlen und deinem Essverhalten besteht und wie gut dir dein Essen bekommt.

Du kannst zum Notieren deiner Beobachtungen dein Food-Journal nutzen oder dir die Tabelle kopieren, die du am Ende dieses Kapitels findest.

Beim Führen deines Food-Journals darfst du dir zu jeder Mahlzeit die folgenden Fragen stellen:

- **Wie hast du dich körperlich, emotional und mental** *vor* **dem Essen gefühlt?**
  Warst du hungrig? In welcher Stimmung hast du gegessen?
- **Wie hast du dich körperlich, emotional und mental** *nach* **dem Essen gefühlt?**
  Körperlich: Warst du angenehm satt? Oder unangenehm voll? Hast du dich leicht und voller Energie gefühlt oder träge und/oder aufgebläht?

Emotional: Hat dich dein Essen befriedigt – oder hast du dich danach eher »leer« und gierig nach mehr gefühlt?
Mental: Welchen Einfluss hatte deine Mahlzeit auf deine Stimmung und deine Konzentration? Warst du wach und konzentriert? Oder müde und schlapp?

- **Wie ging es dir** *ein bis zwei Stunden nach* **deinem Essen?**
  Manchmal zeigt sich die Wirkung von Essen erst ein paar Stunden nach dem Essen. Spüre ein bis zwei Stunden nach deiner Mahlzeit noch einmal in dich hinein. Bemerkst du einen Zusammenhang zwischen deiner letzten Mahlzeit und deinem Befinden ein paar Stunden danach?

Übrigens: Wichtig beim Aufschreiben ist nicht, dass du »gute« oder »schlechte« Mahlzeiten notierst. Es geht nicht darum, dass du eine möglichst »weiße Weste« hast und ein möglichst perfektes, sauberes Büchlein führst. Wichtig ist allein, dass du Erkenntnisse darüber sammelst, was *dir* und *deinem Körper* guttut. Welche Beobachtungen machst du beim Essen?

Hier ein paar Beispiele für Beobachtungen, die du durch das Führen eines Food-Journals sammeln könntest:
- Vielleicht beobachtest du, dass du zwei Stunden nach deinem Frühstück müde bist. Du sehnst dich nach Kaffee und Zucker, um dich wieder aufzuputschen. Beim Blättern in deinem Journal bemerkst du: Deine Müdigkeit tritt vor allem dann auf, wenn du morgens zuckerreich gefrühstückt hast. Zwei Weißbrötchen mit Marmelade senken dein Energielevel. Wenn du hingegen morgens Rührei frühstückst, bleibt dir das Vormittagstief erspart. Interessante Erkenntnis, oder?
- Vielleicht merkst du, dass bestimmte Lebensmittel bei dir Kopf- oder Bauchschmerzen auslösen. Manche Menschen reagieren sensibel auf Zucker. Andere vertragen kein Histamin. Bei anderen sorgt Weizen für Probleme. Hast du den Verdacht, dass auch du empfindsam auf bestimmte Lebensmittel reagierst? Mit dei-

nem Food-Journal kannst du erforschen, was passiert, wenn du diese Lebensmittel eine Zeit lang reduzierst oder weglässt. Wer weiß – vielleicht bist du bald nicht nur schlanker, sondern fühlst dich auch viel klarer, konzentrierter und rundum wohler in deiner Haut!

- Vielleicht merkst du, dass dir vermeintlich »gesunde« Lebensmittel nicht bekommen. Der Salat am Abend liegt dir schwer im Magen, und von Rohkost bekommst du einen Blähbauch? Das deutet darauf hin, dass rohes Gemüse für dich weniger verträglich ist, als Ernährungsexperten es dich glauben machen wollen. Vielleicht bist du der Typ Mensch, der mit warmen Mahlzeiten besser zurechtkommt? Probier es aus und notiere deine Beobachtungen!

- Auch von alten Diät-Regeln kannst du dich leichter verabschieden, wenn du deine Beobachtungen schwarz auf weiß vor dir siehst. Manche Menschen essen jahrelang Low Carb und fühlen sich dabei schlapp, hungrig oder sogar gereizt. Dank ihres Food-Journals stellen sie fest, dass ihnen Kartoffeln mit Rührei nicht nur gut schmecken, sondern sie auch angenehm satt und zufrieden machen. Das Food-Journal schenkt ihnen das Selbstbewusstsein, endlich zu sich selbst und den eigenen Körperbedürfnissen zu stehen.

• • • • • • • • •

EXTRA-TIPP

Führe das Food-Journal mindestens bis Sonntag, denn dann wirst du es zur Auswertung der Woche brauchen. Natürlich kannst du dein Food-Journal so lange benutzen, wie es dir hilfreich erscheint. Das Schöne ist: Je mehr Beobachtungen du sammelst, desto besser erkennst du die Zusammenhänge zwischen deiner Ernährung und deinem Wohlbefinden. So kannst du in Zukunft immer wohltuendere Entscheidungen treffen. Du machst Schluss mit vorgefertigten Diäten – und findest deine ganz persönliche Wohlfühl-Ernährung.

Übung: Lege ein Food-Journal an

Schreibe diese Woche alles auf, was du isst oder trinkst. Du kannst für deine Notizen die nachstehende Vorlage benutzen, die du dir für diese Woche sieben Mal kopieren und so jeden Tag neu nutzen kannst. Alternativ kannst du die Kategorien in ein Notizbuch oder Heft übertragen. Natürlich kannst du auch dein Handy nutzen und deine Beobachtungen digital festhalten. Wähle den Weg, der dir am praktikabelsten erscheint!

Mein Food-Journal vom _____

Uhr-zeit	Essen/Getränke	Hunger/ Sättigung	Atmosphäre, innere Stimmung

- So hat meine Ernährung heute mein Wohlbefinden beeinflusst:

- Das lerne ich daraus:

So fühle ich mich kurz nach dem Essen	So fühle ich mich 1–2 Stunden nach dem Essen

Nachgefragt: Was tun, wenn ich kein Food-Journal führen möchte? Das Ganze erscheint mir zu aufwendig (oder klingt mir zu sehr nach Diät …)!

Spürst du Widerstand gegen das Notieren deiner Mahlzeiten? Wenn dir die Vorstellung, ein Food-Journal zu führen, lästig oder unangenehm erscheint, kann das unterschiedliche Gründe haben. Wenn du möchtest, kannst du deine Gründe reflektieren und dich damit deinem Widerstand stellen – denn wahrscheinlich profitierst gerade du am meisten von einem Food-Journal!

Innerer Widerstand kann ein Zeichen dafür sein, dass du jahrelang Diät gehalten und dabei akribisch Kalorien (oder Punkte) gezählt hast. Klar – das ständige Tracken war nervig. Vielleicht warst du manchmal ganz schön frustriert. Kein Wunder, dass du keine Lust hast, dich wieder mit dem Notieren deiner Mahlzeiten zu stressen: Das Ganze kommt dir pedantisch vor und hat dir in der Vergangenheit wenig geholfen.

Mache dir in diesem Fall klar, dass es nicht darum geht, jeden einzelnen Brotkrumen abzuwiegen oder den Kaloriengehalt von Kidneybohnen auswendig zu lernen. Noch einmal: Du brauchst nicht wiegen, messen, berechnen. Es geht nicht darum, dass du dich in einen Mathematiker verwandelst. Es geht darum, dass du ein Bewusstsein für die Wirkung von Nahrung auf deinen Körper bekommst. Lade dich mit dem Führen eines Food-Journals dazu ein, dich und deinen Körper wieder zu erspüren. Ein Food-Journal ist keine Diät-Waffe, die du gegen dich selbst richtest. Ein Food-Journal ist ein Werkzeug, mit dem du die Verbindung zu dir selbst wieder aufbaust und stärkst.

Vielleicht spürst du aber auch Widerstand aus einem anderen Grund. Es kann sein, dass du insgeheim Angst hast. Ja, du hast richtig gelesen: Vielleicht hast du (unbewusst) Angst! Seien wir ehrlich: Es kann erschreckend sein, schwarz auf weiß auf dem Papier zu lesen, was du bisher unbewusst in dich hineingestopft hast. Möglicherweise naschst und knabberst du mehr, als dir guttut. Vielleicht isst du heimlich. Warum das Ganze nun aufschreiben? Den Tatsachen ins Auge zu sehen, das wäre doch ziemlich unangenehm, oder nicht?

Mach dir in diesem Fall klar, dass dein Widerstand ein Zeichen dafür ist, dass du dich und dein Essverhalten stark bewertest. Folgendes Bild veranschaulicht, was dabei in deinem Inneren passieren kann: Stelle dir vor, in deinem Kopf säße ein »innerer Richter«. Dieser »innere Richter« fällt über alles, was du isst, ein Urteil. Manchmal isst du gesunde Sachen. Dann ist der Richter zufrieden. Isst du hingegen Croissants oder Schokolade, wird dein innerer Richter unzufrieden, ja, vielleicht sogar wütend: »Du isst Schokolade?! Das ist ja mal richtig übel. Hör auf damit, so einen Müll zu essen – du willst abnehmen, verdammt noch mal!« Je stärker der Richter dich für dein Essverhalten kritisiert, desto mieser fühlst du dich. Deine Selbstabwertung kann dazu führen, dass du nicht nur dein Essverhalten, sondern mitunter dein ganzes Wesen infrage stellst: »Warum habe ich das bloß gegessen? Mein Essverhalten ist eine Katastrophe! *Ich* bin eine Katastrophe!«

Eines ist klar: Solange du beim Führen deines Food-Journals deinen inneren Richter den Stift führen lässt, ist es kein Wunder, wenn du Widerstand gegen die Übung verspürst. Du willst dich schlicht und einfach nicht demütigen und beleidigen lassen. Also schmeißt du dein Food-Journal beim kleinsten »Fehltritt« in die Ecke. Alternativ fängst du gar nicht erst mit dem Aufschreiben an. Damit kommst du zwar keinen Schritt näher an dein Ziel. Aber wenigstens musst du dann auch die Stimme des inneren Richters nicht ertragen ...

Wenn du dazu neigst, viel von dir zu erwarten, und oft kritisch mit dir sprichst, möchte ich dich dazu einladen, mitfühlender und gütiger mit dir zu sein. Achtsamkeit wertet und urteilt nicht. Achtsamkeit gibt dir die Erlaubnis, deinen inneren Richter zwar weiterhin wahrzunehmen – aber gleichzeitig Abstand von ihm zu gewinnen.

Sieh das Food-Journal als eine Chance, den ruhigen und gleichmütigen »inneren Beobachter« in dir zu kultivieren. Der innere Beobachter ist jener Anteil in dir, der dich wahrnimmt, so wie du bist – ohne dich zu bewerten. Sag dir beim Notieren deiner Mahlzeiten immer wieder: »Ob ich nun 1000 oder 2000 oder 4000 Kalorien gegessen habe, ob ich mich für Paprika oder Pommes entscheide – ich darf alles aufschreiben.

Denn was immer ich esse, es macht mich nicht zu einem besseren oder schlechteren Menschen. Ich bin einfach nur ein Mensch. Ich beobachte und lerne.«

Warum auch immer du also Widerstand gegen das Food-Journal spürst – erlaube dir, deinen Widerstand aufzugeben. Entwickle ein liebevolles Bewusstsein für dich. Notiere unvoreingenommen und neugierig, was du isst. Und solltest du ein Essverhalten entdecken, das dir nicht guttut – dann bitte, bitte: Richte nicht über dich. Im Gegenteil: Schenke dir Verständnis und dein Mitgefühl. Lerne daraus. Sorge dich um dich. Je wertfreier und respektvoller du mit dir umgehst, desto einfacher machst du es dir, dein Essverhalten zu ändern.

ACHTSAME ERKENNTNIS

Du bist, was du isst. Deine gute Laune, deine Konzentration, deine Energie hängen davon ab, wie gut dein Körper deine Nahrung verdauen und verstoffwechseln kann.
Mit einem Food-Journal sammelst du wichtige Erkenntnisse über die Wirkung von Lebensmitteln auf deinen Körper.

Du entdeckst, welches Essen dich belastet und welches dich befriedigt und deine Gesundheit aufblühen lässt.
So wirst du dir selbst zum Ernährungs-Coach. Von allen Menschen der Welt weißt du am besten, was deine persönliche Wohlfühl-Ernährung ausmacht.

TAG 23: WÄHLE NÄHRSTOFFREICHE LEBENSMITTEL

Während du in dieser Woche dein Food-Journal führst und beobachtest, welche Lebensmittel dir gut bekommen, möchte ich dir außerdem jeden Tag ein paar Impulse für eine abwechslungsreiche, nährstoffreiche Ernährung geben.

Sieh diese Impulse als Anregungen, nicht als Belehrungen. Du bleibst der Boss. Lass dich beim Lesen inspirieren und entscheide dann selbst: Möchte ich diesen Tipp beherzigen? Was passt zu meinem Lebensstil, meinem Alltag, meiner Familiensituation und meinem Körperempfinden? Was und wie viel möchte ich umsetzen, um mich in meiner Haut wohlzufühlen?

Wenn du Ernährungswissen mit deinem Körperwissen abgleichst, bist du auf einem wunderbaren Weg zu deinem Wohlfühlgewicht. Denke an Menschen, die von Natur aus schlank sind: Meistens essen diese Menschen einfach, wenn sie Hunger haben. Sie essen, worauf sie Lust haben. Sie grübeln nicht über den Kaloriengehalt ihrer Nahrung nach, sondern hören einfach auf ihren Appetit und ihren Hunger. Und sobald ihr Hunger gestillt ist, verlieren sie automatisch das Interesse am Weiteressen. Es ist herrlich simpel. Und so entspannt.

Interessanterweise essen natürlich schlanke Menschen oft ziemlich genau die Kalorienmenge, die sie benötigen, um ihr natürliches Wohlfühlgewicht zu halten. Und sie nehmen die Nährstoffe zu sich, die sie brauchen, um sich fit, gestärkt und gut gelaunt zu fühlen. Das heißt: Natürlich schlanke Menschen essen oft von Natur aus gerne Gemüse, Obst und nährstoffreiche Lebensmittel.

Übrigens: Für einen Außenstehenden mag ein solches Essverhalten vollkommen intuitiv wirken – aber tatsächlich schalten auch natürlich schlanke Menschen beim Essen oft ihren Verstand ein. Es ist ihnen nicht egal, was sie in ihren Mund stecken. Auch natürlich schlanke Menschen interessieren sich für die Inhaltsstoffe in ihrem Essen. Sie entscheiden sich bewusst für bestimmte Speisen, weil sie sich über die gesundheitlichen Vorteile im Klaren sind. Sie wissen, dass zu viel Zucker oder zu viel Alkohol ihnen nicht guttun, und gönnen sich hin und wieder bewusst eine Pause von diesen Lebensmitteln. Sie tun all dies nicht, weil sie auf Diät sind. Sondern weil sie ihre Gesundheit wertschätzen, ihren Körper respektieren und über die Jahre Verständnis für die eigenen Bedürfnisse aufgebaut haben.

EINE EXTRAPORTION NÄHRSTOFFE, GUTE LAUNE UND LEICHTIGKEIT, BITTE!

Unterschiedliche Lebensmittel wirken sich unterschiedlich auf deinen Hunger, deine Sättigung und dein Wohlbefinden aus. Dein Körper nutzt deine Nahrung als Baumaterial – und erschafft damit all deine Zellen, Hormone und Neurotransmitter. Wenn du deinem Körper nur Fast Food und Süßes gibst, ist es kein Wunder, wenn du dich schnell wieder hungrig und insgesamt unwohl fühlst. Versuche also, deinem Körper jeden Tag ein paar wertvolle Nährstoffe zu schenken. Denk dabei nicht nur an deine schlanke Linie. Denke auch daran, dass du deinen Körper mit feinstem Baumaterial versorgen möchtest, sodass du dich fit, gesund und glücklich fühlen kannst.

Überlege dir heute, welche kleinen Nährstoff-Boosts du dir heute und in dieser Woche immer mal wieder schenken könntest. Du brauchst nicht deine ganze Ernährung auf einmal umkrempeln. Im Gegenteil: Kleine Veränderungen bringen oft große Ergebnisse. Denn kleine Veränderungen fallen dir leichter. Du kannst sie spielerisch umsetzen. Und du findest Spaß, wo früher nur Druck auf dir lastete.

Also – welchen kleinen Nährstoff-Kick könntest du dir heute und in den nächsten Tagen gönnen? Vielleicht kommt dir spontan schon eine Idee, wie du deinem Körper ein paar Vitalstoffe schenken kannst. Wenn du möchtest, kannst du dich aber auch an den folgenden Beispielen orientieren:

- **Der »Gemüse-Nährstoff-Kick«**
  Was hältst du davon, dir heute eine Portion mehr Gemüse als sonst zu gönnen? Du könntest zum Mittagessen eine Beilage (mehr) Gemüse essen oder schon zum Frühstück ein paar Tomaten oder Paprika auf deinen Teller legen.
  Sei ein bisschen kreativ und schau, wie du ein paar Bissen mehr Gemüse in deine Ernährung integrieren kannst. Denn von Gemüse profitierst du in vielerlei Hinsicht: Gemüse bringt deinen Stoffwechsel in Schwung und stärkt dein Immunsystem. Die im Gemüse enthaltenen Ballaststoffe putzen deinen Darm von innen und sorgen dafür, dass du lange satt bleibst und eine geregelte Verdauung hast. Außerdem enthält Gemüse sekundäre Pflanzenstoffe, wie sie in keiner Vitaminpille stecken. Sekundäre Pflanzenstoffe sind bioaktive Substanzen mit antiviraler, antibakterieller und antikarzinogener Wirkung. Kurz gesagt: Isst du Gemüse, schützt du dich vor zahlreichen Keimen, Viren und gefährlichen Krankheiten.
  Sieh Gemüse als das, was es ist: keine langweilige Beilage, sondern *der* Joker für deine Wohlfühl-Ernährung. Mit jedem Bissen dieses Feel-good-Foods wirst du dich fitter und glücklicher fühlen!

- **Die »Eat the rainbow«-Challenge**
  Magst du spielerische Herausforderungen? Dann ist die »Eat the rainbow«-Challenge das Richtige für dich! Dein Ziel besteht darin, dir über den Tag verteilt möglichst viele Farben des Regenbogens auf deinen Teller zu holen. Das geht ganz einfach: Wähle immer wieder andere farbenfrohe Obst- und Gemüsesorten.
  Der Clou dabei? Jeder Pflanzenfarbstoff steht für eine andere Superkraft. Je mehr Farben du isst, desto mehr profitierst du vom Vitalstoff-Potpourri der Natur. Beispielsweise enthalten

orangefarbene Karotten, Süßkartoffeln oder Paprika viele Carotinoide – das sind sekundäre Pflanzenstoffe, die eine hohe Vitamin-A-Aktivität aufweisen und dich vor Krebs und dem metabolischen Syndrom schützen. Violettes oder blaues Obst und Gemüse wie zum Beispiel Heidelbeeren, Pflaumen oder Auberginen enthalten hingegen sogenannte Anthocyane – diese Powerstoffe sorgen für ein starkes Herz und eine schöne, straffe Haut. Und im Grün von Brokkoli, Avocado und Grünkohl stecken jede Menge Chlorophyll und Lutein – bioaktive Substanzen, die unter anderem deine Sehkraft verbessern, deine Gelenke stärken und aufgrund ihrer antikarzinogenen Wirkung auch noch dein Krebsrisiko mindern.

- **Der »Vollkorn statt Weißmehl«-Tausch**
Wusstest du, dass die meisten Vitalstoffe bei Getreide in der Hülle stecken? Leider wird bei der Produktion von Weißmehl die wertvolle Hülle des Getreides entfernt – damit gehen B-Vitamine, Eisen, Zink, Magnesium und sekundäre Pflanzenstoffe verloren. Was im raffinierten Weißmehl übrig bleibt, ist pure Stärke. Diese Stärke ist nicht nur nährstoffarm. Sie sättigt dich auch nicht lange. Denn dein Körper muss Stärke nicht aufwendig aufspalten – er kann sie sehr schnell in die Blutbahn aufnehmen und als Energie verpulvern. Isst du hingegen Vollkornprodukte, bleibst du länger satt. Denn dein Körper muss mehr Verdauungsarbeit leisten, um die Nahrung aufzuspalten.

Übrigens: Selbstverständlich brauchst du nicht auf dein geliebtes Baguette oder die Pasta vom Italiener verzichten. Taste dich lieber langsam vor und schaue, wie viel Vollkorn dir guttut. Schon mit einem kleinen Austausch kannst du so viel erreichen![28]

- **Der »Obst als Dessert«-Genussmoment**
Bist du eine Naschkatze und beendest deine Mahlzeiten gerne mit einer Süßigkeit? Wie wäre es, du genießt hin und wieder Obst zum Abschluss deiner Mahlzeit?

Klingt langweilig? Ach was! Es gibt so viele Möglichkeiten, kreativ zu werden:

- Schneide eine Banane in Scheiben und richte diese auf einem Teller bestreut mit geröstetem Sesam und etwas Zimt an. Du wirst überrascht sein, wie viel Aroma in deinem gesunden Bananendessert stecken kann!
- Oder hast du schon einmal »Banana-Nicecream« versucht? Friere dir dazu in Zukunft reife Bananen in Scheiben geschnitten im Tiefkühlfach ein. Sobald dich der Süßhunger packt, kannst du diese Bananen mit etwas Milch (oder Kokosmilch) pürieren. Fertig ist dein gesundes Bananeneis.
- Für alle Schokoholics: Mit Bananenscheiben kannst du auch kleine Naturpralinen kreieren. Tauche Bananen in geschmolzene Edelbitter-Schokolade und garniere sie mit einer kleinen Mandel. Lass deine Kreation auf einem Kuchengitter abkühlen. Wenn du magst, kannst du dir diese kleinen Happen auch einfrieren und Stück für Stück genießen.
- Liebst du Erdbeer-Sahnejoghurt? Dann püriere dir Joghurt mit Tiefkühl-Erdbeeren, etwas Honig und Bourbon-Vanille – auch dieser gesunde Snack schmeckt lecker wie Eis.
- Du hast Lust auf Mousse au Chocolat? Voilà: Püriere eine Avocado, eine reife Banane, zwei Esslöffel dunklen Backkakao mit einem Schuss (Pflanzen-)Milch und einem Süßungsmittel deiner Wahl. Die cremige Textur und der vollmundige Geschmack dieses Schoko-Traums werden dich begeistern – und dein Körper freut sich über die Extra-Portion Kalium, Magnesium, Vitamin B und Vitamin E.

Und hey – natürlich darfst du auch weiterhin deine Schokokekse aus dem Supermarkt genießen. Es geht nicht um Verbote, sondern darum, dass du spielerisch ein paar Alternativen entdeckst. Wundere dich aber nicht, wenn du dich nach dem Verzehr deines Superfood-Desserts so gut fühlst, dass du lieber bei deinem neuen Nachtisch bleibst.

Übung: Wähle nährstoffreiche Lebensmittel

Jetzt bist du dran! Überlege dir, wie du mehr Nährstoffe in deine Ernährung integrieren kannst. Wähle einen Trick oder eine Challenge, die dir leicht erscheint und für dich nach Spaß klingt. Vielleicht hast du Lust, einen der oben genannten Vorschläge auszuprobieren. Vielleicht fällt dir selbst aber etwas noch etwas viel Besseres ein?

Notiere hier, welchen Nährstoff-Kick du dir heute und in den nächsten Tagen gerne gönnen möchtest:

Wenn du möchtest, notiere dir deine Idee zusätzlich auf einen Post-it-Zettel und klebe ihn in dein Food-Journal oder auf deine Kühlschranktür. So erinnerst du dich im Alltag an deine kleinen Nährstoff-Joker.

ACHTSAME ERKENNTNIS

Beim achtsamen Essen darfst du dein Streben nach Genuss und nach Gesundheit miteinander vereinen. Das bedeutet: Ja – du hörst beim Essen auf deinen Körper. Das bedeutet aber nicht, dass du bei der Auswahl deiner Lebensmittel nur noch auf dein Bauchgefühl hörst und deinen Verstand abschalten sollst. Im Gegenteil: Interessiere dich für gesunde Ernährung! Verwöhne dich! Begeistere dich! So lernst du immer mehr und tust dir dabei Gutes.

TAG 24: ISS DICH MIT EIWEISS SCHLANK UND GLÜCKLICH

Du willst, dass dein Essen dich sättigt und befriedigt? Du möchtest dich nach dem Essen konzentriert deinen Aufgaben widmen, anstatt ständig Heißhunger zu haben und dich insgeheim nach Keksen und Schokolade zu sehnen? Du wünschst dir einen flotten Stoffwechsel, der dein Fett zum Schmelzen bringt? Und last but not least willst du zwar gerne abnehmen – dabei aber bitte deine gute Laune nicht verlieren?

Dann beherzige folgenden Tipp: Iss zu jeder Mahlzeit etwas Eiweiß.

Dabei hast du die freie Wahl: Du kannst dich für Eier, Fisch, Meeresfrüchte oder Milchprodukte entscheiden. Oder du wählst die vegane Variante und isst Sojaprodukte, Seitan, Hülsenfrüchte und eiweißreiche Gemüsesorten wie Brokkoli und Pilze. Eine bis zwei gute Handvoll reichen meist aus – zu den für dich optimalen Portionsgrößen kommen wir gleich. Lass uns vorab erst einmal erklären, warum Eiweiß (auch »Protein« genannt) eine so machtvolle Rolle in deiner Ernährung spielt.

WARUM IST EIWEISS SO WICHTIG FÜR DEINE ERNÄHRUNG?

Dein Körper braucht Eiweiß zum Aufbau all deiner Zellen und für zahlreiche Stoffwechselprozesse. Du kannst dir deinen Körper als eine Art Dauerbaustelle vorstellen: Ständig muss etwas repariert oder neu aufgebaut werden. Dafür braucht dein Körper natürlich Baumaterial. Das findet er im Eiweiß, welches du ihm über deine Ernährung zuführst.

Gibst du deinem Körper nicht genügend Baumaterial, kommt die Baustelle ins Stocken. Ohne Eiweiß kannst du keine stärkenden Muskelzellen aufbauen. Du bildest keine frischen Haut- und

Haarzellen. Du kannst Schäden an Herz, Nieren, Darm und Leber nicht reparieren. Du produzierst keine Hormone, die deinen Stoffwechsel in Schwung bringen. Es fehlt dir an Neurotransmittern wie Dopamin, Endorphin oder Serotonin, die dir das Gefühl geben, lebendig, glücklich oder zufrieden zu sein. Du siehst: Eiweiß ist der Stoff, der dein Leben überhaupt erst möglich macht.

Isst du nicht genug Eiweiß, dann kann es dir passieren, dass du dich bald schlapp und niedergeschlagen fühlst. Und es kann sein, dass dein Appetit verrückt spielt. Vielleicht kennst du ja folgende Situation: Du isst eine halbe Packung Toast. Oder einen Riesenberg Nudeln. Oder eine komplette Tüte Gummibärchen. Du fühlst dich so voll, als könntest du gleich platzen – und doch hast du schon nach kurzer Zeit wieder Hunger. Wie kann das sein? Der Grund ist schnell geklärt: Zwar hast du hunderte von Kalorien zu dir genommen. Aber dein Körper hungert immer noch nach Nährstoffen. Es fehlt dir der Stoff, der dich gesund, fit und lebendig macht. Was du brauchst, ist Eiweiß!

FÜNF GRÜNDE, WARUM EIWEISS DICH SCHLANK MACHT

1. Eiweiß wirkt wie ein natürlicher Appetitzügler.

Eiweiß sorgt für ein lang anhaltendes Sättigungsgefühl und drosselt deinen Appetit. Der Grund dafür liegt in deinen Hormonen: Sobald du genug Eiweiß gegessen hast, stoppt dein Körper die Produktion des Hungerhormons Ghrelin. Stattdessen produzierst du nun Peptid YY – ein Hormon, das dazu führt, dass du dich mit weniger Essen voller fühlst.[29] [30] Einfach ausgedrückt: Menschen, die viel Eiweiß essen, brauchen weniger Kalorien, um sich lang anhaltend satt und befriedigt zu fühlen.

2. Eiweiß macht deine Muskeln stark.

Weißt du, warum Bodybuilder so gerne Quark und Omelett essen und nach dem Training einen Eiweiß-Shake trinken? Weil sie wissen:

Wer große Muskeln haben will, der braucht nicht nur Krafttraining - sondern auch jede Menge Eiweiß. Schließlich bestehen Muskelzellen zu einem Großteil aus Proteinen. Wer einen dicken Bizeps will, darf also viel Eiweiß essen.

Nun liest du dieses Buch wahrscheinlich nicht, weil du dich für Bodybuilding begeisterst. Deine Muskeln dürfen dich aber bitte schon interessieren! Denn gerade du darfst besonders auf sie achten. Muskeln sehen nämlich nicht nur schön aus und machen dich stark und fit. Sie spielen auch beim Abnehmen eine entscheidende Rolle. Muskeln sind nämlich mächtige Energiefresser: Jedes Kilogramm Muskeln verbraucht pro Tag 100 Kalorien - und das im absoluten Ruhezustand. Das bedeutet: Je muskulöser du bist, desto mehr Energie verbrauchst du. (Diese Tatsache erklärt übrigens auch, warum Männer oft so viel mehr essen können als Frauen - und dabei schlank bleiben. Männer sind von Natur aus muskulöser.)

Das Gute ist: Wie viele Muskeln du hast, liegt in deiner Hand. Es ist vollkommen egal, welches Geschlecht du hast oder wie alt du bist, du kannst deine Muskeln trainieren. Und das lohnt sich! Stelle dir vor: Hättest du fünf Kilo mehr Muskelmasse, könntest du theoretisch jeden Tag eine komplette Tafel Schokolade futtern - zusätzlich zu dem, was du sonst isst. Du bliebest trotzdem schlank. Das ist keine Stoffwechsel-Magie, sondern pure Mathematik. Trainierst du deine Muskeln, sorgst du also dafür, dass du den Stoffwechsel-Turbo in dir anschaltest. Du verwandelst deinen Körper in eine Fettverbrennungsmaschine.

Gleichzeitig darfst du wissen, dass radikale Diäten deine Muskeln gefährden. Denn wenn du weniger isst, dann holt sich dein Körper die fehlende Energie aus deinen Körperzellen. Du isst weniger - und du nimmst ab. Der Haken an der Sache? Leider bedient sich dein Körper beim Masseabbau nicht nur an deinen Fettpolstern. Er knabbert auch deine Muskeln an. Mit bedauerlichen Folgen: Denn mit jeder Muskelzelle, die du verlierst, erlischt auch ein kleines Kraftwerk in deinem Inneren.

So führen Diäten dazu, dass du an Power verlierst, dich schwach und matt fühlst und zudem nach der Diät schnell wieder zunimmst.

Denn dein Stoffwechsel ist tatsächlich verlangsamt. Du hast nach der Diät weniger Muskeln. Und damit brauchst du weniger Energie.

Oft entsteht nun ein Teufelskreis: Um jetzt noch abzunehmen, essen viele Menschen einfach noch weniger. Sie verlieren weitere wertvolle Muskelmasse. Und die Stoffwechselaktivität rauscht in den Keller. Manche Menschen erlauben sich nach einer Diät nur noch Mini-Portiönchen. Essen sie mal etwas mehr, nehmen sie sofort zu. Nicht der kleinste Kuchenkrümel ist noch drin - alles setzt sofort an. Und nicht nur das Gewicht steigt. Auch der Frust und die Panik vor dem Zunehmen werden größer. Irgendwann kreisen die Gedanken dann nur noch um Kalorien. Klingt nach Selbstkasteiung? Ja, genau das ist es auch!

Wenn du dich also in den letzten Zeilen wiedererkannt hast, kann ich dir nur von Herzen raten: Mach, dass du schleunigst aus dem Diät-Jojo-Teufelskreis ausbrichst. Hör auf mit den radikalen Hungerkuren. Gib deinem Körper endlich wieder vernünftige Nährstoffe. Und fang an, die kleinen Kraftwerke in deinem Inneren wieder hochzufahren. Das heißt: Mach Sport - und zwar am liebsten solchen, der deine Muskeln zum Brennen bringt!

Du wirst sehen: Mit deiner neuen Wohlfühl-Ernährung und etwas Bewegung wirst du dich bald wieder fit, frei und glücklich fühlen. Statt ständig schlapp und müde zu sein, wird Energie wie Strom durch deine Adern fließen. Du wirst dich stark und vital fühlen - und seltener krank sein. Du wirst die kribbelnde Freude in deinem Bauch spüren, wenn du zum ersten Mal eine Bewegung schaffst, die dir früher unmöglich vorkam. Du wirst endlich wieder befreit essen können - ohne ständig Angst davor zu haben zuzunehmen. Und ganz nebenbei bekommst du auch noch deine Wohlfühl-Figur. Nicht weil du dich klein und schwach hungerst. Sondern weil du dich stark und schön fühlen willst und endlich von innen aufbaust. Mit Sport. Und mit guter Ernährung.

Also, worauf wartest du noch? Überwinde den kleinen inneren Widerstand, den du noch hast, und lege los! Schnapp dir deine alten Hanteln oder dein Theraband. Durchforste Youtube nach Fitnessvideos, die dich inspirieren - und absolviere jetzt gleich dein erstes Workout. Oder hol dir die Unterstützung von anderen Menschen: Melde dich noch heute in einem Sportverein, einem Tanzkurs oder im Fitness-studio an. Und bitte erzähl dir selbst keinen Mist: Du bist weder zu unsportlich noch zu alt noch zu unbeweglich noch zu sehr außer Form. Das ist Gedankenmüll, und du brauchst ihn nicht glauben. Deine Fitness und deine Gesundheit sind kein Zustand – sondern ein Prozess. Und glaube mir: Da draußen sind tolle Gleichgesinnte und Trainer, die dich verstehen und gerne unterstützen! Also beginne deine Reise dort, wo du gerade stehst. Tu das, was du gerade kannst. Gib deinem Körper die Bewegung, die er so dringend braucht, um dich glücklich und stark zu machen. Und gönne dir dazu gerne eine Extra-Portion Eiweiß.

3. Eiweiß schützt dich vor Heißhungerattacken.

Kennst du auch diese Gelüste auf Schokolade, Nüsse oder Chips, die dich besonders am Abend oder während bestimmter Zyklusphasen überfallen?

Hinter Gelüsten verbirgt sich oft kein körperlicher Hunger. Es ist dein Gehirn, das nach Belohnung schreit. Dabei können die inneren Lockrufe so laut werden, dass es verdammt schwer fällt, ihnen zu widerstehen …

Das Gute ist: Es gibt einen Weg, deinen Heißhunger zu meistern. Studien belegen: Menschen, die ihren Eiweißkonsum erhöhten, reduzierten damit ihre Gelüste und griffen am Abend seltener zu Snacks. Besonders hilfreich erwies sich dabei die Umstellung auf ein eiweiß-betontes Frühstück.[31]

Beginne also schon morgens damit, deinen Körper mit Eiweiß zu versorgen. Dann bist du den ganzen Tag lang ausgeglichener und entspannter – und du fällst auch am Abend weniger leicht in die Snack-Falle.

Überlege mal: Welche Proteinquelle könntest du am Morgen integrieren? Isst du gerne Eier? Etwas Quark? Ein Vollkornbrot mit Lachs? Was passt zu dir und deinen Vorlieben?

4. Eiweiß bringt dein Fett zum Schmelzen.

Hast du schon einmal vom Fatburning-Effekt der Thermogenese gehört?

Folgendes Phänomen steckt hinter dem Thermo-Trick: Sobald du etwas isst, spaltet dein Körper die Nahrung in ihre Bestandteile auf. Fette werden zerkleinert in Fettsäuren, Kohlenhydrate in Zucker und Eiweiße in Aminosäuren. Dieser Prozess bedeutet für deinen Körper Arbeit. Und Arbeit bedeutet: Du nimmst beim Essen nicht nur Kalorien auf. Du verbrennst auch Kalorien - nämlich jene, die du für die Verdauung, Speicherung und den Transport deiner Nahrung brauchst. Diesen Energieverbrauch bezeichnet man als Thermogenese.

Interessanterweise feuert Eiweiß die Thermogenese an: Wenn du Eiweiß isst, verpuffen 20 bis 35 Prozent der aufgenommenen Energie in Wärme, während der thermische Effekt von Kohlenhydraten nur bei 5 bis 15 Prozent liegt.[32] Das führt dazu, dass Menschen, die besonders eiweißreich essen, täglich bis zu 100 Kalorien mehr verbrennen als jene, die weniger Eiweiß essen.[33]

Vereinfacht gesagt: Eiweiß pusht deinen Stoffwechsel und erhöht deinen Kalorienverbrauch. Du isst - und gleichzeitig schmilzt dein Fett. Klingt fast zu gut, um wahr zu sein, oder?

5. Eiweiß hilft dir dabei, dein schlankes Gewicht zu halten.
Vielleicht kennst du das: Du hast dich tagelang diszipliniert. Hast erfolgreich abgenommen. Aber dann reichen nur wenige Tage, in denen du wieder etwas mehr isst - und schwupps, hast du sämtliche Kilos wieder auf den Hüften.

Frustrierend, oder? Tatsache ist: Manchen Menschen fällt Abnehmen gar nicht so schwer. Die viel größere Hürde besteht darin, das niedrige Gewicht auch zu halten.

Wenn auch du immer wieder ab- und zunimmst, dann habe ich jetzt eine gute Nachricht für dich: Du profitierst definitiv von mehr Eiweiß in deiner Ernährung! Studien belegen: Schon eine leichte Erhöhung deiner Proteinzufuhr verhindert, dass du nach einer Diät wieder zunimmst.[34] Wenn du also diesmal dein neues Schlank-Gewicht halten willst - dann greife öfter zu Fisch, Fleisch, Eiern oder Hülsenfrüchten. Sei clever - und schlage mit Eiweiß dem Jojo-Effekt ein Schnippchen!

DEINE EIWEISS-FORMEL: SO DECKST DU DEINEN PROTEINBEDARF

Nachdem du jetzt weißt, wie wichtig Eiweiß für deine Ernährung ist, stellt sich die Frage: Welche Lebensmittel enthalten viel Eiweiß? Und wie viel davon solltest du essen, um deinen Eiweißbedarf zu decken?

Die Antwort lautet: Wie viel Eiweiß du brauchst, hängt von deinem angestrebten Körpergewicht und deiner Trainingshäufigkeit und -aktivität ab. Du siehst: Auch hier gibt es mal wieder keine Regel, die für alle Menschen gilt! An folgenden Richtlinien kannst du dich aber gerne orientieren:

• Ein durchschnittlicher, normalgewichtiger Erwachsener braucht pro Tag etwa 0,8 bis 1 Gramm Eiweiß pro Kilogramm Körpergewicht. Das heißt, wenn dein Normalgewicht bei 75 Kilo liegt, dann brauchst du etwa 60 bis 75 Gramm Eiweiß am Tag.

• Auch übergewichtige Erwachsene können sich an ihrem Normalgewicht orientieren. Wenn du derzeit 90 Kilo auf die Waage bringst, dein Normalgewicht aber bei 75 Kilo liegt, reichen dir 75 Gramm Eiweiß am Tag aus.

• Ambitionierte Sportler dürfen etwas mehr essen. Denn Sportler haben durchschnittlich mehr Muskelmasse als Nichtsportler. Ausdauersportler (z. B. Radfahrer oder Läufer) brauchen täglich etwa 1,2 bis 1,4 Gramm Eiweiß pro Kilogramm Körpergewicht. Kraftsportler (z. B. Kampfsportler) dürfen auf 1,5 bis 1,8 Gramm Eiweiß pro Kilogramm Körpergewicht erhöhen.[35] Diese Empfehlungen gelten allerdings für intensiv trainierende Sportler. Wenn du hin und wieder walken gehst oder dein Sport aus sanftem Yoga besteht, dann erhöht diese Bewegung deinen Eiweißbedarf nicht nennenswert.

• Auch wenn du abnehmen willst, darfst du ein bisschen mehr Eiweiß essen, um deine Muskelmasse zu erhalten und zu schonen. In diesem Fall empfehle ich dir etwa 1,5 Gramm Eiweiß pro Kilogramm Körpergewicht. Solltest du abnehmen wollen und parallel Krafttraining betreiben, kannst du auf bis zu 2 Gramm Eiweiß pro Kilogramm Körpergewicht erhöhen.

Erkennst du dich in einer der beschriebenen Personengruppen wieder? Dann kannst du nun deine tägliche Idealmenge an Eiweiß einfach berechnen.

Die Formel lautet:

> Angestrebtes Körpergewicht (bzw. derzeitiges Normalgewicht) in kg × dein persönlicher Faktor = ＿＿ g

Beispiel: Du wiegst derzeit 90 Kilo. Dein Normalgewicht liegt bei 75 Kilo. Du machst dreimal pro Woche Yoga und gehst hin und wieder walken. Dann brauchst du 75 × 1,5 Gramm Eiweiß – also 112,5 Gramm.

Du hast keine Lust, dein Essen abzuwiegen oder zu berechnen? Kein Problem. Du brauchst weder Küchenwaage noch Messbesser, um deinen Eiweißbedarf zu decken. Das beste Messwerkzeug hast du immer bei dir: deine eigene Hand! Deine Handfläche zeigt dir, wie groß ein Stück Fleisch oder Fisch für dich sein darf. Und wenn du Eier, Quark oder Joghurt wählst, kannst du dir deine geballte Faust vor Augen halten und du weißt in etwa, wie eine ideale Portion für dich aussieht.

ENTDECKE DEN ACHTSAMEN FORSCHER IN DIR

Fühlst du dich von den genannten Gramm-Angaben und Portions-empfehlungen gestresst und befürchtest, dein Essen (wieder) akribisch abwiegen zu müssen?

Dann darfst du jetzt tief durchatmen und dich entspannen. Alle Empfehlungen in diesem Buch dienen nur deiner Orientierung. Und nein – du brauchst daraus keine »Zehn Gebote des erfolgreichen Abnehmens« abzuleiten.

Wie wäre es, du siehst Ernährungshinweise als Vorschläge, die du spielerisch ausprobieren darfst? Stell dir vor, du verwandelst dich in einen interessierten Forscher. Du erkundest deinen Körper und schaust, was dir guttut. Bemerkst du zum Beispiel einen Unterschied in deinem Hunger- und Sättigungsgefühl, wenn du etwas an deinem Eiweißkonsum veränderst? Verändert sich deine Laune? Dein allgemeines Wohlbefinden? Welche Tipps passen zu deinem Lebensstil und welche nicht?

Mit einem achtsamen Forschergeist verabschiedest du dich von stressigen Diät-Regeln. Stattdessen genießt du dein Essen und lernst dich und deinen Körper noch intensiver kennen. Du hörst auf dich: auf deinen Verstand und dein Bauchgefühl. Und findest so deine persönliche Wohlfühl-Ernährung.

Ist das nicht eine schöne Vorstellung? Du brauchst dich wirklich nie wieder mit Diät-Regeln quälen. Du *darfst* aber beherzigen, was dir gefällt und dich weiterbringt. Letztlich befindest du dich auf einer Entdeckungsreise zu dir selbst. Also finde deinen eigenen Weg. So fühlst du dich wohl und im Reinen mit dir selbst. Genau darin möchte dich dieses Buch unterstützen.

WELCHE LEBENSMITTEL ENTHALTEN VIEL EIWEISS?

Eiweiß ist sowohl in tierischen als auch in pflanzlichen Lebensmitteln zu finden. Tierische Eiweißlieferanten sind Fleisch, Geflügel, Fisch, Eier und Milchprodukte. Pflanzliche Eiweißlieferanten sind Hülsenfrüchte, Tofu, Tempeh, Nüsse und Samen. Auch einige Getreidesorten enthalten viel Eiweiß, zum Beispiel Quinoa, Amaranth, Dinkel und Hafer. Besonders eiweißreiche Gemüsesorten sind Pilze, Spinat oder Brokkoli. Und auch mit gekeimten Sprossen wie Kresse, Sojasprossen und Alfalfa kannst du deinen Eiweißkonsum erhöhen.

Übrigens: Am meisten profitierst du davon, wenn du bei der Auswahl deiner Eiweißquellen variierst. Denn wenn du vielseitig isst, bietest du deinem Körper eine breite Palette an Bausteinen. Das bedeutet für deinen Körper: Er kann genau das produzieren, was du aktuell am meisten brauchst – seien dies Hautzellen, Hormone oder Hämoglobin.

WERTVOLLE EIWEISSQUELLEN

Die folgenden Lebensmittel enthalten besonders viel Eiweiß. Alle Angaben beziehen sich auf 100 Gramm Lebensmittel (sofern nicht anders angegeben).

Fleisch, Geflügel und Wurst (100 g)	
Serrano-Schinken (ohne Fettrand)	30 g Eiweiß
Putenbrust	24 g Eiweiß
Hühnerbrust (ohne Haut)	23 g Eiweiß
Rindfleisch	22 g Eiweiß
Lamm oder Schwein, Filet	20 g Eiweiß
Schinken (ohne Fettrand)	19 g Eiweiß
Fisch und Meeresfrüchte (100 g)	
Thunfisch im eigenen Saft	25 g Eiweiß
Lachs	20 g Eiweiß
Nordseekrabben	20 g Eiweiß
Kabeljau	18 g Eiweiß
Heilbutt	14,4 g Eiweiß

Garnelen	18 g Eiweiß
Muscheln in Salzlake	10 g Eiweiß

Eier	
1 Hühnerei (Größe M)	6,5 g Eiweiß
Eiweiß von 1 Hühnerei	3,7 g Eiweiß

Milchprodukte (100 g)	
Parmesan	35 g Eiweiß
Harzer Käse	30 g Eiweiß
Emmentaler	29 g Eiweiß
Skyrella	22,5 g Eiweiß
Mozzarella	19 g Eiweiß
Feta	17 g Eiweiß
Hüttenkäse	13 g Eiweiß
Quark	12,6 g Eiweiß
Skyr	11 g Eiweiß
Naturjoghurt	5,3 g Eiweiß
Milch	3,3 g Eiweiß

Vegane Alternativen (100 g)	
Sojaschnetzel	49 g Eiweiß
Sojamehl	40 g Eiweiß
Sojabohnen	34 g Eiweiß
Fleischalternativprodukte (Würstchen, Steak o. ä.)	25–30 g Eiweiß
Tempeh	19 g Eiweiß

Tofu	14 g Eiweiß
Sojajoghurt	4 g Eiweiß
Sojadrink (ungesüßt)	3 g Eiweiß
Hülsenfrüchte (100 g)	
Rote Linsen (trocken)	25 g Eiweiß
Belugalinsen	23 g Eiweiß
Tellerlinsen (trocken)	23 g Eiweiß
Rote Linsennudeln	23 g Eiweiß
Kichererbsennudeln	20 g Eiweiß
Kichererbsen (trocken)	18,6 g Eiweiß
Edamame Bohnen	11 g Eiweiß
Kidneybohnen (Konserve)	9 g Eiweiß
Weiße Bohnen (Konserve)	6,6 g Eiweiß
Getreideprodukte und Pseudogetreide (100 g)	
Hafer- oder Dinkelflocken	13 g Eiweiß
Vollkornpasta	13 g Eiweiß
Couscous	12 g Eiweiß
Bulgur	12 g Eiweiß
Quinoa	12 g Eiweiß
Hirse	11 g Eiweiß
Buchweizenkörner	10 g Eiweiß
Naturreis, roh	7,8 g Eiweiß
Roggenvollkornbrot	6 g Eiweiß

Gemüse (100 g)	
Algen, getrocknet	41,4 g Eiweiß
Erbsen, gekocht	5,6 g Eiweiß
Rosenkohl, frisch	4,5 g Eiweiß
Steinpilze, frisch	3,6 g Eiweiß
Brokkoli	3,8 g Eiweiß
Champignons, frisch	3,2 g Eiweiß
Spinat	3 g Eiweiß
Pellkartoffeln	2 g Eiweiß
Samen und Nüsse (100 g)	
Hanfsamen	37 g Eiweiß
Erdnüsse	25 g Eiweiß
Pinienkerne	24 g Eiweiß
Kürbiskerne	24 g Eiweiß
Pistazien	23 g Eiweiß
Chiasamen	21 g Eiweiß
Mandeln	20 g Eiweiß
Walnüsse	15,3 g Eiweiß
Sprossen und gekeimtes Gemüse (100 g)	
Sojasprossen, frisch	5,2 g Eiweiß
Kresse	4,2 g Eiweiß
Alfalfa-Sprossen, frisch	4 g Eiweiß
Mungobohnen-Sprossen	3,2 g Eiweiß

WIE KOMME ICH ALS VEGANER AN MEIN EIWEISS?

Anhand der Tabellen siehst du: Zwar gibt es auch pflanzliche Eiweißquellen. Mit den Top-Werten von Fleisch und Fisch können diese allerdings nicht mithalten. Natürlich kommst du auch als Veganer an dein Eiweiß – ein bisschen planen darfst du aber schon.

Mein Tipp: Achte bei einer veganen Ernährung darauf, eine bunte Auswahl an Lebensmitteln zu essen, und hab stets dein Eiweiß im Hinterkopf. Dies gelingt dir zum Beispiel so:

- Plane dreimal pro Woche Hülsenfrüchte ein: Linsen, Kichererbsen oder Bohnen bieten dir viel pflanzliches Eiweiß und zudem jede Menge toller Nährstoffe.
- Wähle Vollkornprodukte anstatt Weißmehlprodukte – für mehr Eiweiß, mehr Nährstoffe, mehr Wohlbefinden.
- Probiere Quinoa oder Amaranth – diese Pseudogetreidesorten enthalten Eiweiß und bringen außerdem eine Extraportion Kalium, Kalzium, Magnesium und Eisen auf deinen Speiseplan.
- Bestreue dein belegtes Brot oder deinen Salat mit frisch gezogenen Sprossen, Kernen und Samen. Das verwöhnt deine Augen und deinen Körper.
- Verwandle ein langweiliges Stück Obst in ein Genuss-Abenteuer, indem du es mit Kernen oder Nüssen kombinierst: Hast du zum Beispiel schon die Banane mit Zimt und Sesam von Tag 17 probiert? Was hältst du davon, deine Apfelschnitze mit etwas Mandelmus zu beträufeln? Auch Erdbeeren mit gerösteten Kokosflocken schmecken herrlich (röste dazu ein paar Kokosflocken in einer fettfreien Pfanne, bis sie eine goldene Farbe annehmen und zu duften beginnen). Kurz gesagt: Zaubere aus deinem Obst vollwertige Genuss-Snacks. Auch das erhöht das Eiweiß in deiner Ernährung.
- Und vor allem: Was immer du kochst, überlege dir vorab, wie du etwas Eiweiß in dein Gericht integrieren kannst: Brate dir

zu deiner Gemüsesuppe ein bisschen Tofu an. Kombiniere deine Gemüsebowl mit ofengebackenem Tempeh. Koche in deiner Kürbissuppe ein paar rote Linsen mit. Werde kreativ – es lohnt sich!

Nachgefragt: Kann zu viel Eiweiß meinen Nieren schaden?

Manchmal wird behauptet, zu viel Eiweiß würde die Nieren belasten. Musst du dir also Sorgen machen?

Nein. Tatsächlich hat das Gerücht vom nierenschädigenden Eiweiß seinen Ursprung in Studien, die mit Tieren oder nierenkranken Patienten durchgeführt wurden. Für gesunde Erwachsene ist eine eiweißreiche Ernährung hingegen kein Problem.

Übertreiben musst du es mit dem Eiweiß allerdings auch nicht. Schließlich hat auch Eiweiß Kalorien. Das heißt: Isst du zu viel davon, nimmst du zu. Pass besonders auf, wenn du dich von Schoko-Protein-Riegeln und anderen »High-Protein«-Snacks zum Kauf verführen lässt. Aufgrund ihrer sportlichen Verpackung und vielversprechender Marketing-Slogans wirken diese Produkte zwar gesund und wie das reinste Sportler-Kraftfutter. Aber meist reicht ein Blick auf die Zutatenliste, um zu erkennen: Proteinriegel sind nichts weiter als Süßigkeiten aus dem Chemielabor. Wenn du also Lust auf etwas Süßes hast, greife lieber zu deiner Lieblings-Schoki und spare dir den Griff zu den überteuerten Proteinprodukten.

Schade wäre es außerdem, wenn du aufgrund deiner Eiweißliebe die anderen Nährstoffe vernachlässigst. Du brauchst dich nicht allein von Quark, Eiern und Fleisch ernähren. Eine gesunde Ernährung ist ausgewogen und abwechslungsreich. Das heißt: Auch Kohlenhydrate und Fette dürfen in deiner Ernährung eine Rolle spielen. Mehr dazu erfährst du in den nächsten Kapiteln.

Übung: Erhöhe deinen Eiweißkonsum

Du hast nun jede Menge praktisches Wissen über Eiweiß. Nun geht es an die Praxis! Notiere dir hier Ideen, wie du in deine Ernährung mehr Eiweiß einbauen kannst. Welcher Tipp passt zu deinem Leben?

Wähle nun einen Tipp aus und versuche, diesen in deinem Ernährungsalltag zu beherzigen. Wichtig dabei: Beobachte mithilfe deines Food-Journals, wie sich ein (erhöhter) Eiweißkonsum auf deinen Körper auswirkt. Bemerkst du Veränderungen an deinem Appetit, deiner Laune, deinem Wohlbefinden, wenn du mehr Eiweiß isst?

TAG 25: ISS FETT, DAS NICHT FETT, SONDERN FIT MACHT

»Fett macht fett.« Das wurde allen Menschen mit Abnehmwunsch jahrelang eingetrichtert – es stimmt aber nur bedingt. Klar, Fett hat viele Kalorien: Während 1 Gramm Eiweiß oder Kohlenhydrate gerade mal 4 Kalorien enthält, schlägt 1 Gramm Fett mit stolzen 9 Kalorien zu Buche. Wer sich in der Kantine ständig für Wiener Schnitzel und Bratkartoffeln entscheidet, seine Nudeln in Sahnesoße ertränkt und bei Schokolade am liebsten die ganze Tafel isst, wird mit hoher Wahrscheinlichkeit über die Jahre ein Bäuchlein ansetzen. Denn fettreiche Mahlzeiten überstrapazieren schnell dein Kalorienbudget. Und wer mehr Kalorien isst, als er verbraucht, der nimmt zu. Das ist keine Raketenwissenschaft. Das ist Physik für Sechstklässler.

Hinzu kommt: Fett ist ein Geschmacksträger. Das macht Käse, Sahneeis und Mandelmus so unglaublich lecker. Der cremige Schmelz in unserem Mund verführt uns und macht Lust auf mehr. Wir essen und essen. Es schmeckt einfach zu köstlich, um aufzuhören ...
Sollten wir also auf Fett verzichten? Nein, natürlich nicht! Denn Fett zaubert Genuss in unser Essen und sorgt dafür, dass wir uns nach dem Essen glücklich und zufrieden fühlen. Fett ist außerdem wichtig für unsere Gesundheit. Denn ohne Fett sind wir mies gelaunt und schlapp. Alle unsere Körperzellen werden spröde – von den Fingernägeln über die Haare bis hin zu den Nervenzellen. Unser Körper braucht Fett. Allerdings dürfen wir beim Fettkonsum achtsam sein für Qualität und Quantität. Und genau darum kümmern wir uns heute!
Heute entdeckst du, wie du mit fetthaltigen Lebensmitteln dein Wohlbefinden steigern kannst. Gönne dir einen kleinen Ölwechsel – und du wirst dich schon bald fitter, leistungsfähiger und wohler in deiner Haut fühlen.

DIE VORTEILE VON FETT FÜR DEINE GESUNDHEIT

Fett ist für deinen Körper überlebensnotwendig. Überzeuge dich selbst, auf welch vielfältige Art und Weise dein Körper von gesunden Fetten profitiert.

1. Fett macht satt.
Fehlt das Fett in deinem Essen, magst du nach einer Mahlzeit kurzfristig »voll« sein. Allerdings hält die Sättigung nicht lange an. Der Grund dafür? Dein Magen spaltet fettarme Mahlzeiten sehr zügig auf. Schon nach kurzer Zeit landet der Speisebrei in deinem Darm. Nun ist dein Magen wieder leer. Die Folge: Du bist hungrig – obwohl du gerade erst gegessen hast. Mit Fetten verzögerst du den Verdauungsprozess. Dein Magen leitet den Speisebrei gemächlich und gleichmäßig in deinen Darm. So fühlst du dich über Stunden angenehm gefüllt und satt.

2. Fett zügelt den Appetit.

Hunger- und Sättigungsgefühle werden nicht nur von deinem Völlegefühl im Magen bestimmt. Auch dein Gehirn spielt eine entscheidende Rolle. Du fühlst dich erst satt, wenn dein Gehirn bestimmte Sättigungshormone ausschüttet. Dazu braucht dein Gehirn vom Darm die Info, dass deine Nahrung genügend Nährstoffe (und auch Fett!) enthalten hat. Bei sehr fettarmen Mahlzeiten regt dein Gehirn deinen Appetit über Hormone weiter an – bis du endlich isst, wonach dein Körper verlangt.

3. Fett ist wichtig für dein Gehirn.

Wusstest du, dass dein Gehirn zu 60 Prozent aus Fett besteht? Tatsache ist: Um starke Gehirnnerven aufzubauen, braucht dein Körper Omega-3-Fettsäuren. Hast du genug dieser wertvollen Fettsäuren im Körper, schnurrt deine Schaltzentrale wie ein gut geöltes Getriebe: Du denkst schneller. Du bist gut gelaunt. Und wenn's mal stressig wird, bleibst du relaxed. Omega-3-Fettsäuren verwöhnen dein Gehirn – und machen dich zu der wachen und glücklichen Person, die von Natur aus in dir steckt. Sei also schlau: Iss Fett. Aber bitte das richtige – welches das ist, erfährst du gleich.

4. Fett macht glücklich.

Wenn wir über ein gesundes Gehirn sprechen, dann dürfen wir auch die Neurotransmitter nicht vergessen. Neurotransmitter sind Botenstoffe, die im Gehirn Informationen zwischen den Zellen weiterleiten. Und auch diese Botenmoleküle brauchen gutes Fett. Einer der bekanntesten Neurotransmitter ist übrigens Serotonin – oft als »Glückshormon« bezeichnet. Hast du genug Serotonin, bist du entspannt und glücklich. Fehlt dir Serotonin, sinkt deine Laune in den Keller- und dann kann es dir gut passieren, dass du vor lauter Niedergeschlagenheit auch noch in die Süßigkeitenfalle tappst. Das Dumme ist: Süßigkeiten heben deine Laune nur kurz – danach geht es dir oft noch schlechter als zuvor. Gesunde Fettquellen hingegen geben deinem Körper, was du wirklich brauchst – und machen dich langfristig ausgeglichen und zufrieden.

5. Fett bringt deine Hormone in Balance.

Fehlt es dir an Fetten, leidet dein Hormonhaushalt. Denn Fett ist neben Eiweiß ein wichtiger Baustein von Hormonen. Ohne Fett bleibt deinem Körper nichts anderes übrig, als die Produktion von Hormonen herunterzufahren. Das hat spürbare Folgen: Du bist müde oder mies drauf. Dir vergeht die Lust auf Sex. Dein Zyklus ist gestört. Wechseljahresbeschwerden verstärken sich. Du leidest unter Schlafmangel – um nur einige Beispiele für einen gestörten Hormonhaushalt zu nennen.

6. Fett macht fit.

Wusstest du, dass es wasserlösliche und fettlösliche Vitamine gibt? Zu den fettlöslichen Vitaminen zählen Vitamin A, D, E und K. Diese Vitamine kann dein Körper allerdings nur unter einer Bedingung aufnehmen: Du musst ihm Fett zuführen. Verweigerst du deinem Körper das Fett, lotst du dich also unfreiwillig in einen Vitaminmangel. Dein Stoffwechsel leidet. Dein Immunsystem macht schlapp. Und bei der nächsten Grippewelle bist du der Erste, der mit Gliederschmerzen im Bett landet. Denke im nächsten Winter daran: Zitronensaft und Zink allein machen dich nicht fit. Du brauchst auch Fett!

7. Fett macht jung.

Fett ist ein wichtiger Bestandteil deiner Zellwände. Isst du sehr fettarm oder nur minderwertiges Fett, werden deine Zellwände spröde und verlieren an Elastizität. Das sieht man auch an deiner Haut und deinen Haaren: Du wirkst fahl und müde. Hochwertige Fette bringen deine Haut und deine Haare zum Strahlen. Du bekommst den wunderbaren Glow, der dich jung und frisch aussehen lässt.

Fazit:

Fett ist nicht der Feind in deiner Ernährung. Im Gegenteil: Mit den richtigen Fetten fühlst du dich jung, gesund und wohl in deiner Haut. Nun kommt es natürlich darauf an, dass du eine kluge Auswahl triffst und auch bei den Mengen nicht übertreibst. Denn die oben beschriebenen Vorteile erlebst du natürlich nicht nach dem Verzehr von Tellern voller

Sahnetorte, Chips oder Bratwurst. Vielmehr darfst du eine moderate Portion an Avocado, Nüssen, Samen, kaltgepressten Ölen und hochwertigem Fisch in deine Ernährung einbauen.

WAS SIND EIGENTLICH FETTE?

Du kennst nun den Nutzen von Fetten. Lass uns nun weitermachen mit folgenden Fragen: Was sind Fette überhaupt? Wie unterscheiden sich unterschiedliche Fettquellen voneinander? Und vor allem: Welche Fette nutzen dir – und welche sind eher schädlich für deine Gesundheit?

Fette sind neben Eiweiß und Kohlenhydraten einer der drei Makronährstoffe. Sie setzen sich zusammen aus Glycerin und unterschiedlichen Fettsäuren. Je nach Molekularstruktur unterscheidet man zwischen gesättigten, einfach ungesättigten und mehrfach ungesättigten Fettsäuren. Eine Sonderrolle nehmen die sogenannten »Transfettsäuren« ein.

GESÄTTIGTE FETTSÄUREN

Gesättigte Fettsäuren kommen hauptsächlich in tierischen Produkten wie etwa durchwachsenem Fleisch und Milchprodukten vor. Sie stehen unter Verdacht, den Cholesterinspiegel zu erhöhen. Für eine gesunde Ernährung sind sie daher nur in Maßen geeignet. Für deinen Ernährungsalltag bedeutet das:

Iss möglichst nicht zu viel fettiges Fleisch, sondern greife öfter zur mageren Variante. Versuche bei Milchprodukten, besonders fetthaltige Produkte wie Sahne, Butter und fetten Käse zu limitieren – insbesondere dann, wenn du abnehmen willst.

• • • • • • • • •
EXTRA-TIPP

Je artgerechter ein Tier gehalten und gefüttert wurde, desto besser ist die Qualität seines Fleisches. Wenn du kannst, entscheide dich für tierische Produkte aus artgerechter Landwirtschaft. Zum Wohl der Natur, der Tiere und für dich selbst.

EINFACH UNGESÄTTIGTE FETTSÄUREN

Einfach ungesättigte Fettsäuren stecken in Oliven- und Rapsöl, Avocados, Nüssen und Samen. Sie senken den Cholesterinspiegel und schützen damit deine Herzgesundheit. Außerdem haben sie den Ruf, lange satt zu machen und den Fettstoffwechsel des Körpers zu unterstützen. Somit sind hochwertige Pflanzenöle, Nüsse und Samen sehr empfehlenswert für deine Gesundheit. Ganz praktisch bedeutet das:

Richte dir deinen Salat mit einem hochwertigen Pflanzenöl an und/oder bestreue ihn mit Nüssen und Samen. Mach es wie die Spanier und träufle etwas hochwertiges Olivenöl auf dein Brot. Oder probiere Avocado-Guacamole anstatt Butter.

MEHRFACH UNGESÄTTIGTE FETTSÄUREN

Mehrfach ungesättigte Fettsäuren sind der Star unter den Fetten. Sie schützen dich vor Herz-Kreislauf-Erkrankungen, stärken dein Gehirn und tun deiner Psyche gut.

Von den mehrfach ungesättigten Fettsäuren gibt es zwei Arten: Omega-6-Fettsäuren und Omega-3-Fettsäuren. Omega-6-Fettsäuren findest du etwa in Nüssen, Kernen und Sojabohnen. Noch wertvoller sind Omega-3-Fettsäuren, diese sind in Fisch und Leinöl oder Leinsamen enthalten. So kommst du an deine mehrfach ungesättigten Fettsäuren:

Setze Seefisch ein- bis zweimal pro Woche auf deinen Speiseplan. Alternativ kannst du deinen Salat mit Leinöl anmachen oder dir gemahlene Leinsamen in deine Mahlzeiten mischen.

TRANSFETTSÄUREN

Eine Sonderrolle unter den Fetten nehmen die sogenannten Transfettsäuren ein. Dabei handelt es sich um Pflanzenfette, die hoch erhitzt und dann wieder abgekühlt und dadurch erhärtet sind. Diese sogenannten »gehärteten«, »teilgehärteten« oder »hydrogenisierten« Fette kommen vor allem in industriell gefertigten Produkten vor, wie zum Beispiel in Backwaren, Chips und anderen Knabbereien, in Margarine und Schokoaufstrichen und in vielen Fertigprodukten. Aber Vorsicht: Auch vermeintlich gesunde Produkte wie Müsli-Riegel oder Vollkorntoast enthalten Transfette. Und sogar am heimischen Herd kannst du Transfette erzeugen – nämlich dann, wenn du temperaturempfindliche Öle zum Braten oder Frittieren nutzt.

Transfettsäuren sind für den menschlichen Organismus extrem schädlich. Das Problem an diesen Fettsäuren ist, dass es sich um billigstes Baumaterial für deinen Körper handelt. Dein Körper kann dies aber nicht erkennen und verbaut den Schrott munter in deine Zellen. So entsteht in deinem Inneren eine minderwertige Körperzelle nach der anderen. Die Schäden, die dabei entstehen, sind mit dafür verantwortlich, dass in westlichen Industrienationen immer mehr Menschen an Übergewicht, Diabetes und Herz-Kreislauf-Erkrankungen leiden. Laut World Health Organisation (WHO) erhöht eine Ernährung mit vielen Transfetten die Sterberate um ganze 28 Prozent.

Natürlich brauchst du an dieser Stelle nicht dogmatisch werden – du darfst weiterhin dein Croissant oder dein Lieblingseis aus der Kühltheke genießen. Versuche einfach das Bewusstsein für Transfette in deiner Ernährung zu stärken und den Anteil der

Transfette in deiner Ernährung etwas zu reduzieren. Tipps dazu bekommst du in der Übung zum Abschluss dieses Kapitels.

DEINE FETTFORMEL: WIE VIEL FETT DARF'S FÜR DICH SEIN?

Um dich nach einer Mahlzeit satt und zufrieden zu fühlen, empfehle ich dir als Minimum 15 Gramm Fett pro Hauptmahlzeit. Diese Menge versorgt deinen Körper mit wertvollen Nährstoffen und macht dich satt genug, um ein paar Stunden Esspause einhalten zu können. Natürlich kannst du auch mehr Fett essen, solange du dich damit wohlfühlst und deine Ziele erreichst. Wie immer gilt: Jeder Stoffwechsel ist anders. Manche Menschen sind »Kohlenhydrat-Typen« und vertragen sehr gut eine große Menge Kohlenhydrate – andere fühlen sich wohler, wenn sie die Fettmenge in ihren Mahlzeiten erhöhen. Vielleicht bist auch du ein solcher »Fett-Typ«? Probiere aus, was für dich funktioniert! Solltest du allerdings bemerken, dass du auch nach Wochen des achtsamen Essens nichts abnimmst und dich dieser Zustand frustriert, darfst du die Fettmenge deiner Lieblings-Lebensmittel ein bisschen genauer unter die Lupe nehmen. Schließlich hat Fett bei allen gesundheitlichen Vorteilen auch viele Kalorien. Schüttest du das Öl sehr schwungvoll aus der Flasche, toppst jede Mahlzeit mit einer großzügigen Portion Nüssen und gönnst dir dazu noch täglich deine Lieblings-Süßigkeit, summieren sich schnell die Kalorien. Dann ist es kein Wunder, wenn du trotz Augenmerk auf eine gesunde Ernährung nicht abnehmen kannst.

Damit du dir ungefähr vorstellen kannst, wie viel 15 Gramm Fett sind, kannst du dir die folgende Liste an Lebensmitteln durchlesen. Sie zeigt dir beispielhaft die Fettwerte einiger Lebensmittel. Natürlich musst du die Liste nicht auswendig lernen, denn es geht nicht darum, dass du jedes Fettgramm zählen musst. Vielmehr hilft dir die Liste, ein Bewusstsein für eine für dich wohltuende Menge an Fett zu entwickeln. Denk daran:

Isst du zu fettarm, wirst du dich nicht richtig satt, befriedigt und glücklich fühlen. Isst du hingegen zu viel Fett, machst du dir das Abnehmen unmöglich. Deine Wohlfühl-Fettmenge liegt wie so oft im Leben in der goldenen Mitte.

FETTQUELLEN UND IHRE NÄHRWERTE

Diese Fettquellen tun dir gut	
1 EL Olivenöl, ca. 6 g	6 g Fett
10 Oliven, ca. 50 g	7 g Fett
10 Mandeln, ca. 13 g	6,6 g Fett
5 Walnüsse, ca. 13 g	8,1 g Fett
20 Pistazien, ca. 20 g	10,3 g Fett
1 gestrichener EL Chiasamen, ca. 6 g	1,9 g Fett
1 gestrichener EL Hanfsamen, ca. 6 g	3,4 g Fett
1 gestrichener EL Sonnenblumenkerne, ca. 6 g	3,1 g Fett
1 EL Mandelmus, ca. 8 g	4,7 g Fett
¼ Avocado, ca. 60 g	7,5 g Fett
125 g Lachs	7,9 g Fett
1 Ei (M)	6,5 g Fett
150 g Joghurt (1,5%)	2,3 g Fett
Diese Fettquellen kannst du in Maßen genießen	
1 Scheibe Käse, z. B. Gouda (45%), ca. 40 g	12,3 g Fett
100 g Feta	24,2 g Fett
100 g Feta light	9 g Fett

½ Kugel Mozzarella	13,1 g Fett
½ Kugel Mozzarella light	5,6 g Fett
1 EL Parmesankäse, ca. 20 g	6,1 g Fett
1 Portion Butter, 10 g	8,3 g Fett
25 ml Sahne	7,9 g Fett
Diese Lebensmittel enthalten Transfettsäuren	
1 Croissant, ca. 70 g	23,5 Fett
1 Berliner (Krapfen), ca. 65 g	8,3 g Fett
1 Donut mit Glasur, ca. 60 g	11,5 g Fett
1 Blätterteig-Gebäck mit Schinken-Käse-Füllung, ca. 150 g	26,7 g Fett
1 Kugel Sahne-Eis, ca. 70 g	11,9 g Fett
1 kleine Portion Chips, ca. 30 g	9,9 g Fett
1 mittlere Portion Pommes, ca. 115 g	16,1 g Fett
1 Cheeseburger, ca. 120 g	12 g Fett
1 Big Mac, ca. 220 g	26,5 g Fett
1 Pizza Margherita (Fertigprodukt), ca. 300 g	15 g Fett
5 Fischstäbchen (frittiert), ca. 150 g	13,6 g Fett
1 Backfisch-Baguette, ca. 175 g	8,8 g Fett
6 Chicken Nuggets, ca. 110 g	13 g Fett

Wenn du möchtest, baue diese Lebensmittel mit Transfettsäuren hin und wieder als kleinen Luxus in deine Ernährung ein – du schadest dir damit nicht. Nur wenn du regelmäßig zu Fast Food und Industrieprodukten greifst und/oder dich in deinem Körper derzeit unwohl fühlst, darfst du deinen Konsum hinterfragen.

GÖNN DIR EINEN ÖLWECHSEL

Iss das richtige Maß an hochwertigen Fetten – und du wirst dich schon bald deutlich fitter, stärker und gesünder fühlen. Gleichzeitig wird dir das Abnehmen leichter fallen. Denn mit dem richtigen Fett befriedigen dich deine Mahlzeiten so sehr, dass du voll auf deinen Genuss kommst und zudem über Stunden satt und befriedigt bleibst. Du findest hier ein paar Vorschläge, wie du deinen Körper mit wohltuenden Fetten versorgen kannst, während du gesundheitlich bedenkliche Fette limitierst:

- Greife bei tierischen Produkten öfter zur mageren Version: Wähle Geflügel statt durchwachsenem Steak.
- Entferne bei Geflügel die fettreiche Haut.
- Probiere fettarme Käsesorten wie Mozzarella light und Feta light anstatt Vollfett-Käse. Oder wähle Käse mit so intensivem Geschmack, dass du nur eine kleine Portion brauchst, wie zum Beispiel Parmesankäse.
- Ersetze die Butter auf deinem Brot durch fettarmen und proteinreichen Hüttenkäse. Oder probiere eine pflanzliche Alternative: Wie wäre es mit Hummus oder Guacamole anstelle von Butter?
- Ersetze die Sahne in deiner Soße oder Suppe durch Saure Sahne, etwas Milch oder etwas Frischkäse.
- Gönn dir für deine Salate, Dips und Aufstriche ein hochwertiges Oliven-, Nuss-, Raps-, Hanf- oder Leinöl.
- Streue 1 bis 2 Esslöffel Samen oder Nüsse über dein Müsli oder deinen Salat.
- Für das Braten bei mittelhohen Temperaturen (zum Beispiel für ein Rührei) kannst du auch Butter oder – noch besser – hoch erhitzbares Olivenöl oder Rapsöl nehmen.
- Für sehr heißes Anbraten nutze am besten Kokosöl, hoch erhitzbares Rapsöl oder Ghee.
- Nutze zum Braten eine Teflon-Pfanne. Dann brauchst du weniger Fett.

- Ersetze deine Fritteuse durch eine Heißluftfritteuse. Oder bereite Pommes, Gemüse oder Reibekuchen im Ofen zu.
- Iss zweimal pro Woche fetten Fisch wie Hering, Lachs oder Makrele. Möchtest du keinen Fisch essen, baue geschrotete Leinsamen oder Leinöl in deine Ernährung ein.
- Plane beim nächsten Supermarkt-Einkauf ein bisschen mehr Zeit ein, um dich mit den Zutatenlisten deiner meist gekauften Produkte vertraut zu machen. Achte dabei auf folgende Begriffe, denn sie weisen dich darauf hin, dass das Produkt in deiner Hand Transfette enthält: »(zum Teil) gehärtetes Pflanzenfett« oder »hydrogenisierte Öle und Fette«.
- Schaffst du es nicht, abzunehmen oder fühlst du dich ständig hungrig, schlapp oder unkonzentriert? Dann tracke für ein paar Tage mithilfe einer App oder einer Nährwerttabelle deinen Fettkonsum. Vielleicht isst du mehr Fett, als du dachtest – oder viel zu wenig. Eine gute Fettmenge zum Abnehmen liegt bei ca. 15 Gramm pro Mahlzeit.

Übung: Gönne dir einen Wohlfühl-Ölwechsel

Wähle aus den Vorschlägen oben *einen* Impuls aus, den du gerne ausprobieren möchtest. Denke daran: Du brauchst deinen Fettkonsum nicht radikal zu verändern, *ein* kleiner Schritt in Richtung Wohlfühl-Ich reicht vollkommen.

Und wie immer gilt: keine Verbote und keine Dogmen! Du kannst weiter essen, was du von Herzen liebst. Das heißt: Wenn vollfetter Brie oder Nougat-Schokolade ein absoluter Hochgenuss für dich sind oder du auf dein Sonntagsfrühstück mit Croissant und Milchkaffee nicht verzichten möchtest, dann gönne dir diesen Genuss weiterhin. Wie dir das auf eine Art und Weise gelingt, die dir das Abnehmen weiterhin ermöglicht, hast du in der vergangenen Woche gelernt. Denn beim achtsamen Essen spielen Gesundheit *und* Genuss eine Rolle.

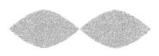

• Notiere dir hier, welche Veränderungen hinsichtlich deines Fettkonsums du in den nächsten Tagen ausprobieren möchtest:

• Gibt es eher »ungesunde« oder besonders fettreiche Lebensmittel (wie zum Beispiel Süßigkeiten oder Fast Food oder schwere Hausmannskost), auf die du auch in Zukunft nicht verzichten möchtest, weil du sie besonders liebst? Trage sie hier ein.

• Wenn ja – wie kannst du beim Essen dieser Lebensmittel dafür sorgen, dass sich dein Wunsch nach einem gesunden, natürlich schlanken Körper und dein Wunsch nach Genuss miteinander vereinbaren lassen? Notiere Vorschläge, die gut in dein Leben passen. Hier ein paar Beispiele:

♦ *Du gönnst dir jeden Tag ein kleines Stückchen Schokolade – und verköstigst dieses ganz besonders achtsam. Vielleicht machst du sogar ein tägliches Achtsamkeitsritual daraus?*
♦ *Du hebst dir Süßigkeiten für das sonntägliche Kaffee-und-Kuchen-Ritual mit deiner Familie auf.*
♦ *Du probierst Desserts prinzipiell nur in guten Restaurants.*
♦ *Du isst Pizza nur frisch gebacken beim Italiener.*

Sobald du ein paar Ideen für deinen Ölwechsel gesammelt hast, beobachte mithilfe deines Food-Journals, wie sich Veränderungen in deiner Ernährung auf deinen Appetit, deine Sättigung und deine Stimmung auswirken.

ACHTSAME ERKENNTNIS

Fette sind wichtig für deine Gesundheit. Achte darauf, bei jeder Mahlzeit eine kleine Portion hochwertiges Fett zu integrieren. Damit fühlst du dich fitter, wacher und glücklicher. Und du nimmst ab – auf eine Art und Weise, die Genuss und Gesundheitsstreben miteinander vereint.

TAG 26: FINDE ZU NEUER POWER! WARUM DU KOHLENHYDRATE ESSEN DARFST, UM ABZUNEHMEN

Kohlenhydrate haben in den letzten Jahren einen ziemlichen Image-Schaden erlitten: Brot, Nudeln und Reis gelten als Dickmacher. Low Carb ist in.

Aber sind Kohlenhydrate wirklich so schlecht für die Figur? Lass uns den heutigen Tag nutzen, um Licht ins Kohlenhydrat-Dunkel zu werfen. Du erfährst, warum Kohlenhydrate wichtig für deinen Körper sind und du diese gerne in deine Ernährung integrieren darfst. Denn was immer dein Wunsch ist – ob du abnehmen oder dich gesünder und fitter fühlen willst –, die beste Ernährung ist die, bei der dein Körper alle Nährstoffe bekommt. Iss ausgewogen und du fühlst dich nach dem Essen befriedigt. Und du nimmst ab – auf entspannte und glückliche Weise.

WAS SIND EIGENTLICH KOHLENHYDRATE?

Neben Eiweißen und Fetten sind Kohlenhydrate der dritte Grundnährstoff, aus dem unsere Nahrung besteht. Kohlenhydrate setzen sich zusammen aus Zuckermolekülen und sind in fast allen Lebensmitteln zu finden. Besonders viele Kohlenhydrate stecken in Brot, Kartoffeln, Nudeln und Getreide. Auch in Milchprodukten, in Obst und Gemüse findest du viele Kohlenhydrate. Und natürlich sind auch Süßigkeiten aufgrund ihres hohen Zuckergehalts besonders kohlenhydratreich.

KOHLENHYDRATE MACHEN DICH SATT, ZUFRIEDEN UND SCHLANK

Kennst du einen Menschen, der *nicht* auf Pasta, Brot oder Kartoffeln steht? Also, mir ist ein solcher Sonderling noch nicht begegnet! Tatsache ist: Schon als Säuglinge lieben wir den Geschmack von Zucker. Und die Lust auf Kohlenhydrate – also zuckerhaltige Lebensmittel – bleibt uns ein Leben lang erhalten.

Der Grund dafür ist schnell erklärt: Unser Körper braucht rund um die Uhr Energie. Allein unser Gehirn verbraucht am Tag um die 500 Kalorien. Jeder Herzschlag, jeder Atemzug, jede Bewegung und jeder Stoffwechselprozess kosten den Körper weitere Kraft. Und was sind Kohlenhydrate? Na, reines Kraftfutter! Kein anderer Nährstoff lässt sich so effizient verstoffwechseln und schnell in Energie umwandeln. (Zwar kann dein Körper auch aus Fetten und

Proteinen Energie gewinnen. Das fühlt sich für deine Fabrik aber wie Notstromversorgung an. Es ist anstrengend. Es funktioniert langsamer. Ganz ehrlich? Notstrom nervt.)

Kappen wir die Kohlenhydrate, fühlen wir uns entsprechend energielos und schlapp. Beim Sport bringen wir weniger Leistung. Manche Menschen bekommen Probleme beim Einschlafen. Andere werden missmutig oder gereizt. Und wieder andere entwickeln Heißhunger und schier unkontrollierbare Essgelüste – vor allem auf stärkehaltige und zuckerreiche Lebensmittel.

Gerade letztgenanntes Phänomen kennen viele Menschen, die Diät halten und dabei ihren Kohlenhydratkonsum stark einschränken: Irgendwann sind wir so hungrig, dass wir vor Verzweiflung in die Tischkante beißen könnten. Und wenn der Hunger unerträglich wird? Dann landen wir vor dem Kühlschrank und stopfen Essen in uns hinein. Unser Essverhalten mag in diesen Momenten wahllos und unkontrolliert erscheinen – aber in Wahrheit steckt ein System dahinter. Der Körper macht, was er soll: Er holt sich seinen Zucker. Das ist der Grund, warum wir bei einer Heißhungerattacke solche Lust auf Brot haben. Oder auf Nudeln. Oder auf Gummibärchen. Dumm nur, dass die Lust oft so groß ist, dass wir viel zu hastig essen – und oft viel zu viel. Erfolgreiches Abnehmen sieht anders aus ...

Noch schlimmer wird unser Problem dann, wenn sich zum Heißhunger der Frust gesellt. Wir essen »zu viel« oder »das Falsche« und statt Verständnis für unseren unterzuckerten Körper zu haben, beschimpfen wir uns als »verfressen« oder »Versager«. Wir sind enttäuscht von uns selbst und verlieren den Glauben daran, dass wir jemals abnehmen werden. Und vor lauter Frust tun wir was? Na, wir trösten uns. Und zwar mit Essen. Denn nun ist es ja eh wurscht, der Tag ist gelaufen. Dann können wir ja ebenso gut weiterschlemmen – und morgen die nächste Diät starten.

Kommen dir solche Heißhungerattacken und die Frust-Logik danach bekannt vor? Dann mach dich dafür bitte nicht fertig: Du bist weder willensschwach noch essgierig. Dein Essverhalten ist nachvollziehbar. Schließlich versucht dein Körper nur seinen Job zu machen – und dafür braucht er Energie. Sieh deinen Körper als deinen Freund und gib ihm, was er braucht: Iss wohltuende Kohlenhydrate.

Deine gesamte Gesundheit wird von einer geregelten Kohlenhydratzufuhr profitieren: Du wirst wieder satt. Du entspannst dich. Der Heißhunger verblasst, die Essattacken auch und du gewinnst den Glauben an dich und dein Abnehmziel zurück. Übrigens: Auch dein Immunsystem und dein Stoffwechsel finden zu ihrer alten Power zurück. Schließlich stecken Kohlenhydratquellen wie Obst, Gemüse, Vollkorngetreide und Kartoffeln voller Vitamine (wie Vitamin B und E), Mineralstoffe (wie Eisen, Zink, Kalzium, Selen und Magnesium), Phytonährstoffe und Ballaststoffe.

Wichtig ist nur, dass du bei deiner Auswahl der Kohlenhydrate ein bisschen achtgibst. Denn tatsächlich gibt es Kohlenhydrate, von denen dein Körper maximal profitiert. Und dann gibt es jene, die deinen Körper eher belasten. Wie du die beiden Sorten voneinander unterscheiden kannst – das erfährst du auf den nächsten Seiten.

VORSICHT: NICHT ALLE KOHLENHYDRATE SIND GLEICH

Kohlenhydrate lassen sich grob in zwei Gruppen einteilen: einfache und komplexe Kohlenhydrate. Einfache Kohlenhydrate bestehen aus ein bis zwei Zuckermolekülen. Dazu gehören etwa Saccharose (Haushaltszucker), Fruktose (Fruchtzucker wie in Obst) und Laktose (Milchzucker wie in Milchprodukten). Da einfache Kohlenhydrate so simpel aufgebaut sind, kann der Körper sie schnell aufspalten. Innerhalb von 10 bis 30 Minuten gelangen die ersten Zuckermoleküle ins Blut. Von dort aus werden sie in die Zellen geschleust, die daraus Energie gewinnen. Einfache Kohlenhydrate sind also nicht per se schlecht. Manchmal ist eine schnelle Energieversorgung genau das, was du brauchst: Zum Beispiel, wenn du lange und intensiv Sport treibst und deinem Körper die Power ausgeht. Dann brauchst du nur eine kleine Portion Zucker (zum Beispiel aus einer Banane oder einer Apfelschorle) und schon kannst du wieder Gas geben.

Im normalen Alltag bewegen sich allerdings die wenigsten von uns lange und intensiv. Darum macht es Sinn, abseits des Sports eher auf komplexe Kohlenhydrate zu setzen – wie wir sie etwa in Gemüse oder Vollkornprodukten finden. Komplexe Kohlenhydrate setzen sich aus vielen Zuckermolekülen zusammen. Entsprechend lange ist der Körper damit beschäftigt, ihre Molekularstruktur auseinanderzubauen und den Zucker daraus in die Blutbahn zu leiten. Das bedeutet ganz praktisch: Isst du komplexe Kohlenhydrate, werden deine Blutbahnen nicht mit Glukose überflutet, als bräche ein Zucker-Tsunami über dich ein. Stattdessen sickert Zucker langsam und stetig in dein Blut und von dort in deine Körperzellen. Und das fühlt sich gut an: Du bleibst über Stunden angenehm satt. Du denkst nicht ständig an Essen, sondern gehst mit Energie und guter Laune durch deinen Tag.

BEFREIE DICH AUS DER HEISSHUNGERFALLE

Vielleicht kennst du das? Du startest den Tag mit einem Marmeladenbrötchen, trinkst zwischendurch einen Latte Macchiato oder eine Cola, isst mittags Nudeln mit Tomatensoße und danach einen kleinen Schokoriegel. Eigentlich solltest du bei so viel Zucker genug Energie haben – und doch fühlst du dich schlapp und unkonzentriert. Spätestens am Nachmittag fällst du ins Suppenkoma. Am liebsten würdest du jetzt eine Siesta auf dem Sofa einlegen. Aber die Arbeit ruft. Also spülst du deine Müdigkeit mit einem süßen Kaffee weg und greifst zu den Keksen in der Büroküche.

Dein Dilemma: All die kleinen Zuckersnacks halten dich in der Heißhungerfalle fest. Denn dein Körper kann mit so viel

Zucker nichts anfangen – im Gegenteil, er wehrt sich gegen die Überflutung. Also schüttet dein Körper das Hormon Insulin aus. Insulin hat eine wichtige Aufgabe: Es schleust den überschüssigen Zucker in deine Zellen. Nun ist der überschüssige Zucker aus deinem Blut entfernt – dein Blutzuckerspiegel sinkt. Problem gelöst? Tja, nur bedingt. Denn in deinem Blut zirkuliert nun zwar kein unnötiger Zucker mehr – dafür aber eine immer noch hohe Menge an Insulin. Und das drückt weiterhin auf die Tube – und schleust immer mehr Zuckermoleküle in deine Zellen. Dadurch fällt dein Blutzuckerspiegel weiter. Irgendwann ist der Zuckergehalt in deinem Blut allerdings so niedrig, dass du dich wieder *unter*zuckert fühlst – und prompt Hunger bekommst. Und zwar auf was? Richtig: auf Zucker! Heißhungrig und müde, wie du nun bist, greifst du also zum nächsten Snack. Und schon geht das Spiel von vorne los: Zucker schießt in dein Blut, dein Blutzuckerspiegel rauscht nach oben – nur um kurz danach rasant abzustürzen. In deinem Blut herrscht Chaos – und dein Körper kämpft mit immer mehr Insulin tapfer dagegen an, um die Balance wieder herzustellen. Und wie geht es dir dabei? Na, wie schon: Du fühlst dich unkonzentriert, schlapp und müde und könntest ständig essen.

Zucker-Heißhunger mit Zucker bekämpfen zu wollen ist, wie einen Brand mit Benzin löschen zu wollen. Du stillst deine Gier nicht. Du entfachst sie aufs Neue.

Die gute Nachricht ist, es gibt einen simplen Ausweg aus der Heißhungerfalle: Achte auf einen gleichmäßigen Blutzuckerspiegel. Das heißt: Bevorzuge wann immer möglich komplexe Kohlenhydrate. Du findest diese in Vollkornprodukten, Reis, Mais, Hirse, Kartoffeln, Obst, Linsen, Bohnen, Erbsen, Quinoa, Amaranth oder Buchweizen.[36] Aber nicht nur die Auswahl deiner Lebensmittel ist wichtig für einen stabilen Blutzuckerspiegel. Auch wie du deine Lebensmittel kombinierst, spielt eine entscheidende Rolle.

KOMBINIERE KOHLENHYDRATE CLEVER

Neben der klugen Auswahl deiner Kohlenhydratquellen kannst du noch einen weiteren Trick nutzen, um den Zuckerstrom in dein Blut abzubremsen: Kombiniere Kohlenhydrate am besten immer mit etwas Fett und Eiweiß. Denn sobald sich Fett und Eiweiß in deinem Magen befinden, verlangsamt sich die Magenentleerung. Die Folge: Der Zucker aus deiner Nahrung gelangt nicht so schnell und stoßartig in dein Blut. Stattdessen fließt Zucker gemäßigt und ruhig in deinen Blutkreislauf.

Cleveres Kombinieren kann dir in der Praxis ganz einfach gelingen: Iss zum Frühstück nicht nur Müsli, sondern auch eine kleine Portion proteinreichen Quark und ein paar fettreiche Nüsse. Mittags gibt es zur Pasta etwas Fleisch, Fisch oder Tofu. Als Nachmittagssnack kannst du Obst mit Nüssen oder einem Stück Käse kombinieren. Oder probiere Hüttenkäse mit zuckerfreiem Apfelmus, etwas Zimt und gerösteten Mandelstiften – das ist super lecker! Und am Abend? Da belegst du dein Brot mit Avocado, gekochten Eiern, Käse oder magerem Schinken. Natürlich kommst du auch als Veganer an all deine Nährstoffe: Wie wäre es mit einem Vollkornbrot mit Hummus und eingelegter Paprika?[37] Ich bin sicher, du bist kreativ und dir fallen deine eigenen Kombinationen ein, mit denen du aus Kohlenhydraten, Proteinen und Fett eine vollwertige Mahlzeit zaubern kannst. Also, was meinst du: Welche Mahlzeiten passen zu dir und deinem Leben?

WIE VIELE KOHLENHYDRATE SIND IDEAL?

Nachdem du jetzt viel über die Qualität und das Kombinieren von Kohlenhydraten erfahren hast, stellst du dir vielleicht die Frage nach der Quantität. Welche Menge an Kohlenhydraten ist optimal für dich? Tatsächlich gibt es hier keine allgemeingültige Antwort. Manche Menschen vertragen Kohlenhydrate sehr gut – und können gerne etwas mehr davon essen. Andere Menschen reagieren sehr sensibel auf Zucker und spüren den Blutzuckeranstieg und Nebenwirkungen wie Heißhunger und Reizbarkeit deutlicher. Diese Menschen fühlen sich oft wohler, wenn sie sich bei Kohlenhydraten etwas zurückhalten und dafür mehr hochwertige Fette in ihre Ernährung einbauen.

Meine Empfehlung lautet daher: Teste und entdecke, was für ein Typ Kohlenhydratverwerter du bist. Was tut *dir* gut? Mach dich dabei bitte nicht mit Grammangaben und Portionsgrößen verrückt. Beherzige einfach ein oder zwei Tipps aus diesem Buch und achte dann auf dein Hunger- und Sättigungsgefühl. Du wirst sehen: Dein Körper hat seine eigene Sprache und gibt dir Feedback – du brauchst nur lernen hinzuhören. Achtsamkeit macht dich außerdem empfänglicher für Schwankungen in deinem Leben. Denn je nachdem, in welcher Lebensphase du gerade bist und wie dein Alltag aussieht, kann dein Kohlenhydratbedarf ganz schön schwanken. Wenn du zum Beispiel einen sehr aktiven Lebensstil hast und dich viel bewegst, brauchst du natürlich mehr Energie. Und auch das Wetter, dein Zyklus und andere Faktoren können deinen Hunger nach Kohlenhydraten beeinflussen. Wäre es nicht schön, du wärest offen für deine Tagesform und bereit, dich auf deinen Körper einzulassen – je nachdem, was dieser sich gerade wünscht?

ISST DU ZU WENIG KOHLENHYDRATE?

Nach der Geburt meiner Tochter war ich eine der Frauen, die beim Stillen nicht ab-, sondern zunahm. Der Grund? Ich litt immer wieder unter Heißhungerattacken. An manchen Tagen hatte ich derart großen Hunger, dass sich mein Magen wie ein schwarzes Loch anfühlte. Ich konnte essen, was ich wollte – und wurde einfach nicht satt. Dadurch stieg mein Gewicht unaufhörlich. Obwohl ich sportlich aktiv war. Obwohl ich gesund aß. Obwohl ich stillte. Es war zum Mäusemelken!

Die Lösung meines Problems klingt im ersten Moment widersprüchlich, aber sie wirkte sofort: Um die überflüssigen Kilos wieder abzunehmen, musste ich nicht weniger, sondern *mehr* essen. Und zwar Kohlenhydrate. Denn jede Heißhungerattacke war ein Aufschrei meines Körpers. Mein Körper verlangte nach Energie. Er brauchte Kohlenhydrate. Als ich meinem Körper endlich gab, wonach er sich sehnte, verschwand auch der Bärenhunger. Ich wurde wieder richtig satt. Mehr noch: Ich wurde ruhiger. Gelassener. Und fühlte mich wohler.

Als ich anfing, als Abnehm-Coach zu arbeiten, stellte ich fest, dass ich mit meinem Kohlenhydratmangel nicht alleine bin. Ich kenne viele Frauen, die sich den ganzen Tag von Salat und Gemüsegerichten ernähren und dann am Abend ausgehungert den Kühlschrank plündern. Sie halten sich für disziplinlos und willensschwach. Aber genau das sind sie nicht. Im Gegenteil: Sie sind ein bisschen zu hart mit sich selbst.

Wenn du abnehmen möchtest, dann darfst du natürlich auf deine Ernährung achten. Und ja, es stimmt schon: Um abzunehmen, darfst du ein bisschen weniger essen als bisher. Paradoxerweise gelingt dir das aber vielleicht genau dadurch, dass du dir erstmal ein bisschen *mehr* erlaubst. Höre auf deinen Körper. Dein Körper ist weise und zeigt dir, was du brauchst.

Was glaubst du: Könnte es sein, dass auch du nicht zu viel, sondern zu wenig Kohlenhydrate isst? Im Folgenden findest du eine Liste an Symptomen, mit denen dein Körper dich auf einen eventuellen Kohlenhydratmangel hinweist. Erkennst du dich in einem oder mehreren Punkten wieder, dann erhöhe sanft deine Kohlenhydratzufuhr. Jawohl: Du darfst mehr Obst und Gemüse essen. Und auch auf Leckereien wie Reis, Nudeln oder Brot brauchst du nicht zu verzichten. Sei achtsam für dich und spüre nach, wie sich deine Symptome verändern, wenn du diese Lebensmittel auf deinem Speiseplan (wieder) vermehrt einführst.

ACHTUNG: SO ZEIGT DIR DEIN KÖRPER EINEN KOHLENHYDRATMANGEL

1. Heißhungerattacken und Gelüste auf Brot, Süßigkeiten oder Fast Food

Stellt dein Körper fest, dass dir der Zucker ausgeht, kann es sein, dass er dich mit Heißhungerattacken auf Backwaren, Süßigkeiten oder Fast Food abstraft. Diese Lebensmittel enthalten viele schnell verfügbare Kohlenhydrate. Genau das Futter, das dein Gehirn so dringend will.

2. Erschöpfung und Lustlosigkeit

Isst du sehr kohlenhydratarm, fehlt es dir an Energie. Also zwingt dich dein Körper, Energie zu sparen. Du nimmst den Fahrstuhl anstatt der Treppen. Und legst dich aufs Sofa, anstatt zum Sport zu gehen.

3. Konzentrationsprobleme

Auch dein Gehirn schaltet in den Stand-by-Modus. Schließlich kostet jeder mentale Prozess Energie. Ohne Kohlenhydrate fällt dir das Denken schwer. Du fühlst dich unkonzentriert, fahrig, vielleicht sogar wie benebelt.

4. Frösteln, kalte Hände oder Füße

Deine Körpertemperatur wird von deinem Gehirn gesteuert, genauer: von deinem Hypothalamus. Der Hypothalamus hat aber noch einen weiteren wichtigen Job: Er steuert dein Hunger- und Sättigungsempfinden. Bekommt dein Hypothalamus nicht genug Energie, bricht in deinem Gehirn Chaos aus. Deine Körpertemperatur sinkt. Du fängst an zu frieren. Frösteln und Zittern können ein Anzeichen für starken Kohlenhydrathunger sein.

5. Kopfschmerzen

Manche Menschen reagieren mit Kopfschmerzen auf Schwankungen im Blutzuckerspiegel. Neigst du zu Migräne, darfst du besonders auf dich achten: Bitte erspare dir jegliche Blutzucker-Achterbahnfahrt!

Dein Körper mag weder übertriebene Zuckerspitzen, wie du sie nach dem Verzehr von vielen Süßigkeiten erlebst. Noch verträgt er lange Fastenperioden, bei denen dein Blutzucker in den Keller rasselt. Besser sind regelmäßige Mahlzeiten, die sowohl komplexe Kohlenhydrate als auch Protein und Fett enthalten. Das beruhigt den Blutzuckerspiegel. Und es sorgt für Frieden in deinem Kopf.

6. Blähungen und Verstopfung

Pflanzliche Kohlenhydratquellen enthalten Ballaststoffe, die deinen Darm in Schwung bringen. Ernährst du dich streng Low Carb, bewegt sich der Speisebrei nicht schnell genug durch deinen Darm. Es entstehen faule Gase, die dich aufblähen. Dein Stuhl wird hart und du bekommst Verstopfung.

7. Gereiztheit und schlechte Laune

Jede Mama und jeder Papa weiß: Ein Kleinkind, das quengelt, ist oft einfach hungrig. Mit einem kleinen Snack verwandelt sich der kleine Gremlin schnell wieder in einen Sonnenschein. Schuld an dieser kindlichen Charakterwandlung ist das Gehirn: Wenn der Hypothalamus stark damit beschäftigt ist, Hungerhormone zu produzieren, hat er nur noch wenig Spielraum für die Herstellung anderer Hormone, zum Beispiel solcher, die uns ruhig und zufrieden machen. Kurz gesagt: Ohne Zucker keine Brain-Power. Und ohne Brain-Power keine entspannten Glückshormone. Ein Kind, das quengelt, merkt also, dass etwas nicht stimmt. Und es braucht eine fürsorgliche Betreuungsperson, die ihm aus der Patsche hilft und es mit anständiger Nahrung versorgt. Übrigens: Du verdienst die gleiche Fürsorge, oder was meinst du?

8. Schlechte Leistung im Sport

Sportler können ihre Energie aus verschiedenen Quellen gewinnen - aus den Zuckerspeichern in ihren Muskeln und der Leber genauso wie aus ihren Fettdepots. Die effizientesten Energieträger sind und bleiben aber Kohlenhydrate. Fühlst du dich beim Sport schlapp oder brauchst ungewöhnlich lange, um zu regenerieren, kann es sein, dass dein Körper gegen deine Low-Carb-Diät streikt. Sport soll dich nicht unnötig erschöpfen. Im Gegenteil: Du machst ja Sport, um dich fit und lebendig zu fühlen, oder nicht? Darum gönne deinem Körper komplexe Kohlenhydrate, und er wird dir schenken, wonach du dich sehnst: einen fitten, gesunden, glücklichen Körper.

Nachgefragt: Machen Kohlenhydrate am Abend dick?

Die kurze Antwort lautet: Nein.

Die ausführliche Antwort lautet: Beim Abnehmen entscheidet letztlich immer die Kalorienbilanz über deinen Erfolg. Isst du weniger Kalorien, als dein Körper braucht, dann nimmst du ab. Iss mehr, dann nimmst du zu. Dabei ist es letztlich *nicht* entscheidend, zu welcher Uhrzeit du isst.

Konzentriere dich also nicht darauf, *wann* du deine Kohlenhydrate isst. Richte den Fokus lieber auf die Auswahl und deine persönliche Wohlfühlmenge. Gönn dir beim Essen ein bisschen Ruhe, sodass du gut kauen und dein Sättigungsgefühl wahrnehmen kannst. Erkenne mit deinem Achtsamkeitstraining, welche Kohlenhydratquellen du genießt und welche dich befriedigen.

Und was die Frage nach den abendlichen Kohlenhydraten angeht: Beobachte doch einmal selbst, wie gut du deine abendlichen Mahlzeiten verträgst – und in welchen Mengen. Vielleicht darfst du hier ein bisschen experimentieren. Es gibt Menschen, die schlafen besser ein, wenn sie abends ein paar sättigende Kohlenhydrate im Magen haben. Andere fühlen sich mit Low Carb viel wohler – weil ihnen zu viele Kohlenhydrate schwer im Magen liegen und ihre Verdauung belasten. Es gibt Menschen, bei denen fährt der Stoffwechsel nach einer kohlenhydratreichen Abendmahlzeit derart hoch, dass sie nachts glühen wie ein Ofen und regelrechte Hitzeattacken bekommen. Wiederum andere reagieren vor allem auf Süßigkeiten sensibel und bekommen von zu viel Zucker am Abend sogar Albträume. Und dann gibt es Menschen, die vertragen alles gut – und essen einfach, worauf sie am Abend Lust haben.

Siehst du, worauf ich hinauswill? Menschen sind unterschiedlich! Und auch du bist ein einmaliges Wesen mit einem einmaligen Stoffwechsel. Also sei achtsam mit dir, und du wirst mit der Zeit zum Experten für dich selbst. Du wirst genau verstehen, was dein Körper mag und was nicht. Oder wie man in Norddeutschland sagt: Versuch macht kluch!

Optimiere deinen Kohlenhydratkonsum

Um dich länger satt, konzentriert und insgesamt wohler zu fühlen, findest du hier eine Liste an Möglichkeiten, wie du deinen bisherigen Kohlenhydratkonsum optimieren kannst. Natürlich geht es nicht darum, dass du alle Vorschläge aus diesem Kapitel umsetzt. Geh lieber kleine, machbare Schritte. Lies dir die folgende Liste durch und kreuze die Vorschläge an, die zu dir und deinem Lebensstil passen. Entscheide dich für eine, maximal zwei Ideen, die du heute und in den nächsten Tagen ausprobieren willst.

Wie immer: Sieh diese Übung als ein Spiel oder eine kleine Wohlfühl-Challenge. Du brauchst keine To-dos abhaken und neue Diät-Regeln erfinden. Mit Spaß und ein bisschen Neugier kommst du viel weiter als mit unrealistischem Streben nach Perfektion.

Ich ersetze einfache Kohlenhydrate durch komplexe Kohlenhydrate ...	
☐ beim Frühstück (z. B. Müsli statt Corn-flakes, Vollkornbrot statt Weißmehlbrot)	
☐ beim Mittagessen (z. B. Vollkornreis statt Parboiled Reis, Vollkornnudeln oder Hülsenfrüchte-Pasta statt weißer Nudeln)	
☐ beim Snack (z. B. ein Stück Obst mit Studentenfutter statt Schokoriegel)	
☐ beim Abendessen (z. B. Kartoffeln mit Quark statt belegtem Graubrot, Vollkornbrot statt Weißbrot)	

Ich erhöhe den Gemüse- und Obstanteil in meiner Ernährung ...	
☐ beim Frühstück (z. B. indem ich in mein Müsli etwas Apfel schneide oder zu meinem Omelett Pilze und Zwiebeln gebe)	
☐ beim Mittagessen (z. B. indem ich einen Beilagensalat oder eine Suppe wähle)	
☐ beim Abendessen (z. B. indem ich mir zum Abendbrot etwas Rohkost zubereite)	
Ich erhöhe bei einer Mahlzeit am Tag den Gemüseanteil (z. B. zum Frühstück schon etwas Gemüse einbauen, mittags einen Beilagensalat essen, abends als Vorspeise eine Gemüsesuppe).	
Ich kombiniere Kohlenhydrate mit Proteinen und Fett, um einen zu hohen Blutzuckeranstieg zu vermeiden und länger satt zu bleiben.	
Ich genieße weiterhin meine Lieblingspasta – und esse diese ganz bewusst und langsam. Dafür achte ich im weiteren Tagesverlauf darauf, Weißmehl gegen Vollkorn auszutauschen.	
Ich genieße weiterhin meine Lieblingspasta – erhöhe aber anteilig den Protein- und Fettanteil meines Nudelgerichts.	
Ich genieße weiterhin mein Weißbrötchen/meinen Kuchen/meinen Schokoriegel – und hebe mir dies als Highlight fürs Wochenende auf.	
Bei meinem nächsten Supermarkt-Einkauf plane ich etwas mehr Zeit ein und suche nach interessanten neuen Kohlenhydratquellen: Wildreis, Süßkartoffeln, Quinoa, Bulgur...	

Ich nehme mir heute mein Lieblings-Rezeptbuch (oder meinen Rezeptordner) zur Hand und überlege, wie ich meine meistgekochten Gerichte nach den Richtlinien des »idealen Tellers« (siehe Tag 27) aufwerten kann.	
Ich kaufe mir ein Kochbuch mit vollwertigen Rezept-Ideen.	

Ich mache mir gesunde Ernährung einfach, indem ich ...

☐ immer ein paar gewaschene, geschnittene und vorportionierte Paprika, Pilze, Tomaten, Brokkoli oder andere Gemüsesorten im Kühlschrank griffbereit habe	
☐ im Eisfach eine Auswahl an Tiefkühl-Gemüsesorten bereitliegen habe	
☐ im Eisfach vorgekochte und vorportionierte Gemüsesorten bereitliegen habe	
Ich packe in meine Arbeitstasche ein Stück Obst und Nüsse ein, sodass ich bei Heißhunger nicht auf den Süßigkeitenautomaten oder die Cafeteria angewiesen bin.	

Platz für eigene Ideen:

....

....

Aus dieser Liste möchte ich folgende 1–2 Punkte heute und in den nächsten Tagen umsetzen und beobachte in meinem Food-Journal, wie es mir mit diesen Änderungen geht:

1. ....

2. ....

ACHTSAME ERKENNTNIS

Kohlenhydrate machen nicht per se dick. Im Gegenteil: Isst du eine ausreichende Menge an komplexen Kohlenhydraten, bist du länger satt. Du fühlst dich fit und zufrieden und vermeidest Heißhungerattacken.

Du brauchst also Kohlenhydrate nicht aus deinem Leben verbannen. Achte lieber auf die Auswahl deiner Kohlenhydrate. Wann immer möglich, entscheide dich für komplexe Kohlenhydrate aus Gemüse, Obst, Kartoffeln und Vollkornprodukten. Kombinierst du dazu noch etwas Eiweiß und Fett und achtest auf dein Hunger- und Sättigungsgefühl, bist du auf dem besten Weg zu deinem natürlich schlanken Wohlfühlgewicht.

TAG 27: FÜLLE DEINEN »IDEALEN« TELLER

In den letzten Tagen hast du dir viel Wissen über eine vollwertige Ernährung angelesen – und vielleicht auch schon die ersten kleinen praktischen Erfahrungen gesammelt. Ich möchte dich an dieser Stelle noch einmal dazu einladen, all das theoretische Wissen immer nur als Grundlage für deine eigenen Ernährungsexperimente zu sehen. Du darfst in dich hineinspüren und deinen Körper kennenlernen. Kombiniere »äußeres« Ernährungswissen mit »innerer Weisheit« – und du hast sie endlich gefunden: die beste Diät der Welt. Denn die beste Diät ist das Ernährungskonzept, das genau zu *dir* passt.

Gleichzeitig ist mir bewusst, dass gerade dieses »achtsame Körper-Erspüren« vielen Menschen zu Beginn ihrer Reise noch etwas schwerfällt. Vielleicht hast du jahrelang nach einem festen Plan gegessen – und brauchst gerade noch eine Art Leitfaden, um dich bei der Zusammenstellung deiner Mahlzeiten sicher zu fühlen. In diesem Fall kannst du dich beim Planen deiner Mahlzeiten am Modell des »idealen Tellers« orientieren.

Der »ideale Teller« beschreibt, wie du deine Mahlzeiten zusammenstellen kannst, sodass sie ausgewogen sind und dein Körper mit allen wichtigen Nährstoffen versorgt wird. Das Prinzip des »idealen Tellers« funktioniert wie folgt:

- Teile deinen Teller gedanklich in vier Viertel.
- Zwei Viertel (also 50 % und damit eine Hälfte) füllst du mit Gemüse und Obst. (Übrigens: Je bunter und abwechslungsreicher, desto mehr Nährstoffvielfalt bietest du deinem Körper. »Eat the rainbow« lautet das Motto!)
- Ein weiteres Viertel (25 %) des Tellers widmest du deiner Eiweiß-Komponente. Entscheide dich für Fisch, Fleisch, Eier, Milchprodukte, Käse, Tofu oder Seitan.
- Das verbleibende Viertel (25 %) füllst du mit einer Sättigungsbeilage aus komplexen Kohlenhydraten – zum Beispiel Reis, Nudeln, Couscous, Bulgur oder Hülsenfrüchten. Entscheide dich gerne für die Vollkornvariante.
- Zum Schluss toppst du deinen Teller mit einer kleinen Portion hochwertiger Fette – brate zum Beispiel deine Zutaten mit hochwertigem Öl oder streue dir Nüsse oder Samen über dein Gericht. Fett ist wichtig, aber halte auch ein bisschen Augenmaß. Sollte deine Proteinquelle schon sehr fettreich sein (das ist zum Beispiel bei Lachs, Steak, mariniertem Tofu oder Käse der Fall), dann enthält deine Mahlzeit schon genug Fett, und du kannst beim Öl etwas sparsamer sein.
- Last but not least: Trinke zu deiner Mahlzeit ein großes Glas Wasser.

Übrigens: Auch wenn du ein Gericht wie Lasagne, Risotto oder eine Gemüsepfanne kochst, kannst du den »idealen Teller« im Hinterkopf behalten. Orientiere dich beim Zubereiten deiner

Mahlzeit einfach an den vorgeschlagenen Mengenverhältnissen. Sieh es mal so: Eine klassische Lasagne besteht vor allem aus Nudelplatten (das sind die Kohlenhydrate, von denen du ein Viertel deines Tellers füllen möchtest) und Bolognese-Soße (dies ist die Eiweiß-Komponente, außerdem enthält die Soße auch ein paar Tomaten und Fett). Wenn du an deinen idealen Teller denkst, fällt dir vielleicht auf, dass bei einer Portion Lasagne das Gemüse ein bisschen kurz kommt. Das ist aber kein Problem! Wie wäre es, du mischst geschnittene Karotten und Zucchini in die Soße? Damit vergrößerst du ganz nebenbei deinen Gemüseanteil. Alternativ kannst du dir auch bewusst nur eine kleine Portion Lasagne nehmen und eine Hälfte deines Tellers mit Beilagensalat füllen. Oder du entscheidest dich für eine Gemüsesuppe als Vorspeise. Bist du nach der Portion Lasagne noch nicht satt, gönnst du dir eine Portion frisches Obst. So kannst du Lasagne, Pizza oder deftige Hausmannskost essen – und die Mengenverhältnisse entsprechen dennoch deinem »idealen Teller« und sind absolut abnehmgeeignet. Du kannst deine Lieblingsmahlzeiten weiter genießen und brauchst auf nichts zu verzichten!

Wie immer gilt: Kein Diät-Stress, bitte! Dein Ziel ist es, dich wohl und fit zu fühlen. Du brauchst dich nicht mit Rechenspielen und pedantischem Portionieren verrückt machen. Entscheide einfach Pi mal Daumen nach Augenmaß. Und vergiss nicht: Dein Körper-Feedback ist immer wichtiger als vorgefertigte 08/15-Pläne. Es kann gut sein, dass dir an manchen Tagen ein oder zwei Kartöffelchen reichen. Und dann wiederum gibt es diese Hungertage, da darf es ruhig etwas mehr sein. Du bist ein Mensch, kein Roboter. Noch einmal: Erlaube dir, auf dich und deinen Körper zu hören. Damit machst du deinem Körper das größte Geschenk. Du vertraust dir und tust das, was genau richtig für dich und deine Gesundheit ist.

Übung: Fülle dir heute einen »idealen Teller«

Deine Übung für heute besteht darin, dich beim Zusammenstellen deiner Mahlzeiten am »idealen Teller« zu orientieren. Nutze dazu gerne die folgende Seite als mentale Unterstützung. Du kannst dir das folgende Übungsblatt auch kopieren und in dein Food-Journal legen oder zur Erinnerung an deinen Kühlschrank hängen.

Und bitte vergiss nicht: Du *orientierst* dich am idealen Teller. Das heißt, dass du nicht ab sofort »perfekt« und »ideal« isst, sondern dass du ein Vorbild hast, dem du dich in für dich angemessenen Schritten nähern kannst. Für die meisten Menschen ist es schon eine große Veränderung, zu jeder Mahlzeit etwas Obst oder Gemüse zu essen – oder an alle drei Makronährstoffe zu denken – oder zu jeder Mahlzeit ein Glas Wasser zu trinken! Feiere die kleinen Schritte, anstatt dich durch übertriebenen Perfektionismus selbst klein zu machen.

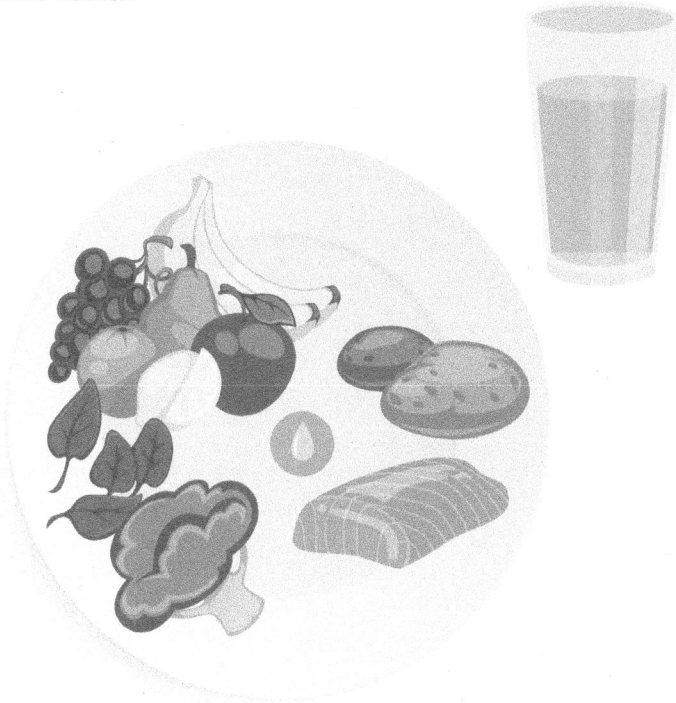

- **Meine »idealen Teller« am:** ....
- Zur Erinnerung: Der »ideale Teller« ist so gefüllt:
- ♦ 50 % Obst und Gemüse
- ♦ 25 % Eiweiß-Komponente (z. B. Fisch, Fleisch, Ei, Milchprodukte, Tofu, Seitan)
- ♦ 25 % Kohlenhydrate (z. B. Kartoffeln, Reis, Bulgur, Nudeln)
- ♦ etwas Öl oder Fett als Topping
- ♦ dazu ein Glas Wasser

- **1. Mahlzeit um** .... **Uhr:**
- Obst- und Gemüse-Komponente: .... (................%)
- Eiweiß: .... (................ %)
- Kohlenhydrate: .... (................ %)
- Fett: .... (als Topping)
- Getränk: ....
- Wohlbefinden nach der Mahlzeit: ....
- Sättigung nach der Mahlzeit: ....
- Eigene Anmerkung oder Beobachtung: ....

- **2. Mahlzeit um** .... **Uhr:**
- Obst- und Gemüse-Komponente: .... (................%)
- Eiweiß: .... (................ %)
- Kohlenhydrate: .... (................ %)
- Fett: .... (als Topping)
- Getränk: ....
- Wohlbefinden nach der Mahlzeit: ....
- Sättigung nach der Mahlzeit: ....
- Eigene Anmerkung oder Beobachtung: ....

- **3. Mahlzeit um** .... **Uhr:**
- Obst- und Gemüse-Komponente: .... (.................%)
- Eiweiß: .... (.................%)
- Kohlenhydrate: .... (.................%)
- Fett: .... (als Topping)
- Getränk: ....
- Wohlbefinden nach der Mahlzeit: ....
- Sättigung nach der Mahlzeit: ....
- Eigene Anmerkung oder Beobachtung: ....

- **Optional: 1. Snack um** .... **Uhr:**
- Obst- und Gemüse-Komponente: .... (.................%)
- Eiweiß: .... (.................%)
- Kohlenhydrate: .... (.................%)
- Fett: .... (als Topping)
- Getränk: ....
- Wohlbefinden nach der Mahlzeit: ....
- Sättigung nach der Mahlzeit: ....
- Eigene Anmerkung oder Beobachtung: ....

- **Optional: 2. Snack um** .... **Uhr:**
- Obst- und Gemüse-Komponente: .... (.................%)
- Eiweiß: .... (.................%)
- Kohlenhydrate: .... (.................%)
- Fett: .... (als Topping)
- Getränk: ....
- Wohlbefinden nach der Mahlzeit: ....
- Sättigung nach der Mahlzeit: ....
- Eigene Anmerkung oder Beobachtung: ....

ACHTSAME ERKENNTNIS

Der »ideale Teller« bietet dir Orientierung sowohl bei der Zusammenstellung als auch bei der Portionierung deiner Mahlzeiten. Nutze gerne den »idealen Teller« als Leitbild für deine Wohlfühl-Mahlzeiten.

Mach dich dabei aber bitte nicht verrückt. Es geht nicht darum, dass du das »Ideal« zu 100 Prozent erfüllen musst. Sei stolz auf jede kleine Veränderung, die du zu deinem Besten bewirkst.

Es sind die kleinen Schritte, die dir helfen, dich in deinem Körper mit jedem Tag ein bisschen wohler zu fühlen.

TAG 28: REFLEKTIERE DEINE VIERTE WOCHE

Herzlichen Glückwunsch! In den vergangenen Tagen hast du dich intensiv mit deiner Ernährung beschäftigt.

Hast du in dieser Woche dein Food-Journal geführt und deine Mahlzeiten notiert? Dann konntest du vielleicht schon ein paar Beobachtungen sammeln, wie sich Lebensmittel auf dein Hunger- und Sättigungsgefühl und dein Wohlbefinden auswirken. Gleichzeitig hast du dich auch mit den theoretischen Grundlagen einer gesunden und nährstoffreichen Ernährung beschäftigt.

Heute, am letzten Tag der Woche, fügst du Praxis und Theorie zusammen: Was hast du in der vergangenen Woche über deine Wohlfühl-Ernährung gelernt? Welche Lebensmittel tun dir persönlich gut? Aus deinen Beobachtungen und Erfahrungen kannst du deine persönliche Wohlfühl-Ernährung herleiten – und zwar viel besser als jeder Ernährungsexperte der Welt!

Übung: Blicke in dein Food-Journal und beschreibe deine Wohlfühl-Ernährung

Was du isst, beeinflusst maßgeblich dein Wohlbefinden. Welche Beobachtungen zwischen deiner Ernährung und deiner körperlichen, mentalen und seelischen Gesundheit hast du in der vergangenen Woche gemacht?

Nimm dir für diese Übung mindestens 20, besser 30 Minuten Zeit. Blättere durch dein Food-Journal und schaue dir an, was du in den vergangenen Tagen gegesssen und notiert hast. Was lernst du dabei über deine Wohlfühl-Ernährung?

Wenn du möchtest, nutze dabei die folgenden Fragen als Anregung:

◆ Gibt es Lebensmittel oder Mahlzeiten, die dir in der vergangenen Woche besonders guttaten? Welche waren dies?
◆ Was genau schätzt du an diesen Lebensmitteln oder Mahlzeiten?
◆ Gibt es Lebensmittel oder Mahlzeiten, die dir weniger gut bekommen sind? Welche waren dies?
◆ Was genau bekam dir nicht bzw. welche Wirkung auf dich hat dir missfallen?

Wenn du möchtest, schlüpfe zum Abschluss der Übung in die Rolle deines eigenen »Ernährungs-Coaches«:

◆ Was lernst du daraus für dich für die Zukunft?
◆ Welchen Umgang mit Süßigkeiten, Alkohol und anderen Leckereien möchtest du in Zukunft üben? Welche Rolle darf dieses »Genussessen« in deiner Ernährung spielen?
◆ Wie möchtest du in Zukunft mit »Verzicht«-Gefühlen umgehen? Was tust du, wenn andere etwas essen, das dir weniger guttut?
◆ Voilà – nun hast du sie schwarz auf weiß: die Anleitung für deine persönliche Wohlfühl-Ernährung! (Hey – du kannst ruhig ein bisschen stolz auf dich sein und dich freuen!)

Übrigens: Solltest du an dieser Stelle noch ein paar Fragezeichen im Kopf haben, mache dir keine Sorgen. Achtsam zu essen bedeutet, dass du dich auf einer Reise befindest. Jeder Tag bringt frische Perspektiven und zeigt dir neue Wege. Behalte dein offenes Beginner-Mindset: Du darfst weiter forschen und entdecken, was dir guttut! Wenn du möchtest, nutze dazu gerne weiterhin dein Food-Journal. Bleibe so lange dabei, wie dir das Aufschreiben hilfreich und wertvoll erscheint.

Woche 5:
Befreie dich von emotionalem Essen

Vielleicht kennst du eine oder mehrere der folgenden Situationen? ... Dein Arbeitstag ist mal wieder heftig: Das E-Mail-Postfach quillt über, ständig klingelt das Handy. Kaum hast du eine Aufgabe erledigt, klatscht dir dein Chef schon wieder einen neuen Arbeitsauftrag auf den Tisch. Was du jetzt brauchst, ist ein Ventil, um wenigstens ein bisschen Druck abzulassen. Also greifst du zur Schokolade oder zu den Nüssen. Hunger hast du zwar keinen. Aber solange du knabberst, bist du für einen kurzen Moment abgelenkt von deinem Stress.

... Du hast Streit mit einer Freundin oder deinem Partner. Die kränkenden Worte, die ausgesprochen sind, kann niemand zurücknehmen. Aber immerhin kannst du dich trösten. Also gehst du in die Küche und schenkst dir ein Glas Wein ein. Heute hast du dir das wirklich verdient.

... Dir fallen die Augen vor Müdigkeit zu – aber deine Kinder quengeln, du musst noch die Küche aufräumen, die Wäsche sortieren und mit dem Hund Gassi gehen. Am liebsten würdest du dich wie ein Stein aufs Sofa plumpsen lassen – aber mit einem Kaffee und einer Handvoll Gummibärchen pushst du dich wieder auf die Beine. Die nächste Aufgabe wartet schon auf dich!

... Du bist auf einer Party – und vor dir steht ein Buffet voller Leckereien. Gut gelaunt und angeschickert wie du bist, futterst du dich durch das Buffet – probierst Blätterteig-Teilchen und Chips und stößt mit Sekt, Wein oder Bier an. Du bist sonst so streng mit dir und deiner Ernährung – heute kannst du wirklich Fünfe gerade sein lassen! Am nächsten Tag bist du verkatert, und zwar nicht nur vom Alkohol. Auch das viele Essen liegt dir schwer im Magen und drückt auf dein Gewissen.

Seien wir ehrlich: Die wenigsten Menschen essen und trinken ausschließlich deshalb, weil sie hungrig sind. Essen ist mehr als biochemischer Treibstoff für den Körper. Essen ist für viele Menschen auch Nahrung für die Seele. So ist es oft nicht unser Hunger, der uns an den Kühlschrank treibt. Es sind unsere Gefühle und Empfindungen, die uns zum Essen verleiten. Wir essen – und entspannen uns von einem anstrengenden Tag. Wir essen – und flüchten vor Schmerzen und Enttäuschungen. Wir essen – um unsere innere Anspannung oder Angst nicht fühlen zu müssen. Und ja: Manchmal soll Essen uns in Feierlaune versetzen. Wir wollen uns glücklich und gelöst fühlen – und Essen bietet die Abwechslung, Aufregung und den kleinen »Regelbruch«, nach dem wir uns hin und wieder sehnen.

Natürlich hat emotionales Essen einen Haken: Wenn Hunger nicht das Problem ist, kann Essen nicht die Lösung sein. Essen schenkt unserem Körper Energie, unsere emotionalen Bedürfnisse kann es hingegen nicht befriedigen. Wir essen – und während sich unserer Magen füllt, bleiben wir doch innerlich leer.

Im Grunde genommen weiß jeder Mensch mit einem Übergewichtsproblem, dass Essen ihn nicht glücklich macht. Im Gegenteil: Zu viel Essen belastet uns. Es macht uns unglücklich und träge – körperlich, mental, seelisch: Unser Körper reagiert auf das unnötige Essen mit Völlegefühl, Sodbrennen, Müdigkeit und anderen unangenehmen Symptomen. Wir nehmen zu. Wir fühlen uns müde und schlapp. Gleichzeitig überreizt emotionales Essen unser Gehirn. Denn wenn wir aus emotionalen Gründen essen, dann greifen wir wohl kaum zu gedünstetem Brokkoli, sondern zu Snacks, die besonders viel Fett, Zucker und Salz enthalten.

Alles, was besonders kalorienreich und geschmacksintensiv ist, aktiviert das Belohnungszentrum in unserem Gehirn: Wir essen ein Stück Schokolade und fühlen uns kurzzeitig besser. Aber kaum schmilzt die Schokolade in unserem Mund, verblasst schon das Glücksempfinden. Die Folge? Wir wollen mehr – und greifen zum nächsten Stück Schokolade. So essen wir nicht selten die ganze Tafel auf, denn wer aus emotionalen Gründen isst, dem fällt es schwer, einen Schlusspunkt zu setzen. Kein Wunder: Der Magen hat nie Hunger gemeldet. Und das glücksgierige Gehirn? Das will nicht aufhören – und verlangt nach mehr, mehr, mehr. Unsere Seele bleibt dabei ausgehungert auf der Strecke. Denn unser wahres Bedürfnis haben wir nicht wahrgenommen – im Gegenteil, wir haben es erstickt unter Bergen von Schokolade und Chips. Zu unserer ursprünglichen Bedrängnis kommt nun auch noch das schlechte Gewissen. Nein – emotionales Essen macht nicht glücklich. Im Gegenteil: Emotionales Essen ist eines unserer größten Hindernisse auf dem Weg zu einem erfüllten und wahrhaftig glücklichen Leben.

Vielleicht fragst du dich jetzt: Wenn mich Schokolade nicht glücklich macht, was erfüllt mich dann? Und wie kann ich lernen, mit meinem Kummer, meinem Frust und all den anderen unangenehmen Gefühlen umzugehen – ohne dabei essen zu müssen? In der kommenden Woche möchte ich dich dazu einladen, mit den Techniken der Achtsamkeitspraxis deine eigenen Antworten auf diese Fragen zu finden. Vom buddhistischen Mönch und Schriftsteller Thich Nath Hanh stammen die Worte: »Wenn die Achtsamkeit etwas Schönes berührt, offenbart sie dessen Schönheit. Wenn sie etwas Schmerzhaftes berührt, wandelt sie es um und heilt es.« Diese Worte gelten auch für dich und dein Essverhalten: Mit Achtsamkeit kannst du deine schönen Gefühle intensivieren. Und du kannst gleichzeitig lernen, auch deine unangenehmen Gefühle anzunehmen, anstatt sie mit Essen zu ersticken. So gesehen liegt im Erspüren deines emotionalen Hungers deine Chance zu heilen. Endlich gibst du dir, wonach du dich in deinem Inneren sehnst. Du versöhnst dich mit deinem Körper. Und auch dein Herz heilt und blüht auf zu neuer Kraft.

TAG 29: WERDE DIR DEINES GEFÜHLSHUNGERS BEWUSST

Wenn wir aus emotionalen Gründen essen, wollen wir bewusst oder unbewusst unseren inneren Zustand verändern. Vielleicht nehmen wir ein unangenehmes Gefühl wahr, zum Beispiel Einsamkeit. Indem wir essen, lenken wir uns ab. Für einen Moment flüchten wir vor dem Alleinsein.

Manchmal ist da auch eine körperliche Empfindung, die uns stört: Der Kopf schmerzt, der Nacken ist verspannt. Intuitiv wollen wir dem Schmerz ausweichen. Essen ist unser Mittel, um unseren Körper zum Schweigen zu bringen – ja, um uns selbst zu betäuben.

Essen ist aber nicht nur ein Flucht- und Betäubungsmittel – es dient auch als Gefühlsverstärker. So essen manche Menschen vor allem dann, wenn sie besonders glücklich sind. Essen soll dann dazu beitragen, die Hochstimmung noch zu vergrößern.

Aus welchen Gründen auch immer du isst – wahrscheinlich dient Essen auch dir als kleine, alltägliche »Glücksdroge«. Wenn du emotionales Essen stoppen willst, dann darfst du dein Bewusstsein dafür schärfen, welche Empfindungen und Gefühle dich zum Überessen triggern. In welchen Situationen isst du aus emotionalen Gründen? Was geht in deinem Inneren vor, kurz bevor du zugreifst? Und: Wonach sehnst du dich in deinem Inneren wirklich?

Nachgefragt: Worin besteht der Unterschied zwischen einem Gefühl und einer Empfindung?

Eine Empfindung ist eine körperliche Erfahrung. Du kennst zum Beispiel Wärme, Kälte, Entspannung, Verspannung, Müdigkeit, Wachheit, Kribbeln, Druckgefühl, Herzrasen oder Schwitzen – all dies sind körperliche Empfindungen.

Ein Gefühl ist ein psychisches Erlebnis. Du kannst angenehme Gefühle erleben wie Freude, Zufriedenheit, Glück, Liebe oder Stolz. Und du erlebst auch unangenehme Gefühle wie Angst, Ärger, Einsamkeit, Scham,
Schuld, Enttäuschung oder Frust.

Empfindungen und Gefühle sind oft miteinander verwoben oder be-
dingen einander: Bist du ängstlich oder entsetzt, bekommst du einen
trockenen Mund oder Gänsehaut. Bei Scham schießt dir Hitze ins Gesicht. Und bei Verliebtheit fühlst du ein aufgeregtes Kribbeln im Bauch.
Gleichzeitig können ständige Kopfschmerzen oder Verkrampfungen
auch ein Anzeichen dafür sein, dass du derzeit überlastet oder gestresst bist.

Du siehst: Empfindungen und Gefühle liegen nah beieinander – und
beide können dazu führen, dass du Lust auf Essen bekommst. So essen
manche Menschen etwa, um ihre körperliche Erschöpfung nicht spüren
zu müssen. Andere betäuben eher das mit der Erschöpfung wahrgenom-
mene Gefühl einer inneren Unzulänglichkeit.

Übrigens ist Essen als Reaktion auf eine Empfindung oder ein Gefühl
auch eine erlernte Reaktion. Kleine Kinder, die sich wehtun, werden oft
mit einem Lolli getröstet. Während die Tränen versiegen, lernen die Kleinen: »Wenn ich Schmerzen habe, hilft mir Zucker.« So entsteht ein starkes
Reiz-Reaktions-Schema, das sich bis ins Erwachsenenalter in unser Gehirn einbrennt.

Das Gute ist: Du kannst deine Reiz-Reaktions-Muster durchbrechen
und dir neue Gewohnheiten aneignen. Der erste Schritt deiner Veränderung besteht darin, dass du dir deiner Muster bewusst wirst – so, wie du es
in diesem Kapitel angehst.

Übung: Welche Gefühle und welche Empfindungen triggern deine Lust zu essen?

Die nachstehenden Fragen unterstützen dich dabei, deinen Empfindungs-
und Gefühlshunger zu erforschen. Mache dir Notizen im Buch oder nutze
dein Achtsamkeitsjournal für deine Beobachtungen. Die Fragen helfen dir,

klarer zu sehen, warum du essen möchtest – auch dann, wenn du keinen körperlichen Hunger hast.

Übrigens: Ich empfehle dir, die nachfolgenden Fragen nicht nur im Kopf zu beantworten – sondern wirklich zu Stift und Journal zu greifen. Du profitierst davon in doppelter Hinsicht: Erstens hat Schreiben einen therapeutischen Charakter. Indem du dich bemühst, deine Gedanken und Gefühle in Worte zu fassen, kommt ans Tageslicht, was derzeit noch für dich verborgen ist. Zweitens kannst du deine Notizen wie einen kleinen Handtaschen-Coach in deinem Alltag nutzen. Kopiere dir die nachstehende Buchseite oder trage dein Journal bei dir, und wann immer du Appetit ohne körperlichen Hunger verspürst, wirf einen Blick auf deine heutigen Notizen.

Letztlich steckt alles Wissen, das du brauchst, um achtsam abzunehmen, bereits in dir. Du darfst dich nur hin und wieder an deine eigene Weisheit erinnern. Sieh daher die nachstehenden Fragen als ein Werkzeug, das dir dabei hilft, dir der Bedürfnisse hinter deinem emotionalen Hunger bewusst zu werden. Glaube mir: Manchmal hast du Lust auf Schokolade oder Chips. Aber in Wahrheit brauchst du kein Essen. Ein Stift, ein Blatt Papier und fünf Minuten deiner Zeit helfen dir mehr als jeder Snack der Welt.

MEIN EMPFINDUNGS- UND GEFÜHLSHUNGER:
EMPFINDUNGEN UND GEFÜHLE, DIE DAZU FÜHREN, DASS ICH ESSEN WILL

Überlege, in welchen Situationen du in der Vergangenheit aus emotionalen Gründen gegessen hast. Gehe dafür so weit in die Vergangenheit zurück, wie du kannst: Vielleicht hast du dich schon als kleines Kind mit Süßigkeiten in dein Zimmer zurückgezogen, wenn du traurig oder einsam warst? Vielleicht hast du schon als Jugendliche gelernt, dass zu einer guten Party ein kleiner Rausch aus salzigen und süßen Knabbereien gehört – und du verbindest bis heute Party mit Essen? Möglicherweise hast du dir in deinem derzeitigen Job angewöhnt, bei Stress eine Süßigkeit zu knabbern? Nimm dir ruhig etwas Zeit: Je mehr Situationen dir einfallen, desto mehr Bewusstsein entwickelst du für deinen emotionalen Hunger.

Bei welchen körperlichen Empfindungen und Gefühlen bekommst du Lust zu essen?

1. ....

2. ....

3. ....

4. ....

5. ....

Frage dich nun: Ist dieses »Empfindungs-Essen« eine Ausnahme oder handelt es sich um eine feste Gewohnheit (das heißt, es hat sich ein Reiz-Reaktions-Muster etabliert, zum Beispiel »Kopfschmerz ➜ Essen« oder »Party ➜ Knabbereien«)

☐ Es ist eher eine Ausnahme, dass ich aufgrund dieser Empfindung bzw. dieses Gefühls esse.

☐ Es ist ein typisches Verhalten, dass ich aufgrund dieser Empfindung bzw. dieses Gefühls esse – ich erkenne ein Muster.

Wenn du dich in Ruhe und von außen betrachtest – was brauchst du in diesem Moment wirklich? Was ist dein wahres Bedürfnis?

....

....

- Überlege mal: Welche Optionen neben Essen hast du – jetzt in diesem Moment, da du die Empfindung wahrnimmst? Wie kannst du deinem Bedürfnis noch wertschätzender gerecht werden?

1. ....

2. ....

3. ....

Platz für dein Vorhaben:
Formuliere ein Vorhaben, wie du ab heute mit deinen Empfindungen, deinen Gefühlen und deinen dahinter liegenden wahren Bedürfnissen umgehen möchtest. Ergänze dazu die folgenden Sätze:

- ◆ Wenn ich .... erlebe, dann ist mein wahres Bedürfnis: ....

- ◆ Was mir hilft, ist: .... Ich verdiene es, mir mehr .... zu geben, und achte darauf, mehr .... in mein Leben einzubauen.

ACHTSAME ERKENNTNIS

Alle Menschen essen hin und wieder aus emotionalen Gründen. Aufpassen darfst du dann, wenn aus der gelegentlichen Ausnahme eine starke Gewohnheit wird.

Denn Essen dient in erster Linie deinem Körper als Nahrung. Deine Seele braucht andere Nahrung, um aufzublühen. Sei achtsam für dich und erkenne, welche Gefühle und Empfindungen deine Lust auf Essen auslösen. Finde heraus, welche Bedürfnisse du in Wahrheit hast – und wie du deine Bedürfnisse auf wertschätzende Art und Weise befriedigen kannst. Du brauchst kein Essen. Was du brauchst, ist deine Selbstfürsorge.

TAG 30: HÖR AUF, DEINE GEFÜHLE ZU UNTERDRÜCKEN

Wir Menschen streben danach, möglichst glücklich zu sein. Was wir dabei manchmal übersehen: Zu einem erfüllten Leben gehören nicht nur glückliche Gefühle. Auch unangenehme Gefühle dürfen einen Platz in unserem Leben einnehmen.

Mal ehrlich: Es ist für uns Menschen schlichtweg nicht möglich, mit einem Dauergrinsen durch die Gegend zu laufen. Und gesund wäre dies übrigens auch nicht. Im Gegenteil: Der Anspruch, permanent »happy« sein zu wollen, macht uns krank. Psychologen fanden heraus: Wer seine unangenehmen Gefühle ständig unterdrückt, der leidet öfter unter Depressionen, ist ängstlicher, auf der Arbeit weniger produktiv und hat insgesamt eine geringere Lebensqualität.[38]

Ein erfülltes Leben führen wir also nicht dann, wenn wir es schaffen, permanent glücklich zu sein. Ein emotional erfülltes Leben erfahren wir, wenn wir die gesamte Gefühlspalette in unserem Leben annehmen können. Denn so wie ein interessantes Bild nicht nur aus weißer Farbe besteht, sondern auch Grau- und Schwarztöne braucht, um Tiefe zu gewinnen, so darf auch unser Leben Schatten enthalten. Das bedeutet: Wir müssen vor unangenehmen Gefühlen wie Wut, Traurigkeit oder Enttäuschung nicht fliehen. Wir können diese Gefühle annehmen. Integrieren. Wir können Gefühlen erlauben, zu sein.

Zugegeben: Dies ist leichter gesagt als getan. Jeder Mensch hat Ängste. Und am meisten Angst haben wir oft vor unseren eigenen Gefühlen. Vielleicht ist das der Grund, warum du deinen Schwarm nicht ansprichst – zu groß ist die Gefahr, einen Korb zu kassieren und dich gedemütigt zu fühlen. Vielleicht schiebst du den Besuch beim Zahnarzt oder die Darmspiegelung vor dir her – du hast Angst vor Schmerzen oder vor einer üblen Diagnose. Vielleicht möchte dein Partner unbedingt mit dir verreisen, aber du findest es unvorstellbar, in einem Flugzeug zu sitzen – du kannst es nicht ausstehen, die Kontrolle abzugeben und dich ausgeliefert zu fühlen. Und vielleicht ist das auch der wahre Grund, warum du dein Wohlfühlgewicht noch nicht erreicht hast: Tief in deinem Inneren bist du (noch) nicht bereit, dich Gefühlen wie Langeweile, Wut, Einsamkeit, Traurigkeit zu stellen – ohne dabei zu Essen, deinem geheimen Seelentröster, zu greifen.

Eines ist sicher: Jeder Mensch flieht hin und wieder vor seinen Gefühlen. Menschen nehmen Drogen, trinken Alkohol oder geben Geld aus, das sie nicht haben. Und viele, viele Menschen essen. Schade ist nur, wenn wir vor lauter Fluchtversuchen die schönsten Erfahrungen unseres Lebens verpassen. Und tragisch ist es, wenn wir vor lauter Angst unseren Träumen und Wünschen Jahr um Jahr hinterherjagen – ohne jemals ans Ziel zu gelangen.

Paradoxerweise erreichst du deine Ziele eher, wenn du aufhörst, vor deinen Gefühlen zu fliehen. Dazu gehört, dass du dich von der Vorstellung verabschiedest, ständig glücklich, stark oder perfekt sein zu müssen. Hey, wach auf! Du bist ein Mensch, keine Maschine. Du *darfst* traurig sein. Du *darfst* dich schwach fühlen. Du *darfst* Fehler machen. Du kannst achtsam sein – und trotzdem einen verdammt bescheidenen Tag haben. Denn du bist ein Mensch. Ein fühlendes Wesen. Was ist so schlimm daran?

Leben bedeutet fühlen. Und fühlen bedeutet leben. Also hör auf damit, vor deinen Gefühlen davonzulaufen. Im Gegenteil: Geh dahin, wo du fühlst, wo dein Herz pocht! Setz dir Ziele, die so groß sind, dass sie dir ein bisschen Angst machen. Trau dir zu, auch unangenehme Erfahrungen zu machen und bewältigen zu können: Geh zum Zahnarzt, ins Fitnessstudio, mach die Steuererklärung oder sprich deinen Schwarm an. Fühlst du dich dabei überfordert, ängstlich, besorgt? Na und – deine Gefühle sind da und sie sind okay. Tu es trotzdem. Du weißt, dass du stark bist, also warum traust du dir so wenig zu? Du brauchst zum Leben keine Betäubungsmittel. Du hast falsche Seelentröster wie Schokolade und Chips nicht nötig – sie stillen deinen Schmerz nicht, sondern vergrößern ihn. Alles, was du brauchst, ist ein bisschen Vertrauen in dich – und deine Bereitschaft zu fühlen.

Erlaube dir zu fühlen – das macht dich lebendig.

EMOTIONALES ESSEN AUS GLÜCKSELIGKEIT

Essen hat etwas Tröstliches. Und so ist es kein Wunder, dass wir emotionales Essen oft mit unangenehmen Gefühlen verknüpfen: Wir essen aus Frust, Stress oder Kummer.

Emotionales Essen kann aber auch eine andere Form annehmen. Manchmal überessen wir uns auch vor lauter Glück und Lebensfreude. Vielleicht kennst du das:

- Du bist auf einer Party, fühlst dich ausgelassen und fröhlich. Was könnte deine Festtagsstimmung noch verstärken? Natürlich: Essen! Also isst du jede Menge Pizza, Grillwürstchen, Chips oder Kuchen.
- Dein Kind hat eine Prüfung bestanden. Voller Stolz lädst du dein Kind auf einen großen Becher Spaghetti-Eis ein. Essen ist das Highlight, das einen tollen Tag noch toppen kann.
- Du bist im Urlaub und willst es dir einfach gut gehen lassen. Also lädst du dir jeden Tag deinen Teller am Buffet voll. Du möchtest auf nichts verzichten – denn dann wäre der Urlaub nur halb so schön, nicht wahr?

Es ist nichts dagegen einzuwenden, dein Leben zu genießen – und hin und wieder aus purem Genuss etwas zu essen. Also gönne dir

205

deinen Sekt auf der Party, iss Pizza mit deinen Freunden und Eis mit deinem Kind.

Mache dir aber klar, dass auch im glücklichen Essen ein emotionales Motiv liegt. Jedes Mal, wenn du etwas Schönes erlebst und dazu etwas Leckeres essen möchtest, sagst du dir damit selbst: »Dies ist zwar ein schöner Moment – aber hey, er könnte *noch* schöner sein. Und damit er schöner wird, brauche ich Essen!« Du vermittelst dir und deinem Umfeld, dass eine Erfahrung ohne Essen noch nicht ausreichend erfüllend ist – und dass du stets auch deinen Geschmackssinn befriedigen musst, um zu 100 Prozent erfüllt zu sein.

Dein Unterbewusstsein ist mächtig. Überprüfe selbst, an welchen Überzeugungen du festhalten möchtest – und welche du hin und wieder hinterfragen darfst.

Übung: Der Preis des emotionalen Essens: Was bist du bereit zu zahlen?

Jedes Mal, wenn du aus emotionalen Gründen isst, fliehst du vor einem Gefühl: Du willst einen Schmerz nicht spüren. Du willst der Langeweile entkommen. Oder deinen Zorn besänftigen. Vielleicht isst du auch, wenn du besonders entspannt oder glücklich bist. Dann ist Essen dein Mittel, um die Entspannung oder dein Glücksgefühl noch zu verstärken.

Jeder Mensch isst hin und wieder aus emotionalen Gründen. Wird das emotionale Essen allerdings zu einer Gewohnheit, zahlst du dafür einen hohen Preis.

Die folgende Übung hilft dir dabei, dein emotionales Essen zu hinterfragen – und für dich zu prüfen, ob der Preis des emotionalen Essens dir den Genuss wert ist – oder nicht. Am besten du nutzt dafür dein Achtsamkeitsjournal, um deine Gedanken zu sortieren.

1. Du hast dich in der gestrigen Übung mit deinem Empfindungs- und Gefühlshunger auseinandergesetzt. Notiere nun noch einmal typische Situationen, in denen du zum emotionalen Essen neigst.

2. Überlege dir, welchen Preis du für diese Art des emotionalen Essens zahlst: Welche körperlichen Veränderungen bemerkst du?

♦ Fühlst du dich nach dem Essen aufgebläht und unwohl?

♦ Hast du Symptome wie Sodbrennen, Bauch- oder Kopfschmerzen, Verdauungsprobleme, Hautprobleme?

♦ Hast du vielleicht schon eine Krankheit entwickelt oder stehst kurz davor (wie zum Beispiel Diabetes)?

♦ Fühlst du dich unfit und schlapp?

♦ Hast du über die Jahre belastendes Übergewicht aufgebaut? Und was macht das Überessen mit deiner Seele?

♦ Bist du die Person, die du sein willst?

♦ Hast du das Selbstbewusstsein, das zu dir passt?

♦ Gehst du deiner Arbeit, deinen Hobbys und anderen Tätigkeiten unbeschwert nach oder gibt es Dinge, die du dir im Leben versagst, weil du dich nicht wohl genug dafür fühlst?

3. Erstelle nun eine Kosten-Nutzen-Rechnung: Überlege, wann dir das emotionale Essen den Preis wert ist, den du dafür bezahlst.

Bedenke: Es gibt hier kein »richtig« oder »falsch«, nur deine eigenen Antworten: Wenn für dich ein Kino- oder Kirmesbesuch erst richtig Spaß macht, wenn du dazu Popcorn knabbern kannst und dies eine gelegentliche Ausnahme ist, die es dir wert ist – dann ist das in Ordnung. Wenn du abends mit deinen Jungs oder Mädels ausgehst und erst ein paar Drinks die Party richtig lustig für dich machen (und du auch den Kater am nächsten Tag dafür mit einem Grinsen in Kauf nimmst), dann bestelle weiter deine Drinks. Wenn ein Urlaubstag am Strand erst mit einem Becher Eis für dich perfekt wird (und du an diesem Sommerritual festhalten willst), dann gibt es keinen Grund, auf dein geliebtes Eis zu verzichten.

Die Frage lautet nicht: *Darf* ich essen, obwohl ich keinen Hunger habe – ja oder nein? Die Frage lautet: Ist mir der Anlass oder das Essen jeden Bissen *wert?* Oder ist es möglich, dass ich mich auch ohne dieses Essen lebendig fühle – ja, vielleicht sogar glücklicher und leichter als zuvor?

ACHTSAME ERKENNTNIS

Natürlich darfst du weiterhin aus emotionalen Gründen essen. Wichtig ist, dass du achtsam für dich und deine Bedürfnisse bist. Du lässt dich nicht von deinen Impulsen treiben – sondern entscheidest bewusst und selbstbestimmt.

Und noch etwas ist wichtig: Stehe zu deinen Ernährungsentscheidungen. Manchmal sagst du »Ja« zu einer Leckerei, die es dir wert ist – dann genieße diese aber auch, ohne schlechtes Gewissen oder Heimlichtuerei. Und manchmal sagst du »Nein« zu einer Leckerei, die es dir nicht wert ist – dann genieße auch hier deine Entscheidung, freue dich über dein erwachendes Selbstbewusstsein und das neue Gefühl der Leichtigkeit.

So isst du dein Lieblingsessen und bekommst automatisch den Körper, der zu dir, deinen Bedürfnissen und deiner aktuellen Lebensphase passt. Du bist du selbst. Du gestaltest dein Leben und deine Ernährung nach deinen Wünschen.

Und das ist mehr wert als Kleidergröße 36.

TAG 31: SPÜRE DEINE GEFÜHLE – OHNE DABEI ESSEN ZU MÜSSEN

Manche Dinge im Leben kannst du nicht ändern. Dazu gehört, dass du hin und wieder auch unangenehme Erfahrungen machen wirst. Du wirst Schmerzen haben und krank sein. Du wirst Angst oder Traurigkeit empfinden, dich langweilen, wütend oder gestresst sein. All dies ist Teil eines menschlichen Lebens.

Doch auch wenn du als Lebewesen Schmerzen nicht vermeiden kannst, so bedeutet das nicht, dass du unnötig leiden musst.

Schmerzen entstehen unwillkürlich, wir können nichts dagegen tun. Leid entsteht hingegen erst dann, wenn wir gegen unsere Empfindungen und Gefühle ankämpfen. Und als wäre der unnötige Kampf nicht leidvoll genug, flüchten wir auch noch in Verhaltensmuster, die uns schaden und damit zusätzliches Leid erzeugen: Wir vergeuden unsere wertvolle Zeit mit stundenlangem Internet-Surfen oder Netflix-Sessions, betäuben uns mit Alkohol oder greifen zu süßem, fettigem oder salzigem Essen, das uns belastet und uns von unserer Wohlfühlfigur immer weiter entfernt.

Aus der Perspektive der Achtsamkeit geht es nicht darum, unangenehme Erfahrungen zu vermeiden. Es geht vielmehr darum, all deinen Gefühlen und Empfindungen einen Raum zu eröffnen. Wenn du annimmst, was du nicht ändern kannst, bist du frei. Also höre auf, das Unkontrollierbare kontrollieren zu wollen. Tue dir selbst einen Gefallen und schließe Frieden mit all deinen Gefühlen – und damit Frieden mit deinem Menschsein.

Vielleicht hilft dir die Vorstellung, dass Gefühle letztlich nichts weiter sind als Biochemie. Diese Biochemie erzeugt eine Resonanz in deinem Körper. Vielleicht spürst du dein Herz schnell schlagen. Vielleicht empfindest du Kribbeln in deinem Bauch. Oder einen Kloß im Hals. All dies kannst du wahrnehmen – und neutral beschreiben. Wenn du dein Gefühl mit einem achtsamen, beobachtenden Beginner-Mindset siehst – wenn du es einfach nur neugierig betrachtest und erforschst –, dann wirst du feststellen: Ein Gefühl tut an sich nicht weh. Ja, du empfindest etwas in deinem Körper, da ist eine Schwingung, eine bestimmte Energie. Aber an sich ist da kein Leid. Das Leid entsteht erst in deinem Kopf, indem du der Energie eine Bewertung gibst. Du steigerst dich so lange in deine Bewertung hinein, bis dir das an sich harmlose Gefühl unerträglich vorkommt oder dir sogar Angst einflößt.

Stelle dir einen Schauspieler vor, der kurz vor seinem Auftritt steht. Es ist die letzte Minute vor der Vorstellung. Noch wartet der Schauspieler hinter dem dicken Theatervorhang. Hier ist es dunkel, doch blickt er aufs Parkett, blendet ihn bereits das Licht der hell erleuchteten Bühne. Er riecht den Staub, der in der Hitze der Scheinwerfer verglüht, den frisch gebohnerten Boden, seinen eigenen Schweiß. Der Schauspieler weiß: Der Theatersaal ist voll, er hört es am Raunen und Flüstern der gespannten Menschenmenge. In wenigen Minuten wird er die Bühne betreten. Schon hört er das Einzählen der Regie. Nur noch 10 Sekunden – dann ist es soweit – es beginnt der Moment, für den er so lange geprobt hat. Wie viel von diesem Auftritt abhängt! Ein paar Schweißperlen tauchen auf der Stirn des Schauspielers auf. Sein Herz schlägt fester als sonst, der ganze Körper ist angespannt. Seine Hände zittern, die Knie sind weich wie Gummi, der Mund trocken wie Wüstenstaub.

Die Frage ist: Kann der Schauspieler diese Empfindungen bewusst wahrnehmen? Und wie bewertet er, was er empfindet? Das Herzpochen, der Schweiß auf der Stirn, der angespannte Muskeltonus, das Zittern – sieht der Schauspieler darin ein Alarmschlagen seines Körpers oder ein natürliches Phänomen? Es ist schon erstaunlich: Interpretiert der Schauspieler seine Körperreaktionen als etwas Bedrohliches, kann er sich in eine Panik hineinsteigern, die ihm den Auftritt schier unmöglich macht. Beobachtet der Schauspieler seinen Körper hingegen mit neugieriger Achtsamkeit, so erlebt er lediglich seinen festen Herzschlag, sein Stehvermögen, seine außergewöhnlich starke körperliche Energie.

All seine Empfindungen sind normal und menschlich. Jeder erwachsene Mensch hat dies schon hundertmal erlebt, es handelt sich um vertraute körperliche Reaktionen und um nichts, wovor man Angst haben müsste. Mehr noch: Der Körper reagiert kerngesund und erschafft ein Erleben, das der Schauspieler sogar genießen kann! Wann war er das letzte Mal so lebendig wie jetzt? Wann fühlte er sich jemals so wach und voll in seiner Kraft? Wann hat er sich das letzte Mal mit jeder Faser seines Körpers auf etwas gefreut? Dies ist sein Moment, seine Chance! Befreit der Schauspieler sich von seinen negativen Bewertungen, fühlt er auf einmal die vollkommene Lebenslust: Sein Herz pocht, sein Körper lebt, und er kann es kaum erwarten, endlich die Bühne zu betreten.

So wie der Schauspieler erlebst auch du hin und wieder Situationen, die starke Empfindungen und Gefühle in dir auslösen. Und das ist auch gut so! Sieh es mal so: Als Mensch bist du von Natur aus dafür ausgestattet, *alle* Gefühle erfahren zu können. Es liegt in deinen Genen, deinem Stoffwechsel, deiner gesamten Biochemie: Du *kannst* fühlen. Dein Herz, deine Haut, deine Muskeln – alles ist da, alles lebt, alles ist bereit zu fühlen. Warum lässt du dich nicht auf das Abenteuer deines Menschseins ein? Lass dein Herz wild schlagen, lass deine Haut atmen und schwitzen, lass die Fasern deiner Muskeln anspannen, lass zu, dass jede Zelle deines Körpers vibrieren und lebendig sein darf. Nein, dein Kopf wird nicht platzen, nur weil du Druck spürst. Dein Brustkorb wird nicht schmelzen, nur weil Hitze in dir aufwallt. Wovor hast du also Angst? Warum läufst du davon? Sei wie der Schauspieler und tauche ein in den Moment deines Empfindens. Lass dich von deinen Gefühlen nicht beirren. Im Gegenteil: Nutze sie für dich. Gefühle sind deine Chance, dich voll und ganz lebendig zu fühlen.

Übung: Beschreibe dein Gefühl – mit achtsamer Neugierde und ohne zu bewerten

Die heutige Übung hilft dir dabei, Gefühle wahrzunehmen und sie mit einem achtsamen Forschergeist zu beschreiben. Du bewertest dein Gefühl nicht. Du lehnst es nicht ab. Du bist einfach aufgeschlossen und neugierig.

1. Erinnere dich für die folgende Übung an ein Gefühl, das dich in der Vergangenheit zum emotionalen Überessen getrieben hat, zum Beispiel Traurigkeit, Angst oder Ärger.

Ein Gefühl, das mich öfter zum Essen animiert hat, ist:

....

....

2. Denke nun an eine Situation in deinem Leben, in der du dieses Gefühl verspürt hast. Erinnere dich möglichst genau an die Situation.

Eine Situation, in der ich das Gefühl .... erlebt

habe, war: ....

....

....

....

3. Beschreibe nun, wie du das Gefühl in dieser Situation körperlich wahrgenommen hast. Versuche dich möglichst genau in deinen Körper zurück zu versetzen. Dazu hilft dir die folgende Grafik: Zeichne dein Gefühl ein und beschreibe es zusätzlich mit Worten. Du kannst dazu gerne Buntstifte nehmen, um deine Erfahrung zu verdeutlichen.

Zum Beispiel: Vielleicht spürst du das Gefühl »Ärger« als rote Energie in deinem Brustkorb? Oder als schwarzes Beben in deinen Fäusten? Vielleicht nimmst du einen angespannten Kiefer wahr? Oder zusammengepresste Zähne und Lippen?

....

....

....

....

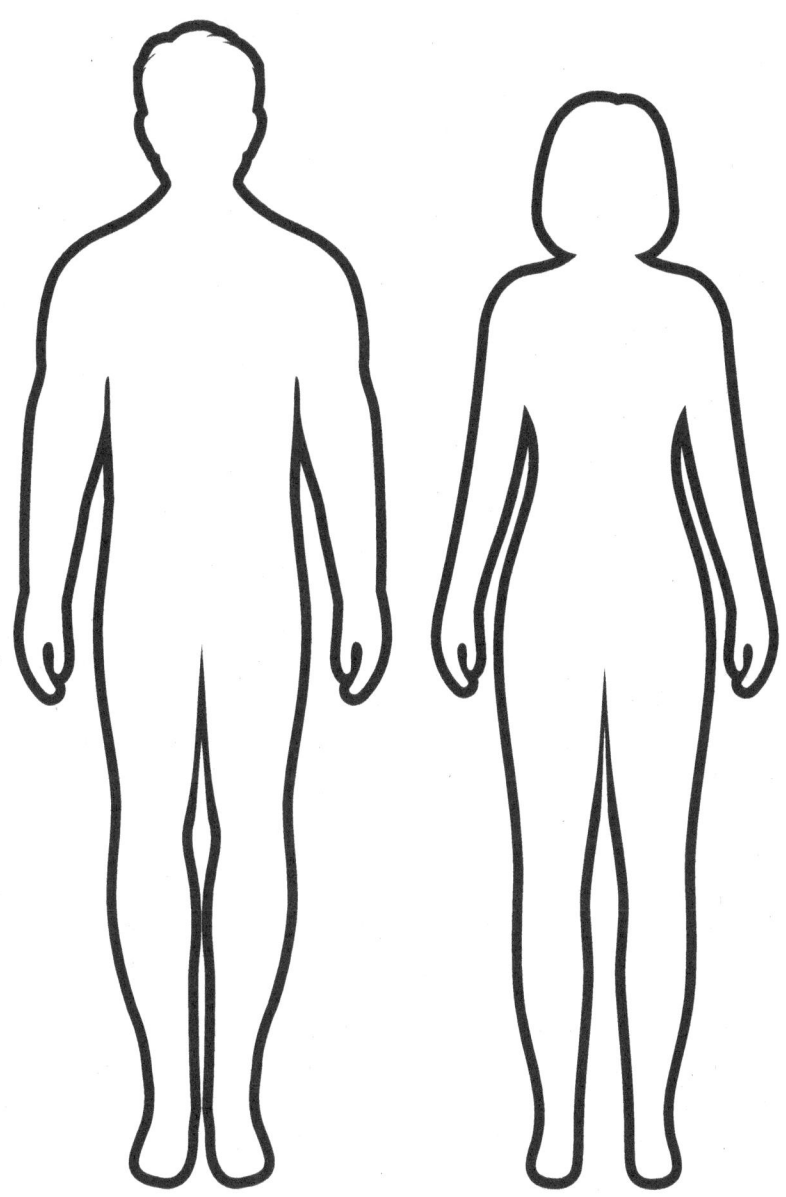

· ·

EXTRA-TIPP: ERKLÄR'S EINEM ALIEN!

Um dein Gefühl möglichst vorurteilsfrei zu beschreiben, hilft dir vielleicht die etwas bizarre Vorstellung, du müsstest einem Außerirdischen dein Gefühl erklären. Stelle dir vor, dieser Außerirdische hat keine Ahnung von menschlichen Gefühlen. Er hat noch nie in seinem Leben Wut, Traurigkeit oder Einsamkeit gespürt. Zeige ihm mit deiner Zeichnung und deinen Worten also ganz sachlich, was ein Mensch beim Empfinden dieser Emotionen erleben kann.

Dieses neutrale Beschreiben ist unglaublich wertvoll. Du gewinnst dadurch automatisch Distanz zu deinem Gefühl.

Mehr noch: Beschreibst du Gefühle auf einer rein körperlichen Ebene, wirst du erkennen: Gefühle sind viel harmloser als das, was du dir in deiner Fantasie ausmalst. Mal ehrlich: Ein Außerirdischer würde wahrscheinlich nicht verstehen, was an deinen Empfindungen so unerträglich ist. Aha, bei Wut empfindest du also Hitze in der Brust? Na und, was ist so schlimm daran? Und warum, bitte, müssen Menschen bei Hitze in der Brust essen? Hilft Essen denn dagegen?

Erlaube dir, dich für einen Moment wie ein Alien zu betrachten – und du wirst ahnen, dass emotionales Essen eine ziemlich merkwürdige menschliche Angewohnheit ist ... Das Drama spielt sich nicht in deinem Körper ab. Es existiert allein in deinem Kopf.

ACHTSAME ERKENNTNIS

Wenn du ein Gefühl wahrnimmst, von dem du dich am liebsten mit emotionalen Essen erlösen möchtest, erinnere dich an die heutige Übung: Du brauchst nicht essen.
Nimm das Gefühl wahr.

Beschreibe, was du körperlich erlebst - mit dem Interesse
eines Forschers, so neutral wie möglich.
Durch das wertfreie Beschreiben deines körperlichen Erlebens
nimmst du dem Gefühl die Macht über dich. Ein Gefühl ist
nur ein Gefühl - eine Vibration in deinem Körper. Du hast als
Mensch von Geburt an alles in dir, um dieses Gefühl wahrzunehmen und es zu fühlen. Warum also vor dem Gefühl davon-
laufen? Warum essen, wenn du gar nicht hungrig bist? Ein
Gefühl ist ein Gefühl - nicht mehr und nicht weniger.
Schau deinem Körper beim Fühlen zu und du wirst sehen:
Fühlen tut körperlich nicht weh. Es ist die Angst vor dem
Gefühl, die so unerträglich für dich ist. All die Jahre bist du
nicht vor einer realen Gefahr geflohen - sondern vor einer
Fantasie in deinem Kopf. Es war nie dein Körper, der gelitten
hat. Es waren immer nur deine Gedanken, mit denen du
selbst Leid erzeugst hast.

TAG 32: NIMM DIE BOTSCHAFT DEINER GEFÜHLE AN

Wenn du deinen Gefühlshunger mit Achtsamkeit meistern
möchtest, darfst du dabei mehrere Phasen durchlaufen: Am ersten Tag von Woche 5 hast du dir bewusst gemacht, welche Gefühle und Empfindungen deinen Gefühlshunger üblicherweise
auslösen. Am nächsten Tag hast du reflektiert, ob du mit deinem
Essverhalten vor deinen Gefühlen zu fliehen versuchst. Du hast
dir außerdem vor Augen gehalten, welchen Preis du für deine
Fluchtversuche bezahlst. Gestern hast du geübt, deine Gefühle gleichmütig wahrzunehmen. Heute gehst du einen weiteren
Schritt in Richtung Freiheit: Du nimmst die Botschaft deiner Gefühle an und erkennst, dass alle Gefühle (auch die unangenehmen!) ihren Wert haben.

Wenn du Wut, Sorgen, Kummer und Angst in dein Leben einlädst und sogar willkommen heißt, wirst du dich nicht schlechter fühlen. Paradoxerweise wirst du dich besser fühlen. Denn endlich musst du nicht mehr gegen dich und deine Empfindungen ankämpfen. Deine innere Zerrissenheit löst sich auf und du empfindest Frieden. Selbst wenn du mal einen schlechten Tag oder eine anstrengende Lebensphase hast – du weißt, in deinem Inneren bist du sicher und geschützt.

Damit es dir gelingt, Gefühle in deinem Leben als wertvoll willkommen zu heißen, möchte ich dich zunächst auf ein Gedankenexperiment einladen:

Stelle dir vor, Gefühle seien wie Boten, die an deiner Tür klingeln. Jeder Bote hat eine Nachricht für dich, die er dir gerne übermitteln will. Sobald es klingelt, hast du zwei Möglichkeiten: Du kannst dem Boten die Tür öffnen und dir anhören, was er zu sagen hat. Oder du kannst die Tür geschlossen halten.

Sagen wir, du hast keine Lust auf negative Nachrichten. Also tust du so, als wärest du nicht zu Hause – und reagierst nicht auf das Klingeln. Das Problem? Der Bote lässt sich nicht so leicht abwimmeln. Er klopft und ruft leise deinen Namen. Er bittet dich immer wieder höflich aufzumachen – die Nachricht sei wichtig. Und was tust du? Du stellst auf stumm. Deine Tür bleibt verschlossen.

Nun wird der Bote fordernder. Er klingelt Sturm. Er ruft laut deinen Namen. Schließlich beginnt er, mit den Fäusten gegen die Tür zu hämmern. Du hörst die Dringlichkeit in seiner Stimme. Langsam bekommst du es mit der Angst zu tun. Also stemmst du dich gegen die Tür und versuchst, dem Ansturm Stand zu halten. Und doch: Die Tür ruckelt und bewegt sich immer stärker in deine Richtung. Du hörst Holz ächzen und bersten. Splitter bohren sich in deine Haut. Jetzt steigt Panik in dir auf: Lange kannst du dem Druck nicht mehr standhalten. Gleich wird dir der Bote gegenüberstehen. Du wirst seinen Schreien und Schlägen vollkommen ausgeliefert sein ...

Siehst du, worauf die Geschichte hinausläuft? Gegen den Boten anzukämpfen ist ein sinnloses und manchmal sogar fast gewalttätiges Unterfangen. Denn der Bote hat eine Nachricht – und er wird nicht eher gehen, bis du die Nachricht empfangen hast. Bist du ihm zugewandt und offen für die Botschaft, bleibt auch der Bote entspannt und höflich. Er wird dich verlassen, sobald er seine Nachricht übermittelt und du sie verstanden hast. Versperrst du dich jedoch gegen seine Nachricht, kämpft er gegen dich an. Er versucht, mit Gewalt in dein Haus einzudringen. Und wenn es nötig ist, prügelt er seine Nachricht in dich hinein.

Genauso ist es mit deinen Gefühlen. Gefühle sind letztlich nichts weiter als Botschafter. Sie liefern dir Informationen über dich und deine Bedürfnisse. Beispiele gefällig?

- Fühlst du »Wut«, so kann das bedeuten, dass du eine Situation als ungerecht empfindest. Ist dies nicht eine wertvolle Information? Wut offenbart dir deine Werte. Wut zeigt dir, wie du in Zukunft Beziehungen führen möchtest – und wie nicht. Wut gibt dir Energie, für die Dinge im Leben einzutreten, die dir wichtig sind.
- Das Gefühl »Angst« möchte dich über eine potenzielle Bedrohung in deinem Leben informieren. Es zeigt dir, dass du ein Bedürfnis nach Sicherheit hast. Verdienst du es denn nicht, dich geschützt und sicher zu fühlen?
- Und das Gefühl »Enttäuschung« signalisiert dir, dass es etwas oder jemanden in deinem Leben gibt, das oder den du sehr wertschätzt. Ist es nicht gut, dass du ein Mensch bist, der sein Herz öffnet und aufrichtig lieben kann – auch wenn dir das manchmal Momente der Verletzung einbringt?

Ja, es mag sein: Wut, Angst, Enttäuschung und andere unangenehme Gefühle mögen sich im ersten Moment nicht gut anfühlen. Vielleicht spürst du die Anspannung in deinem Körper. Vielleicht rast dein Herz. Vielleicht hast du das Bedürfnis zu schreien oder auf ein Kissen einzuschlagen. Vielleicht schießen dir die Tränen in die Augen. Und doch bringt dir jedes Gefühl auch ein Geschenk: Du hast die Chance, etwas über dich und dein Leben zu lernen. Mehr noch: Gefühle enthalten oft eine starke Energie. Du musst diese Energie nicht gegen dich oder andere lenken, du kannst die Energie auch für dich nutzen. Je mehr Energie ein Gefühl in sich trägt, desto mehr Kraft gibt es dir, dich um dich und deine Bedürfnisse zu kümmern. Das Gefühl meint es gut mit dir: Es will dich aufwecken. Es will, dass du dich für die Dinge im Leben einsetzt, die dir wichtig sind.

Du wirst sehen: Nimmst du die Botschaft deines Gefühls an, wird das Gefühl mit der Zeit verblassen. Ignorierst du hingegen dein Gefühl, verstrickst du dich in einen Kampf gegen dich selbst. Die Botschaft bleibt unerkannt. Dein Bedürfnis bleibt unbefriedigt. Und das Gefühl? Das geht nicht weg. Im Gegenteil: Indem du dein Gefühl unterdrückst, wird es stärker und dringender.

Gegen deine unangenehmen Gefühle ankämpfen zu wollen ist sinnlos und schmerzhaft. Wie wäre es also, wenn du es mit der Gegenstrategie versuchst? Wann immer du ein unangenehmes Gefühl wahrnimmst, öffne dich ihm. Begrüße es. Nimm die Botschaft an. Bedanke dich noch dafür! Dann kannst du Frieden in dir fühlen – komme, was wolle.

Übung: Begrüße Gefühle wie einen Gast

Diese Übung ist eine Visualisierung, mit der du deine Gefühle annehmen kannst, anstatt sie mit Essen zu ersticken. Am besten du liest dir die Visualisierung einmal komplett durch. Schließe dann deine Augen, atme ein paar Mal tief ein und aus und begib dich auf eine Reise in dein Innenleben.

Wenn dies deine erste Visualisierung ist, noch ein Hinweis: Es gibt beim Visualisieren kein »richtig« oder »falsch«. Jedes Unterbewusstsein hat seine eigene Sprache – vielleicht drückt sich deines in Bildern, Worten oder auch Empfindungen aus. Vielleicht geschieht auch erst mal gar nichts vor deinem inneren Auge. Alles ist okay. Was auch immer in dir aufkommt oder nicht aufkommt – so, wie es ist, ist es stimmig für dich.

- ◆ Denke an ein Gefühl, welches in der Vergangenheit dazu geführt hast, dass du dich überessen hast. Vielleicht entsteht dein Gefühlshunger vor allem dann, wenn du alleine zu Hause und gelangweilt bist? Dann wähle für die folgende Übung das Gefühl »Langeweile«. Oder isst du eher, wenn du niedergeschlagen oder traurig bist? Dann entscheide dich für das Gefühl »Traurigkeit«. Wenn du oft aus emotionalen Gründen isst, dann gibt es vielleicht eine ganze Bandbreite an Gefühlen, die bei dir zu Überessen führen. Entscheide dich für diese Übung bitte für ein Gefühl.

- ◆ Aus welchem Grund auch immer du in der Vergangenheit gegessen hast, verurteile dich nicht dafür. Habe Mitgefühl für dich. Du hast getan, was du in diesem Moment für richtig hieltest. Nun lässt du dich auf neue Wege der Selbstfürsorge ein – das verdient deine Anerkennung und Wertschätzung!

- ◆ Schließe nun deine Augen und atme ein paar Mal tief ein und aus. Stelle dir vor, dass du mit jedem Einatmen Mitgefühl einatmest. Mache das zwei bis drei Minuten lang. Wenn du möchtest, kannst du beim Atmen eine Hand auf deinen Herzraum legen. Nimm wahr, wie sich dein Brustkorb mit jedem Atemzug weitet. Stelle dir vor, dass sich durch das Weiten deines Brustkorbes auch dein Herz weiten kann. Atmend öffnest du dein Herz. Atmend öffnest du Raum für dein Mitgefühl.

- ◆ Sobald sich dein Atem beruhigt hat, erinnere dich an das Gefühl, das du dir für diese Übung ausgesucht hast. Nenne das Gefühl beim Namen – zum Beispiel »Langeweile« oder »Wut« oder »Angst«. Stelle dir vor, dieses Gefühl stünde jetzt vor deiner Tür. Es klingelt und bittet dich um Einlass. Stelle dir dieses Gefühl wie einen Botschafter vor.

- ◆ Vor deinem inneren Auge gehst du zur Tür und öffnest die Tür. Begrüße dein Gefühl mit Namen. Sage etwa: »Hallo, Langeweile, willkommen.« Atme dabei ruhig weiter.

♦ Wenn dir das guttut, nimm noch einmal ein bis zwei Atemzüge voller Mitgefühl. Öffne dein Herz für das Gefühl.

♦ Sobald du soweit bist, lade das Gefühl in deine Wohnung oder dein Haus ein. Stelle dir vor, du würdest dich mit dem Gefühl auf dein Sofa oder an einen anderen gemütlichen Ort in deinem Zuhause setzen. Visualisiere dich und das Gefühl, wie ihr beieinander seid. Atme weiter und erlaube dir, neben deinem Gefühl zu sitzen und diese Begegnung wahrzunehmen.

♦ Was auch immer du wahrnimmst, erlaube dem Empfinden zu sein. Du hast dieses Gefühl schon oft in deinem Leben erfahren. Du kennst es gut. Es ist dir vertraut. Du kannst dieses Gefühl auch jetzt erfahren. Du kannst neben ihm sitzen und weiter atmen. Alles ist okay. Du schaffst das.

♦ Mache dir bewusst, dass dein Gefühl wie ein alter Bekannter ist. Das Gefühl ist dir vertraut. Du bist ihm in vielen Situationen deines Lebens begegnet. Und doch – hast du jemals so nah mit ihm zusammengesessen und ihm deine Aufmerksamkeit geschenkt? Vielleicht kannst du sogar erkennen, dass dieser besondere Moment etwas sehr Persönliches und Intimes hat – und du diesen Moment wertschätzen kannst. Selbst dann, wenn du dein Gefühl eigentlich nicht magst und dir wünschst, es würde bald wieder gehen.

♦ Erlaube deinem Gefühl, so lange dein Gast zu sein, wie es für dich stimmig ist. Atme einfach ruhig weiter und schau, was passiert. Vielleicht übermittelt dir das Gefühl eine Information. Vielleicht möchtest du dem Gefühl eine Frage stellen. Vielleicht möchtet ihr in Stille und purem Bewusstsein beieinander sitzen. Die Form eures Austausches ist nicht wichtig. Wichtig ist, dass du dem Gefühl signalisierst: »Ja, ich bin hier mit dir. Ich fliehe nicht vor dir, ich nehme dich an. Gefühl, sei mein Gast.«

♦ Verabschiede dich von dem Gefühl, wann und wie es für dich stimmig ist. Vielleicht möchtest du dein Gefühl mit respektvollem Abstand zur Tür

- begleiten. Vielleicht möchtest du ihm die Hand geben. Vielleicht lässt du dein Gefühl noch eine Weile auf dem Sofa ausruhen, während du dich wieder deinen anderen Tätigkeiten widmest. Erlaube deinem Unterbewusstsein, dir die Bilder schicken, die zu deinem Erleben mit dem Gefühl passen.

- Wiederhole die Visualisierung gerne öfter – mit demselben oder auch mit einem anderen Gefühl. So gewöhnst du dich sanft daran, sämtliche Gefühle in deinem Leben willkommen zu heißen. Vergiss nicht: Du hast als Mensch die Fähigkeit, jedes Gefühl der Welt in deinem Inneren zu begrüßen. Der Raum in dir ist da. Du brauchst ihn nur öffnen.

ACHTSAME ERKENNTNIS

Gefühle sind wie die Botschafter deiner Seele. In jedem Gefühl steckt eine Nachricht für dich. Somit ist kein Gefühl an sich gut und kein Gefühl ist an sich schlecht. Jedes Gefühl ist einfach nur da, um dich etwas zu lehren – über deine Werte, deine Bedürfnisse, deine Wünsche und Hoffnungen.

Du kannst dich vor den Nachrichten verschließen – aber deine Gefühle werden dadurch nicht kleiner. Im Gegenteil: Je sturer du auf stumm schaltest, desto intensiver werden deine Gefühle. Ignorierst du deine Bedürfnisse über Wochen oder sogar Jahre, können sie sich sogar in körperlichen Schmerzen oder Erkrankungen manifestieren. Manchmal müssen wir erst vollkommen erschöpft im Krankenbett landen, um endlich innezuhalten. In diesen Momenten erkennen wir, dass wir für unser körperliches Wohlergehen auch auf unsere psychischen Bedürfnisse achten dürfen.

Auch in deinem emotionalen Hunger verbirgt sich eine Botschaft aus deiner Seele. Denke daran, wenn du das nächste Mal mit einem Becher Schokopudding oder einer Flasche Wein auf dem Sofa versinken möchtest: Du hast keinen körperlichen Hunger. Vielleicht schlummert in deinem Inneren ein unerfülltes Bedürfnis? Und wenn da etwas in dir schlummert - wäre es nicht befreiend, wenn du den Pudding oder den Wein im Kühlschrank lassen könntest und dir stattdessen gibst, wonach du wirklich verlangst?

TAG 33: TRÖSTE DICH MIT MITGEFÜHL ANSTATT MIT SCHOKOLADE

Wenn ich dir in diesem Buch nur zwei Sätze mitgeben dürfte, dann wären es diese: Gehe fürsorglich mit deinem wertvollen Körper um. Und hör auf mit der ständigen Selbstkritik – sei mitfühlend mit dir wie mit einem Freund.

Die meisten Menschen nehmen nicht dann ab, wenn sie endlich die einzig wahre, perfekte Diät gefunden haben. Die meisten Menschen nehmen dann ab, wenn sie es endlich schaffen, mitfühlend mit sich zu sein. Praktizierst du Selbstmitgefühl, dann hörst du auf, dich mit harscher Kritik selbst fertig zu machen. Du verzeihst dir Fehler und erlaubst dir, Erfahrungen zu sammeln, anstatt sofortige Perfektion von dir zu erwarten. Du behandelst dich und deinen Körper respektvoll und wertschätzend.

Schon am sechsten Tag dieses Programms hast du eine Selbstmitgefühl-Übung kennengelernt. Heute möchte ich dich dazu einladen, dein Selbstmitgefühl zu vertiefen. Du darfst es auf jene Momente in deinem Leben übertragen, in denen du dich aus emotionalen Gründen überessen willst.

Stelle dir vor: Du kommst nach einem harten Arbeitstag nach Hause. Beim Abendbrot isst du dich satt, aber auch nachdem dein

Magen gefüllt ist, fühlst du dich unbefriedigt. Du sehnst dich nach Schokolade. Nach Gummibärchen. Nach Nachos mit Käse-Dip. Und nein, du willst nicht nur ein kleines bisschen. Du willst die ganze Packung. Du willst jetzt nicht nachdenken, nicht bewusst sein, nicht achtsam und langsam essen. Du willst einfach abschalten. Loslassen. Entspannen. Essen in dich hineinschieben. Und hey – hast du dir diese kleine Entspannung von deinem Alltag nicht verdient?

Oder stell dir Folgendes vor: Du erleidest einen Schicksalsschlag. Du verlierst deinen Arbeitsplatz. Vielleicht bekommst du eine beunruhigende Diagnose von deinem Arzt. Oder dein Partner verlässt dich. Der Schock und der Schmerz sind so überwältigend, dass alles andere in den Hintergrund gerät – erst recht dein Vorhaben, gesünder und achtsam zu essen. Jetzt ist dir alles egal. Dein Körper. Deine Gesundheit. Dein Essverhalten. Du willst nie wieder essen, um nicht mehr fühlen zu müssen. Oder dich mit Essen vollstopfen, bis dein Körper so schwer und taub ist, dass du nichts mehr spüren kannst.

So sehr du dir ein glückliches Leben wünschst – es ist wahrscheinlich, dass in deinem Leben hin und wieder Dinge geschehen werden, die dir wehtun. Und es mag Momente geben, in denen dein Bedürfnis nach emotionalem Essen größer sein könnte als dein Wunsch, dich in deinem Körper wohlzufühlen. Natürlich *darfst* du essen. Es gibt keine Verbote. Du triffst freie Entscheidungen. Es ist dein Körper. Es ist dein Leben. Bevor du allerdings in den herausfordernden Momenten deines Lebens das Zellophan deines Sehnsuchtssnacks aufreißt und dich dem Essen hingibst, möchte ich dich einladen, deine Einstellung zum Thema »Trostessen« zu hinterfragen.

Stell dir nun Folgendes vor: Dein Kind kommt nach der Schule weinend nach Hause. Vielleicht hat es eine schlechte Note bekommen. Vielleicht wird es nicht in die nächste Klasse versetzt. Vielleicht wurde es von seinen Mitschülern gemobbt. Was auch immer geschehen ist – stelle dir ein verzweifeltes kleines Kind vor. Sieh dieses Kind vor deinem inneren Auge. Sieh die gesenkten Schultern. Die Tränen im verzerrten Gesichtchen. Die unschuldige Verzweiflung, die aus seinem kleinen Körper spricht.

Oder stell dir vor, es ist deine beste Freundin, die ihren Arbeitsplatz verliert. Es ist deine Mutter, die eine beunruhigende Diagnose von ihrem Arzt erhält. Es ist dein Bruder, der von seiner Partnerin oder seinem Partner verlassen wurde.

Was nun? Wie tröstest du die Menschen, die dir am Herzen liegen?

Würdest du dein trauriges Kind aufs Sofa setzen, den Fernseher anschalten und ihm eine Tüte Flips in die Hand drücken? Würdest du deiner verzweifelten Freundin eine Familienpackung Eis auf den Tisch stellen und wortlos einen Löffel daneben legen? Würdest du deiner beunruhigten Mutter die Kekspackung aufreißen? Und würdest du deinem verletzten Bruder so viel Essen aufdrängen, bis er sich zu träge fühlt, um noch einen klaren Gedanken fassen zu können?

Meine Vermutung ist: Bei den Menschen, die du liebst, wählst du ganz andere Trostmethoden als bei dir selbst. Einen geliebten Menschen nimmst du in den Arm. Du hörst ihm zu. Du sprichst ihm ermutigende Worte zu. Du bist für ihn da. Und nein – du würdest einen geliebten Menschen nicht mit belastendem Essen abspeisen. Erst recht nicht, wenn er dir davor mehrmals gesagt hat, dass es sein aufrichtiger Wunsch ist abzunehmen.

Die Frage ist: Warum bist du bei anderen Menschen so feinfühlig und empathisch – und dich selbst speist du mit Kritik und belastendem Essen ab? Verdienst du nicht dieselbe Wertschätzung und den gleichen Trost wie alle anderen auch?

Übung: Was bedeutet »Trost« für dich?

Beantworte dir heute selbst die Frage: »Was bedeutet ›Trost‹ für mich?«

1. Erinnere dich zunächst an eine Situation, in der du einen anderen Menschen getröstet hast. Notiere dann: Was tust du, wenn du einem geliebten Menschen Trost schenken möchtest?

- ◆ Drückst du deinen Trost über deinen Körper aus – zum Beispiel durch eine liebevolle Geste, einen Händedruck, eine Umarmung?
- ◆ Tröstest du mit Worten – baust du den anderen Menschen auf, machst ihm Mut, zeigst ihm neue Perspektiven? Was genau sagst du, wenn ein geliebter Mensch vor dir leidet?
- ◆ Veränderst du deine Stimme – sprichst du sanfter, liebevoller?
- ◆ Drückst du deinen Trost über dein Dasein aus – bist du ein guter Zuhörer, gibst du dem anderen das Gefühl, voll und ganz für ihn da zu sein?
- ◆ Was tust du noch, um einen geliebten Menschen bei Kummer zu trösten? Nimmst du ihm Arbeit ab? Stärkst du ihm auf eine andere Art und Weise den Rücken?

Notiere hier deine Gedanken:

....

....

....

2. Wenn du dich an eine konkrete Situation erinnerst, in der du einen anderen Menschen getröstet hast – was glaubst du hat deinem Gegenüber am meisten geholfen?

....

....

....

3. Erinnere dich nun an eine Situation, in der du von einem anderen Menschen getröstet wurdest. Was war passiert? Wie wurdest du getröstet? Welche Form von Trost hat dir besonders gutgetan? Gibt es einen Menschen in deinem Leben, der ein besonders guter Tröster ist? Wenn ja, warum?

_____

_____

_____

4. Was lernst du aus deinen Beobachtungen über wahren Trost? Welche Form von Trost kommt aus dem Herzen, hat die Kraft, Menschen miteinander zu verbinden und wahrhaftig zu heilen?

Ergänze folgenden Satz.

Für mich bedeutet Trost ..._____

5. Überlege nun, was du für dich selbst tun kannst, um dich in Zukunft ehrlich und liebevoll zu trösten.

♦ Welche Worte kannst du dir sagen?
♦ Mit welcher Stimme kannst du zu dir sprechen?
♦ Welche Berührung kannst du dir geben?
♦ Gibt es etwas Schönes oder Aufbauendes, das du für dich tun kannst?
♦ Gibt es einen Menschen, den du kontaktieren möchtest?
♦ Welche Form von Trost tut dir am wohlsten?
♦ Und wie sorgst du in Zukunft dafür, dass du den Trost bekommst, den du brauchst – anstatt deinen Kummer mit Essen zu begraben?

_____

_____

_____

Wenn du möchtest, kannst du deine Erkenntnisse zum Thema »Trost« in dein Achtsamkeitsjournal übertragen, um dich später leichter daran zu erinnern.

ACHTSAME ERKENNTNIS

Viele Menschen suchen im Essen Trost und Beruhigung.

Dabei wissen wir tief in unserem Herzen, dass Essen keinen wahren Trost schenken kann. Wie irrsinnig der Versuch ist, uns mit Essen trösten zu wollen, erkennen wir spätestens dann, wenn es darum geht, einen anderen Menschen zu trösten. Sehen wir einen anderen Menschen leiden, handeln wir instinktiv mitfühlend und empathisch: Wir schauen unserem Gegenüber in die Augen. Wir hören ehrlich zu. Wir reichen die Hand oder nehmen den geliebten Menschen in den Arm. Wir legen Warmherzigkeit in unsere Gesten und in unsere Stimme. Wir suchen nach Worten, die Mut machen. Oder wir helfen ganz praktisch und nehmen dem anderen Arbeit ab - weil uns klar ist, dass unser Gegenüber Entlastung braucht.

Die gute Nachricht lautet: Wenn du mit anderen Menschen empathisch und liebevoll umgehen kannst, dann kannst du auch dir selbst gegenüber empathisch sein. Du hast ehrlich für dich definiert, was wahrer Trost für dich bedeutet. Du kannst nicht nur andere Menschen, sondern auch dich trösten - ohne dafür essen zu müssen. Du brauchst Entlastung - keine zusätzliche Last.

Wenn du das nächste Mal leidest, erinnere dich daran:
Du kannst dein Inneres mit Essen betäuben.
Oder du schenkst dir selbst Mitgefühl und wahren Trost.

TAG 34: LADE DEINEN SEELEN-AKKU NEU AUF

Kennst du das? Du bist unterwegs, checkst dein Handy und stellst fest: »Oh je, nur noch 10 Prozent Akku-Leistung ...« Tja, in wenigen Minuten wird sich dein Handy ausschalten. Und das fühlt sich verdammt unangenehm an. Denn ohne Handy hast du keine Uhr, kein Navi und kein Mensch kann dich erreichen. Seien wir ehrlich: Ohne Handy fühlen sich die meisten von uns ziemlich orientierungslos, sozial abgeschnitten und vielleicht sogar ein bisschen nervös.

Darum sorgst du vor: Täglich lädst du dein Handy auf. Bevor du das Haus verlässt, checkst du, ob du dein Handy eingesteckt hast und ob der Akku lang genug halten wird. Und wenn du länger unterwegs bist? Na, dann steckst du selbstverständlich ein Ladekabel ein.

Ich weiß nicht, wie es dir geht – aber ich kenne keinen Menschen, der nicht darauf achtet, seinen Handy-Akku regelmäßig aufzuladen. Dafür kenne ich sehr viele Menschen, die vergessen, auf ihren eigenen Akku zu achten. Und ich bin ehrlich: Manchmal zähle ich selbst dazu ... Ist es nicht ironisch? Es ist, als wäre uns ein technisches Gerät wichtiger als wir selbst.

Am heutigen Tag darfst du dich selbst fragen: Wie ist es um dich und deinen Energie-Akku gerade bestellt? Hast du tausend Aufgaben und hetzt oft von einem To-do zum nächsten? Gibt es Tage, an denen die Zeit rast und du doch nicht all das schaffst, was du dir vorgenommen hast? Und wie geht es dir in letzter Zeit körperlich? Bist du entspannt und ruhig – oder spürst du, dass deine Nackenmuskulatur verkrampft, dein Magen nervös, dein Schlaf unruhig ist?

Wahrscheinlich geht es dir so wie vielen anderen Erwachsenen auch: Du hast einen Beruf oder einen Ausbildungs- oder Studienplatz. Natürlich ist es dir wichtig, gute Arbeit abzuliefern – entsprechend gibst du jeden Tag dein Bestes. Vielleicht gehören auch

Überstunden oder Nachtschichten dazu? Zu Hause möchtest du, dass es sauber und gemütlich ist – selbstverständlich bedeutet auch das Arbeit –, denn nein, das bisschen Haushalt macht sich nicht von allein. Du hast eine Familie und bist für deine Lieben da – wenn es sein muss, stehst du Gewehr bei Fuß – auch nachts um drei. Du hast Freunde, mit denen du Zeit verbringen willst. Du füllst deine Wochenenden und freien Tage mit Hobbys und Ehrenämtern. Deine Arbeit, deine Mitmenschen, dein Haus und deine Hobbys – all das ist wichtig, all das liegt dir am Herzen. Und es stimmt ja: Du darfst pflegen, was dir am Herzen liegt. Eine sinnvolle Arbeit, erfüllte Beziehungen, interessante Aufgaben – das sind die Dinge, die deinem Leben Freude, Liebe, ja: einen Sinn schenken.

Vergiss nur bitte nicht: Wer ständig Gas gibt, darf auch mal tanken. Du bist ein Mensch, kein Duracell-Hase. Und als Mensch brauchst du alle paar Stunden eine Pause, um neue Kraft zu schöpfen.

WARUM DU PAUSEN BRAUCHST, UM ABZUNEHMEN

Du brauchst Ruhepausen nicht nur, um wach und energiegeladen zu sein. Du brauchst Pausen auch, um erfolgreich abzunehmen.
Warum ist das so? Dafür gibt es zwei Gründe:

1. Gönnst du deinem Körper keine Pause, holt er sich irgendwann selbst, was er braucht. Dein Immunsystem schwächelt, du holst dir einen Infekt und wirst krank. Dein Körper ist nicht dumm, und gibst du nicht genug auf dich acht, dann zwingt er dich irgendwann zur Bettruhe – bis du endlich wieder Kraft getankt hast. Fühlst du dich ausgebrannt, hast du natürlich keine Kraft für eine Ernährungsumstellung. Und auch deine Hormone schalten nicht gerade den Fettverbrennmotor an, wenn du körperlich am Ende bist. Jetzt ist

es wichtig zu regenerieren – und nicht noch mehr Kraft für eine Abnahme zu verlieren.

2. Mit deiner Psyche ist es das Gleiche: Verweigerst du deiner Seele Momente der Ruhe und Leichtigkeit, dann holt sie sich irgendwann selbst, was sie braucht. Die Anspannung in deinem Inneren kann sich nicht bis ins Unermessliche anstauen. Irgendwann wird der Druck so stark, dass selbst der stärkste Staudamm brechen muss. Ja, du kannst stark wie Herkules sein – und doch brauchst auch du Phasen, in denen du dich entspannst. Rotierst du dann immer weiter, kann es sein, dass du irgendwann vor lauter Erschöpfung zum nächsten verfügbaren Seelenstreichler greifst: Du fängst an zu essen. Schokolade oder Snacks sollen den Stress in deinem Leben lindern. Essen ist gleichzeitig dein Aufputsch- und dein Entspannungsmittel. Und ja: Essen ist auch eine Ausrede. Deine kleine Flucht vor dem Alltag. Du isst – und verschaffst dir insgeheim die Pause, die du so dringend nötig hast.

Willst du emotionales Essen stoppen, darfst du dich endlich mit dem Stress in deinem Leben auseinandersetzen. Du darfst erkennen, dass du ein ganz normaler Mensch bist – und regelmäßige Erholung brauchst. Baue Pausen in dein Leben ein. Ja: jeden Tag. Alle paar Stunden. So lädst du deinen Seelen-Akku wieder auf.

Das mag dir am Anfang schwerfallen. Aber du kannst lernen, mit dir selbst so gewissenhaft umzugehen, wie du es mit deinem Handy-Akku schon längst tust. Denn eines ist klar: Deine Gesundheit ist tausendmal wertvoller als das teuerste technische Spielzeug der Welt, nicht wahr?

Übung: Lade deinen Akku neu auf: Was kommt auf deine Powerbank für die Seele?

Ein Ladegerät für dein Handy hast du bereits. Aber bestimmt hast du noch nicht Folgendes: ein Ladegerät für deine Seele!

Mit der heutigen Übung stattest du dich mit einer Powerbank für deine Seele aus. So tankst du endlich wieder die Energie, die du für dein selbstbestimmtes, aktives und leichtes Leben brauchst.

1. Denke zunächst an mindestens zehn Dinge, die dir Energie schenken.

Was gibt dir neue Kraft, wenn du müde bist? Was oder wer belebt dich, wenn du ein Tief hast? Was schenkt dir selbst im größten Stress einen kleinen Moment der Ruhe? Schließ für einen Moment die Augen und überlege, was dir guttut.

Beispiele können sein:

◆ Kurze Atemmeditation
◆ Yoga
◆ Spaziergang um den Block
◆ Powernap
◆ Mit Kopfhörern auf das Sofa legen und entspannte Musik hören
◆ Mit deinem Haustier Zeit verbringen, Gassi gehen, spielen, kuscheln
◆ Lieblingssport treiben
◆ 10 Minuten Ordnung schaffen, ausmisten oder dich von Dingen befreien, die du nicht mehr brauchst
◆ Mit einem Freund herumalbern, lachen und das Leben nicht so ernst nehmen
◆ Ein Buch lesen
◆ Ein, zwei beschwingende Lieder anmachen und durch die Wohnung tanzen
◆ In dein Achtsamkeitsjournal schreiben
◆ Einen entspannten Abend mit deinem Partner verbringen
◆ Zeit in der Natur verbringen
◆ Dich mit einer Tasse Kaffee oder Tee in den Garten oder auf den Balkon setzen und einfach mal nichts tun, dich deinen Tagträumen hingeben dürfen

2. Notiere nun deine Favoriten: Wie tankst du Energie?

Nun brauchst du Stift und Papier: Halte deine Favoriten schriftlich fest. So kannst du dir besser merken und einprägen, was dir guttut. Übrigens: Das menschliche Unterbewusstsein merkt sich Bilder besser als Worte. Präge dir deine liebsten Energiespender darum am besten ein, indem du sie in diese Grafik einer Powerbank einträgst.

Was packst du auf deine Powerbank der Seele?

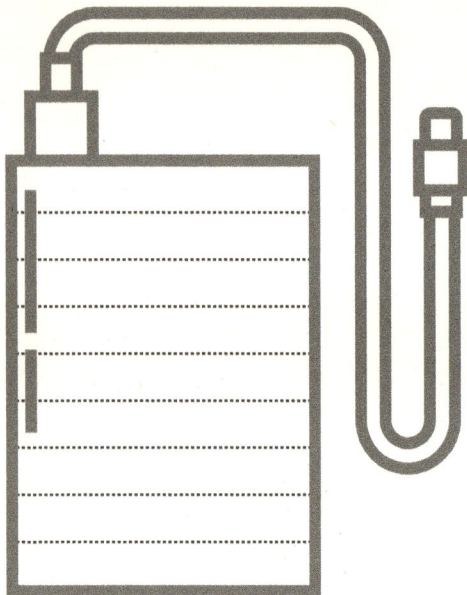

EXTRA-TIPP

Damit du im akuten Stressfall gleich weißt, was dir guttun könnte, kannst du deine Grafik auch durch folgende Sätze ergänzen:

- Wenn ich traurig oder niedergeschlagen bin, tröstet mich:
- Wenn ich müde oder erschöpft bin, finde ich so neue Kraft:
- Wenn ich mich nach Ruhe und Entspannung sehne, tut mir dies besonders gut:
- Mein Seelenjoker: Dieser Joker wirkt Wunder:

- **3. Nutze die Powerbank jeden Tag.**
Wenn du dich wirklich verändern willst, reicht es nicht, dir heute brav ein paar Gedanken zu machen – du darfst auch ins Handeln kommen. Überlege dir *jetzt*, wann und wie du dir in deinem Leben Pausen einräumst.
Bedenke: Du brauchst jeden Tag alle paar Stunden eine kleine Erholungspause von ein paar Minuten. Und alle paar Tage darfst du dich auch mal länger entspannen. Notiere dir also gerne ein paar »Erholungs-Quickies« und ein paar etwas zeitintensivere Ideen für deine Wochenenden oder freien Tage.

- **4. Erinnere dich im Alltag an deine Powerbank für die Seele.**
Kopiere die Buchseite deiner Powerbank und lege oder hänge sie an einen Ort, an dem du dich gut an deine Powerbank erinnerst: am Kühlschrank, an der Wand über deinem Schreibtisch, in deinem Nachttisch oder deiner Handtasche.
Oder was hältst du von der Idee, deine Powerbank der Seele direkt neben dein Handy-Ladegerät zu legen? Wann immer du dein Handy auflädst, kannst du einen Blick auf deine Liste werfen und dich fragen: Wie kann ich mich um meinen inneren Akku genauso gut kümmern wie um meinen Handy-Akku? Was kann ich jetzt tun, um selbst kurz Energie aufzuladen?

ACHTSAME ERKENNTNIS

Nicht *trotz* deiner tausend To-dos – sondern *gerade weil* du viele Aufgaben hast, darfst du dir regelmäßige Pausen einräumen. Denn Pausen sind für deine körperliche und psychische Gesundheit extrem wichtig.
Pausen helfen dir, der Mensch zu sein, der du sein willst: Du stehst morgens gut gelaunt auf. Du startest mit Energie und Schwung in deinen Tag. Und wenn dein Leben mal turbulent

wird? Dann bleibst du entspannt - weil deine Energiereservoirs gut gefüllt sind und du in deiner Kraft bist.

Und es kommt noch besser: Da du Essen nicht mehr (miss-) brauchst, um deinen Stress zu ersticken, kannst du dich viel wohltuender ernähren als bisher. Mit jedem Tag gesunder Ernährung und wohltuender Pausen fühlst du dich fitter, energiegeladener, in deiner Kraft. Und ganz nebenbei nimmst du auch noch ab - und bekommst endlich die natürlich schlanke Figur, die zu dir passt.

Ist das nicht eine schöne Vorstellung? Du kannst abnehmen - während du dich ausruhst und dich verwöhnst. Fang doch gleich heute damit an: Gönn dir eine Pause für deine Seele - und lade deinen inneren Akku neu auf.

TAG 36: REFLEKTIERE DEINE FÜNFTE WOCHE

Entgegen vieler Klischees besteht das Ziel der Achtsamkeitspraxis nicht darin, dich in einen seligen, dauergrinsenden Buddha zu verwandeln. Im Gegenteil: Du darfst lernen, dich auch mit unangenehmen Gefühlen vertraut zu machen. Welches Gefühl auch immer in deinem Inneren auftaucht - sei es Trauer, Wut oder Frust -, du brauchst keine Angst davor zu haben. Und noch weniger brauchst du Essen, um deine Gefühle zu betäuben. Stattdessen kannst du lernen, *alle* deine Gefühle anzunehmen.

So schenkst du dir nicht nur einen natürlich schlanken Körper. Du bekommst noch viel mehr: Du findest zu innerem Frieden. Du schöpfst neues Selbstvertrauen. Du bist stolz auf dich, weil du Dinge meisterst, die du dir bisher nicht zugetraut hast, denn weder Angst noch Frust noch Enttäuschung können dich auf deinem

Weg aufhalten. Du meidest diese Gefühle nicht – sondern nimmst sie einfach mit auf deine Reise. So bist du frei. Du kannst dein Leben gestalten, wie du es dir wünschst – und wirst zu der Person, die du sein willst.

Dieses Leben ist deine einmalige Chance, die Dinge zu tun, die dir am Herzen liegen. Erfülle dir jetzt deine Wünsche. Lache. Liebe. Blühe auf. Tu verrückte Dinge. Sei mutig und leidenschaftlich. Und gib dir bei all deinen Unterfangen immer auch den Raum zu weinen, wütend oder enttäuscht zu sein. Der Platz in deinem Herzen ist groß genug.

Worauf wartest du also? Halte die Kühlschranktür geschlossen – und öffne dein Herz. Fühle – und fang an zu leben.

Übung: Blicke in dein Inneres: Was hast du in dieser Woche gelernt?

Sich mit den eigenen Gefühlen zu beschäftigen kann ganz schön aufwühlend sein. Nutze den letzten Tag dieser Woche wie gewohnt, um dich zu reflektieren und deine Gedanken zu sortieren:

- Welche Erkenntnisse konntest du in den vergangenen Tagen gewinnen?
- Hattest du einen Aha-Effekt?
- Gibt es einen Satz, eine Textpassage oder eine Übung, die bei dir hängen geblieben ist?
- Was nimmst du aus der vergangenen Woche für deine Zukunft mit?

Notiere deine Gedanken in deinem Achtsamkeitsjournal, sodass du dich im Verlauf der nächsten Wochen immer wieder daran erinnern und dich selbst motivieren kannst.

Woche 6:
Stoppe die Selbstsabotage deiner Gedanken

Kluge Ratschläge zum Abnehmen gibt es wie Sand am Meer: »Iss die Hälfte.« »Mach mehr Sport.« »Lass Süßes weg.« »Versuch's mal mit Low Carb.« Und ja: Auch in diesem Buch hast du einige Abnehm-Tipps gefunden.

Wenn du bis zu dieser Stelle des Buches gelesen hast, hast du bereits genug Wissen über gesunde Ernährung. Außerdem bist du offensichtlich motiviert und wirklich bereit, an dir zu arbeiten. Ja, du willst es wirklich schaffen: Du willst abnehmen und dich in deinem Körper und in deinem Leben endlich wohlfühlen!

Doch obwohl du dir so viel Wissen angeeignet hast, obwohl du motiviert bist, obwohl du immer achtsamer bist und schon einige Tipps ausprobiert hast – vielleicht fällt es dir immer noch schwer abzunehmen.

Das Problem? In der Theorie *weißt* du zwar genug darüber, wie du erfolgreich abnehmen kannst. Aber beim praktischen Umsetzen deines Wissens kommst du ins Straucheln. Es ist wie verhext: Irgendwie handelst du immer wieder entgegen deiner Vorsätze. Ja, manchmal isst du mehr, als dir guttut. Du kannst bestimmten Verlockungen nicht widerstehen. Und wenn du gestresst oder übermüdet bist? Dann ist dir doch wieder alles egal und du greifst wie ferngesteuert in die Keksdose oder in die Chipstüte.

Aber warum ist das so? Warum sabotierst du dich immer wieder selbst? Bist du vielleicht willensschwach, undiszipliniert oder einfach ein hoffnungsloser Fall?

Ich kann dich beruhigen: Du bist all das nicht. Du bist einfach ein ganz normaler Mensch. Wenn du dich mit Veränderungen schwertust, beweist das sogar, dass dein Gehirn komplett natürlich und gesund reagiert – und einen verdammt guten Job macht. Denn dein Gehirn hat letztlich nur drei wichtige Aufgaben: Es soll dein Überleben sichern. Es soll für deine Fortpflanzung sorgen. Und es soll dabei möglichst viel Energie sparen. Für unser Gehirn geht es um das Fortbestehen unserer Art auf diesem Planeten – nicht um unsere persönliche Selbstverwirklichung und ganz bestimmt nicht um eine elfenhafte Bikinifigur. Und hey – da du diese Zeilen liest und offensichtlich lebst, hat dein Gehirn bis hierher alles richtig gemacht, nicht wahr? Warum also sollte dein Gehirn bereit sein, etwas zu ändern? Warum anders essen? Warum meditieren oder Übungen ausprobieren? All das kostet nur wertvolle Energie. Dein Gehirn hat keine Lust darauf und blockiert dein Vorhaben. Es sabotiert dich – und zwar mit dickmachenden Gedanken. Mit Zweifeln und Ängsten. Mit Ausflüchten und Ausreden. Kurzum: Dein Gehirn schickt dir Gedanken, die dich auf deinem Weg zum Wohlfühlkörper ausbremsen. Sorry, not sorry.

Ja, Veränderung ist für uns Menschen anstrengend. Und darum ist es so natürlich, dass sich ein Teil in uns gegen jede Form der Veränderung wehrt – sei sie auch noch so positiv und glücksversprechend.

Und nun die gute Nachricht: Dein Gehirn blockiert dich nicht nur. Dein Gehirn ist ein Meisterwerk, und du kannst es für deine Ziele nutzen. Denn als Mensch verfügst du über eine einmalige Superfähigkeit: Als einziges Lebewesen auf der Welt kannst du über dein Denken selbst nachdenken. Du kannst dich von einschränkenden Gedanken lösen. Und du kannst aufbauende Gedanken aktiv erschaffen. So trainierst du deinen Geist: Du gewöhnst dich an schlank machende Gedanken.

Denke wie ein natürlich schlanker Mensch. Dann wirst du wie ein natürlich schlanker Mensch essen. Und irgendwann wirst du ein natürlich schlanker Mensch sein.

In dieser Woche beginnst du mit deinem schlank machenden Mentaltraining. Du wirst sehen: Sobald du ein paar Schalter in deinem Kopf umlegst, stoppst du die Selbstsabotage. Und dann passiert die Magie: Du isst gesünder. Du kannst endlich »Nein« sagen. Du tust, was du dir vornimmst – und nimmst dabei ab.

Also, worauf wartest du? Starte durch in dein neues, leichtes Leben – und zwar mit Köpfchen!

TAG 37: GLAUBE NICHT ALLE DEINE GEDANKEN

Dein Gehirn ist die reinste Gedankenmaschine – es produziert einen Gedanken nach dem anderen. Auch in deinem Kopf ploppt etwa alle 15 Sekunden ein neuer Gedanke auf – das geht so schnell, dass du dir vieler deiner Gedanken noch nicht einmal bewusst bist. Am Ende des Tages bringst du es somit auf die stolze Summe von über 6000 Gedanken! Du siehst: Dein Gehirn rattert fleißiger als der Duracell-Hase.

Leider sind viele deiner Gedanken nicht förderlich. Du kritisierst dich oder andere, machst dir unnötige Sorgen oder quälst dich mit Grübeleien über die Vergangenheit. Das Problem dabei: Wiederholst du deine negativen Gedanken immer wieder, brennen sie sich in deinen Geist ein und werden zu festen Überzeugungen und letztlich sogar zu deiner Lebenseinstellung.

Lass uns das an einem Beispiel veranschaulichen: Stelle dir vor, du möchtest Tennis lernen. In deinem ersten Tennistraining gelingt dir gar nichts. Du weißt noch nicht einmal, wie du den Schläger richtig halten sollst. Derweil siehst du auf den Nachbarplätzen die Profis, die sich locker und lässig die Bälle zuspielen. Und was denkst du beim Anblick der Tennis-Cracks von nebenan? »Wow – wie machen die das bloß? Ich glaube, das schaffe ich nie.« Dein Gedanke ist ganz natürlich. Es ist »typisch Mensch«, dass du dich vergleichst. Und es ist »typisch Mensch«, dass du bei Vergleichen schnell negativ abschneidest und mit dir selbst überkritisch bist.

Der Unterschied zwischen uns Menschen besteht nicht darin, ob wir hin und wieder negativ denken. Alle Menschen tun dies von Zeit zu Zeit! Der Unterschied besteht darin, wie wir auf unsere negativen Gedanken reagieren. Manche Menschen nehmen jeden ihrer Gedanken für bare Münze. Und so lassen sie sich von dem Gedanken »Ich schaffe das nie« entmutigen. Mehr noch: Unbewusst sammeln sie Beweise dafür, dass der Gedanke absolut wahr ist: Jeder verpatzte Aufschlag, jeder verlorene Ball, jedes Stolpern belegt die eigene Unfähigkeit. Letztlich wird so aus einem harmlosen Gedanken eine selbsterfüllende Prophezeiung: Wer sich selbst immer wieder klein redet, der wird auch klein bleiben.

Andere Menschen haben einen entspannteren Umgang mit ihren Gedanken. Auch diese Menschen kennen negative Gedanken, auch sie denken manchmal: »Wow, das ist schwer. Ich glaube, ich schaffe das nicht.« Allerdings nehmen diese Menschen ihre eigenen Gedanken nicht so furchtbar ernst. Sie lassen sich nicht von ihren Gedanken einschüchtern – vielleicht lachen sie sogar darüber! Dadurch bleiben sie am Ball. Sie lernen dazu. Und stehen irgendwann an dem Punkt, an dem sie voller Stolz denken: »Wow – ich schaffe das doch! Das macht Spaß und ich habe Lust auf die nächste Herausforderung!«

Das Tennis-Beispiel verdeutlicht: Für unser Vorankommen im Leben ist es unglaublich wichtig, dass wir uns der Macht unserer Gedanken bewusst werden. Dabei ist es vollkommen natürlich, wenn wir nicht immer positiv denken: Negative Gedanken sind Teil unserer menschlichen Natur. Wichtig ist allein, dass wir uns von negativen Gedanken nicht einschüchtern lassen. Als Menschen denken wir jeden Tag über 6000 Gedanken – ist es da nicht offensichtlich, dass nicht jeder dieser Gedanken vor Optimismus sprüht oder so klug ist, dass er den Nobelpreis verdient?

DIE NEGATIVTENDENZ
DES MENSCHLICHEN GEHIRNS

Kennst du das? Du hältst einen Vortrag und bekommst 20 positive Rückmeldungen - und eine negative Kritik. Was glaubst du: An welches Feedback erinnerst du dich später am besten? Richtig: Es ist die eine Kritik, die dich so wurmt, dass du sie auch Tage später noch nicht vergessen hast.

Wir Menschen haben die Tendenz, uns auf das vermeintlich Negative zu konzentrieren. Wir sind Meister im Grübeln und Sorgenmachen. Ständig kommentieren und bewerten wir, hadern mit der Vergangenheit oder malen uns beängstigende Zukunftsszenarios aus. Und auch mit uns selbst gehen wir oft hart ins Gericht: Wir entdecken an uns selbst tausend Fehler und finden uns in vielerlei Hinsicht nicht gut genug. Wer von uns denkt nicht hin und wieder, er könne ein bisschen klüger, ein bisschen schlagfertiger, ein bisschen witziger oder erfolgreicher sein? Und natürlich passt uns auch unsere Figur nicht: Wir sind nicht schön genug, nicht schlank genug, nicht fit genug. So richtig recht können wir es uns selbst nur selten machen. Irgendetwas ist immer.

Interessanterweise ist unser Fokussieren auf das Negative nicht nur komplett natürlich- es sicherte einst sogar unser Überleben! Denn die Ursache für die Negativtendenz des menschlichen Gehirns liegt in unserem evolutionären Erbe. Um zu überleben, mussten unsere Urahnen eine Gefahr rechtzeitig wittern, sie mussten Verletzungen sehr ernst nehmen und sie mussten verstehen, dass manche Fehler tödlich ausgehen. Letztlich überlebten nur jene Menschen, die besonders stark, klug und ja: ziemlich negativ eingestellt waren.

Das bedeutet für dich: Natürlich kannst du ein optimistischer, sonniger und lebensbejahender Mensch sein! Aber ein bisschen Pessimismus ist ganz natürlich - er steckt in deinen Genen.

Übung: Lausche deiner inneren Stimme

Wie sprichst du mit dir in Gedanken? Was sagst du dir selbst über deinen Körper und dein Erscheinungsbild? Mit der folgenden Übung findest du es heraus. Du brauchst dafür dein Achtsamkeitsjournal, einen Stift, zwei Textmarker und einen Timer.

1. Notiere auf deinem Blatt Papier: »Das denke ich über meinen Körper und mein äußeres Erscheinungsbild«. Stell dir dann einen Wecker auf fünf Minuten und schreib alle Gedanken nieder, die dein Geist in diesem Moment über dein äußeres Erscheinungsbild und deinen Körper produziert. Trau dich, ehrlich zu sein, und bring ruhig wörtlich aufs Papier, mit welcher Stimme der innere Kritiker zu dir spricht. Stell dir jetzt deinen Wecker und schreib los.

2. Bist du fertig? Gut. Dann lies jetzt durch, was du geschrieben hast, und markiere dabei mit einem Textmarker alle Passagen, die positiv, aufbauend und anerkennend sind (zum Beispiel: »Ich habe schöne Augen«, »Ich mag meine zarte Haut«, »Ich bin so dankbar, dass mein Körper mir zwei gesunde Kinder beschert hat«, »Die neue Frisur steht mir echt gut« etc.)

3. Nimm dir nun eine zweite Textmarker-Farbe und markiere alle Textpassagen, die abwertend, unfair oder einfach nur mieses Mobbing sind. Auch Aussagen, die Ängste, Zweifel oder Beklemmung in dir auslösen, gehören dazu (zum Beispiel: »Ich bin wirklich unglaublich fett geworden«, »So wie ich aussehe, wird mich niemand jemals attraktiv finden« oder »Ich glaube nicht, dass diese Achtsam-Schlank-Nummer bei mir funktioniert. Bei mir klappt doch gar nichts!«).

4. Wirf nun einen Blick auf dein Papier. Welche Farbe überwiegt? Mit welcher Stimme sprichst du zu dir selbst? Und welche Wirkung haben deine Worte auf dein Glücksempfinden, dein Selbstvertrauen und auf die Tatkraft und Motivation, mit der du deine Ziele anpackst?

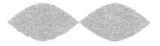

Viele meiner Coaching-Klientinnen und -Klienten sind betroffen, wenn sie realisieren, wie unfreundlich sie mit sich selbst sprechen – und das mitunter seit Jahren. Bedenke: Du hast dich gerade mal fünf Minuten beim Denken beobachtet. Dies ist nur ein winziger Ausschnitt dessen, was sich Tag für Tag in deinem Geist abspielt. Höchstwahrscheinlich wiederholt dein Geist ein paar verurteilende, verletzende oder sorgenvolle Gedanken schon seit Jahren. Und es ist ebenso wahrscheinlich, dass er die gleiche Leier auch in Zukunft wiederholen wird.

Das Gute ist: Du kannst deine Gedanken aufschreiben und sie im Schreibprozess beobachten. Dadurch gewinnst du automatisch eine bewusste Distanz. Du siehst die Gedanken auf dem Papier und erkennst: All das ist nichts weiter als Geplapper deines Geistes. Impulse zwischen Neuronen. Nichts, was du wirklich ernst nehmen musst.

Sieh es mal so: Ein Gedanke ist immer nur ein Gedanke. Ein Gedanke ist eine von 6000 Ideen, die jeden Tag in deinem Geist aufblitzen. Ein Bild, ein Geräusch, ein Flackern in deinem Gehirn. Ein Gedanke bildet niemals die ganze Wahrheit ab, sondern ist immer nur eine der vielen möglichen Interpretationen dessen, was du erlebst. Es gibt keine einzig wahre Realität. Es gibt Tausende von Möglichkeiten, die Welt zu sehen. Deine Realität ist ein Konstrukt deiner Gedanken. Lass nicht zu, dass ein hässliches und einschränkendes Konstrukt dein Leben bestimmt. Du entscheidest, wie du deine Identität beschreibst. Du entscheidest, wie du deinen Körper bezeichnest. Und last but not least: Du entscheidest, ob du dich für dein Abnehmvorhaben begeisterst und dir Mut zusprichst oder ob du dir schon beim ersten Zweifel alles kaputt redest.

Die Frage ist: Was *entscheidest* du zu glauben?

EXTRA-TIPP

Die heutige Übung kannst du zu einem anderen Zeitpunkt auch mit anderen Themen wiederholen. Wähle zum Beispiel als neue Überschrift »Das denke ich über mein Abnehmvorhaben« oder »So denke ich über schlanke Menschen«. Mitunter kannst du beim Schreiben tiefsitzenden Überzeugungen auf den Grund gehen.

Ich erinnere mich zum Beispiel noch gut an eine Coaching-Klientin, die einerseits zwar gerne abnehmen wollte, sich beim Abnehmen aber immer wieder selbst sabotierte. Es war, als gäbe es einen Anteil in ihr, der ihren Erfolg immer wieder verhinderte.

Mit der oben genannten Übung erkannte die Klientin den Glaubenssatz, der sie blockierte: »Schlanke Menschen sind oberflächlich.« Schon als kleines Mädchen hatte die Klientin erklärt bekommen: »Es kommt nicht auf das Äußere eines Menschen an. Die inneren Werte zählen.« Ihr kindliches Gehirn hatte aus diesem Satz die These abgeleitet, dass für schlanke Menschen Äußerlichkeiten wohl mehr zählen mussten als innere Werte. Schlanksein verband sie ab nun mit Oberflächlichkeit. Und je öfter sie diesen Glaubenssatz wiederholte, desto mehr Beweise fand ihr Gehirn für ihre These. Sie lernte in ihrem Leben einige Menschen kennen, die zwar eine tolle Figur hatten, aber ziemlich nichtssagend waren. Also musste der Satz stimmen: »Schlanke Menschen sind oberflächlich!«

Verständlicherweise wollte die Klientin selbst nicht oberflächlich sein. Im Gegenteil: Ihre ganze Identität fußte darauf, dass sie sich selbst als empfindsame und kluge Frau sah, eine Frau, mit der man tiefgehende Gespräche führen und innige Freundschaften aufbauen konnte. Dementsprechend war es kein Wunder, dass ein Anteil in ihrem Inneren gegen das Abnehmen aufbegehrte. Abnehmen? Nein, danke – sie wollte sich auf keinen Fall in eine hübsche, aber nichtssagende Puppe verwandeln!

Erst als sich die Coaching-Klientin sanft von ihrer einschränkenden Überzeugung löste und erkannte, dass sie sehr wohl schlank *und* tiefsinnig sein konnte, war sie innerlich frei. Sie veränderte ihr Essverhalten. Sie nahm ab. Schritt für Schritt entdeckte sie eine neue Version von sich selbst: Sie blieb die tiefgründige, empfindsame und kluge Frau, die schon immer in ihr steckte. Und sie wurde gleichzeitig die natürlich schlanke Frau, die sich in ihrem Körper selbstbewusst und zu Hause fühlte.

ACHTSAME ERKENNTNIS

Die Kunst der Achtsamkeit besteht nicht darin, dass du deine negativen Gedanken verdrängst und dich dazu zwingst, stets positiv zu denken. Die Kunst besteht vielmehr darin, dass du dir deiner negativen Gedanken bewusst wirst und einen hilfreichen Abstand zu ihnen gewinnst. Mache dir klar, dass negative Gedanken nicht 1:1 die Realität widerspiegeln - sondern immer nur eine mögliche Interpretation deiner Welt sind. Das heißt: Zu jeder negativen Sichtweise, zu jeder Grübelei, zu jeder Sorge und jeder Angst gibt es immer auch einen gedanklichen Gegenentwurf.

Du brauchst nicht alles glauben, was du denkst!

TAG 38: GEWINNE EINEN GESUNDEN ABSTAND ZU DEINEN GEDANKEN

Gestern hast du dir bewusst gemacht, welche Gedanken du in Bezug auf deinen Körper und dein Essverhalten hegst. Vielleicht hast du dabei erkannt, dass manche Gedanken dich eher behindern, anstatt dich voranzubringen.

Zur Wiederholung: Es ist nicht schlimm, wenn du hin und wieder negativ über dich, deinen Körper oder dein Essverhalten denkst. Negatives Denken ist für uns Menschen normal. Problematisch werden negative Gedanken erst dann, wenn wir uns übermäßig auf sie konzentrieren, wenn wir sie für die einzig gültige Wahrheit halten und ihnen kritiklos folgen. Psychologen sprechen von einer »Fusion« mit unseren Gedanken: Es ist, als würden wir mit unseren negativen Gedanken fusionieren – also regelrecht verschmelzen. In diesem Fall definieren die Gedanken uns und gewinnen die Kontrolle über unser Leben. Gesünder ist es, wenn du zu deinen Gedanken einen gewissen Abstand halten kannst – erst recht, wenn du bemerkst, dass deine Gedanken dich klein halten, deprimieren oder dich zu ungesundem (Ess-)Verhalten überreden wollen.

Damit dir genau das gelingt, lernst du heute die Technik der »Defusion« kennen. Wie der Name vermuten lässt, kannst du mit der Defusionstechnik die Fusion mit deinen Gedanken wieder aufheben. Das heißt: Anstatt mit deinen Gedanken zu verschmelzen und eins mit ihnen zu sein, entkoppelst du dich von ihnen. Was immer du denkst – du nimmst es nicht zu ernst. Denn ein Gedanke ist bloß ein Gedanke – ein Bild oder Geräusch, das in deinem Geist auftaucht und wieder verblasst. Vergiss nie: Du *hast* Gedanken. Aber du *bist* nicht deine Gedanken. Erkennst du den Unterschied, liegt der Schlüssel zu deinem Erfolg in deinen Händen.

DEFUSION: ERSTE HILFE FÜR ZUCKER-JUNKIES

Vielleicht kommt dir folgende Situation bekannt vor? Du willst weniger naschen – aber kaum siehst du eine Leckerei, sind all deine guten Vorsätze vergessen: Du willst die Schokolade. Das Eis. Den Keks. Und zwar jetzt!

In diesem Fall ist die Defusionstechnik wie gemacht für dich. Psychologen der Swansea University fanden heraus, dass Defusion die beste Mentaltechnik ist, um dich vor Verführungen zu wappnen.[39] Selbst wenn du etwas Leckeres direkt vor deiner Nase hast – du sagst »Nein« und bleibst bei deinem Vorhaben.

Für ihr Forschungsexperiment verschenkten die Forscher Tüten voller Schokolade an 135 Studierende – mit dem Auftrag, möglichst wenig davon zu naschen. Der Clou dabei? Jeder Student bekam ein kleines Mentaltraining – das ihm dabei helfen sollte, standhaft zu bleiben. Eine Gruppe lernte Defusion. Eine andere wurde in Akzeptanz geschult. Und eine dritte Gruppe lernte ein Entspannungsverfahren.

Das Resultat? Am wenigsten Schokolade aßen jene Studenten, welche die Defusionstechnik erlernt hatten. Diese Studenten hatten zwar die gleichen Gedanken über die Schokolade wie alle anderen Probanden (»Hmm, Schokolade - wie lecker! Will ich essen!«). Sie schafften es aber, sich von ihren Gedanken zu distanzieren - und erkannten, dass sie der Lust nicht nachgeben mussten. Sie waren mental frei und konnten entsprechend ihrem Vorsatz handeln.

Übung: Gedanken-Defusion: Gewinne Abstand zu deinen Gedanken

Mit der Technik der Defusion kannst auch du von einschränkenden oder schädlichen Gedanken Abstand gewinnen. In dieser Übung findest du drei Defusionstechniken, die du leicht im Alltag ausprobieren kannst. Probiere heute eine oder mehrere Methoden aus - und entdecke spielerisch, welche Methode am besten zu dir passt - und dir vielleicht sogar Spaß macht.

Hast du deinen Favoriten gefunden, bleib dabei und übe immer wieder deine Defusionstechnik. Erinnere dich an das Beispiel des Tennisschülers: Nach einem einzigen Tennistraining bist du sicher noch kein Profi. Du darfst üben, üben, üben. Bleib am Ball - und du gewinnst mehr Matches, als du glaubst!

Defusionstechnik 1: »Die alte Schallplatte«

Wann immer du merkst, dass du dich in deinen Gedanken verzettelst, erinnere dich daran: Dein Gehirn funktioniert wie eine Gedankenmaschine. Es produziert einen Gedanken nach dem anderen. Manchmal ähnelt das Geplapper in deinem Kopf einer Schallplatte mit einem Kratzer: Dein Gehirn spielt immer wieder dieselbe Leier.

Was du jetzt tun kannst? Hör das Gedudel und sag dir selbst: »Oh, hallo Gehirn. Hast du wieder diese alte Schallplatte aufgelegt? Ach ja, die kenne ich schon. Spiel mal ruhig weiter, liebes Gehirn. Ich hör das Gedudel - aber es interessiert mich nicht mehr.«

- Werden die alten Gedanken dadurch verschwinden? Nein. Du hörst die Gedanken weiterhin. Aber du hörst nicht mehr zu. Und darin liegt ein gehöriger Unterschied.

Defusionstechnik 2: »Die verstellte Stimme«

Wenn du möchtest, kannst du dich auch mit einer Prise Humor und Verspieltheit von deinen Gedanken lösen. Was auch immer dein Gehirn an Gedanken produziert – wiederhole die Sätze mit der Stimme eines berühmten Filmcharakters, Sportkommentators oder Comic-Helden.

Sagt dein Gehirn zum Beispiel: »Dein Hintern ist echt fett in der Hose«? Na gut, dann stell dir den Gedanken doch mal mit der Stimme von Bruce Willis gesprochen vor.

Dein Gehirn schlägt vor: »Da ist Schokolade – greif zu!« Okay, wie wäre es, du wiederholst diesen Kommentar mit der aufgedrehten Stimme des Fußballkommentators von Wimbledon 1966?

Bring dich selbst zum Schmunzeln – das hilft, die Dinge in die richtige Perspektive zu bringen und macht mehr Spaß, als alle deine Gedanken bierernst zu nehmen.

Defusionstechnik 3: »Die Demo«

Gibt es eine politische Partei, die du nicht ausstehen kannst?

Okay, stell dir jetzt bitte vor, genau diese Partei hält in deiner Stadt eine Demonstration ab. Du siehst eine Gruppe von Menschen, die Transparente in die Luft halten. Auf jedem Plakat steht eine andere politische Forderung, bei der sich dir die Zehennägel hochrollen. Slogans, die so blöd und stumpf sind, dass du beim Lesen innerlich zusammenzuckst.

Wie reagierst du beim Lesen der Plakate? Vielleicht schüttelst du innerlich den Kopf. Vielleicht fängst du auch eine Diskussion an. Aber was immer du liest oder dir an den Kopf geworfen wird – du lässt dich bestimmt nicht überzeugen. Und ganz bestimmt reihst du dich nicht in die Demonstration ein. Nein: Du bleibst bei deiner Haltung – und gehst auf Abstand.

Nun, mit deinen Gedanken kannst du es genauso halten. Manchmal produziert dein Gehirn einen ganz schönen Gedankenmist. Manche Gedanken sind gemein, unfair oder sogar diskriminierend. Du kannst diese

- Gedanken wahrnehmen – aber du musst sie ganz bestimmt nicht nachplappern. Im Gegenteil: Du kannst den Kopf schütteln und auf Abstand gehen.
- Bleib bei deiner Haltung: Du stehst auf Fairness, Respekt und Wertschätzung. Auch in deiner Sprache. Und auch dir selbst gegenüber.

ACHTSAME ERKENNTNIS

Wie jeder Mensch hast du mal positive und mal negative Gedanken. Du kannst das negative Denken nicht stoppen. Du kannst dich aber bewusst entscheiden, welchen Gedanken du Glauben schenken möchtest.
Es liegt in deiner Hand: Du kannst der Schöpfer deiner Gedanken sein – oder dich von deinen Gedanken erschaffen lassen. Wofür entscheidest du dich?

TAG 39: LASS DEINE GEDANKEN VORBEIZIEHEN – WIE WOLKEN AM HIMMEL

Gestern hast du gelernt, warum es für das Erreichen deiner Ziele entscheidend ist, Abstand zu deinen Gedanken zu gewinnen. Du brauchst mit deinen Gedanken nicht verschmelzen – du darfst dich gerade von bestimmten negativen Gedanken distanzieren. Erinnere dich immer wieder daran: Gedanken sind nichts weiter als vorübergehende Erscheinungen in deinem Geist. Sie bilden weder die ultimative Wahrheit ab, noch handelt es sich um Befehle, denen du gehorchen musst. Nein, du bist kein Sklave deiner Gedanken. Du bist ein freier Mensch. Und darum darfst du selbstbestimmte, freie Entscheidungen treffen. Verfolge deine Ziele – und lass dich nicht aufhalten von einschränkenden, kleingeistigen oder verführerischen Gedanken.

Auch wenn du abnehmen willst, darfst du dich in der Technik der Defusion üben:

- Du glaubst nicht daran, jemals abzunehmen, und willst schon aufgeben? Was soll's – Zweifel sind menschlich und normal. Es handelt sich um nichts weiter als Gedanken. Gedanken können dir nichts anhaben, solange du ihnen nicht folgst.
- Du siehst ein Stück Kuchen und möchtest am liebsten zuschlagen? Hallo Gehirn, vielen Dank für den Vorschlag – aber danke, du bleibst beim »Nein«.
- Du hattest einen anstrengenden Tag und sagst dir selbst: »Na, ein oder zwei Drinks habe ich mir heute aber wirklich verdient.« Aha, das ist die typische Schallplatte, die dein Gehirn vor allem am Feierabend mit Vorliebe auflegt. Du lässt das Gedudel laufen – und machst dir erstmal einen duftenden Chai-Tee.

Mit der Technik der Defusion kannst du erreichen, was dir bisher noch nicht gelungen ist, weil du den Gedanken der Selbstsabotage nicht mehr hilflos ausgeliefert bist. Allerdings hat die Methode einen Knackpunkt: Sie funktioniert – wie alles im Leben, das du neu erlernst – nur mit etwas Übung. Darum tun wir am heutigen Tage genau das: Wir trainieren weiter deine Defusionsfähigkeiten, und zwar mithilfe einer Meditation. Nimm dir für deine Meditation etwa zehn Minuten Zeit und zieh dich an einen Ort zurück, an dem du für eine Weile ungestört bist.

Übung: Meditation: Gedanken treiben lassen wie Blätter im Fluss

Lies dir die Meditation einmal komplett durch. Stell dir dann einen Wecker auf zehn Minuten und widme dich in dieser Zeit deiner Achtsamkeitsübung. Versprich dir selbst, diese zehn Minuten bei dir zu bleiben. Du musst nicht länger sitzen – aber zehn Minuten schaffst und verdienst du.

1. Nimm ein paar Atemzüge, um dich zu entspannen und bei dir anzu-
kommen. Stelle dir dann vor, du säßest an einem Bachlauf. Sieh dem
plätschernden Wasser zu. Beobachte das Spiel der Wellen. Sieh, wie die
Sonne im Wasser glitzert. Staune über die Natur, die den Bach umgibt.
Versuche, dir deinen Bach mit all deinen Sinnen vorzustellen.

2. Während du dasitzt und dir deinen Bach vorstellst, tauchen vielleicht
Gedanken auf, die dich ablenken. Vielleicht findest du Meditieren langweilig. Vielleicht tut dir dein Rücken weh. Vielleicht denkst du daran, dass
du noch eine E-Mail schreiben musst oder der volle Wäschekorb auf
dich wartet. Nimm den Sog dieser Gedanken wahr. Manche Gedanken
sind sehr stark und verlangen laut nach deinem Gehör. Manche Gedanken verurteilen dich oder die Übung und wollen dich zum Aufhören
überreden. Was immer du denkst, nimm es wahr – und kehre dann zurück zu deiner Meditation.

3. Stell dir nun vor, dass auf dem Bächlein kleine Blätter treiben. Beobachte, wie ein Blättlein nach dem anderen an dir vorübertreibt. Wenn nun
ein neuer Gedanke auftaucht, dann nimm diesen Gedanken freundlich
wahr und lege ihn sanft auf ein Blättlein. Schau dem Gedanken dabei zu,
wie er auf dem Blättlein davontreibt. Sieh, wie das Blättlein immer kleiner
wird und irgendwann aus deinem Blickfeld verschwindet.

4. Vielleicht gibt es Gedanken, die auf einem Blatt nicht davontreiben. Sei
dir dessen einfach bewusst und beobachte den Gedanken und das Blättlein, auf dem er liegt. Du musst nichts tun. Schau einfach zu, was passiert.

5. Wenn Gedanken auftauchen wie »Das ist doch blöd« oder »Ich kann das
nicht«, dann lege auch diese Gedanken auf ein Blättchen. Schau auch
diesen Gedanken zu, wie sie davontreiben – oder eben nicht.

6. Vielleicht tauchen eine Weile auch keine Gedanken mehr auf. Schau dann
einfach auf deinen Bach. Irgendwann wird ein neuer Gedanke auftauchen
und mit ihm ein Blättchen, auf das du deinen Gedanken legen kannst.

7. Sobald der Wecker klingelt, verabschiede dich innerlich von deinem Bach. Nimm noch ein paar Atemzüge und bedanke dich bei dir selbst. Du hast dir Zeit für dich selbst genommen. Du hast deine Gedanken wahrgenommen. Vielleicht hast du sogar deinem inneren Drang, die Übung abzubrechen, widerstanden. Damit hast du dir selbst gezeigt: Was auch immer du wahrnimmst, du musst deinen Gedanken nicht folgen. Du entscheidest selbst – entsprechend deinen Wünschen, Zielen und im Einklang mit dem Versprechen, das du dir vor der Übung selbst gegeben hast.

ACHTSAME ERKENNTNIS

Du hast nur dieses eine Leben. Darum: Träume groß. Tu, was dir wichtig ist. Kümmere dich gut um deine Gesundheit und deinen Körper. Und: Glaub an dich! Du kannst alles schaffen, was du schaffen willst. Es gibt nur eine Sache, die du nicht tun darfst: Falle nicht auf deine eigenen Gedanken herein. Du bist ein Mensch – und darum wirst du wie jeder Mensch auch mal Zweifel, Ängste und Sorgen haben. Negative Gedanken sind normal. Lass sie vorbeiziehen wie Blätter, die auf einem Bach davontreiben.

TAG 40: STELLE DEINEN LANGFRISTIGEN GEWINN ÜBER DEN KURZFRISTIGEN GENUSS

Kennst du eine der folgenden Situationen?

- Du hast dich im Fitnessstudio angemeldet, dein Trainingsplan steht, deine Sporttasche ist gepackt – aber am Abend versackst du doch auf dem Sofa und schaust deine Lieblingsserie auf Netflix.

- Dein Kühlschrank ist vollgepackt mit Gemüse und guten Sachen – aber eigentlich hast du gar keine Lust auf Gemüseschnippeln, also schmierst du dir lieber ein Butterbrot, das du mit dicken Scheiben Käse belegst.
- Du bist gestresst, gelangweilt oder traurig und weißt genau: Essen löst deine Probleme nicht. Und doch kannst du die Finger nicht von der Schokolade lassen.

Manchmal ist es wie verhext: Obwohl wir ein Ziel haben, das wir unbedingt erreichen möchten – wir kommen einfach nicht ins Handeln. Im entscheidenden Moment treten wir nicht für unser Ziel ein. Wir haben mehr Lust auf Pizza als auf Paprika. Wir sind zu faul für Fitnessübungen. Und im Stress zu snacken ist einfacher und geht schneller, als sich mit den eigenen Gefühlen und Bedürfnissen zu beschäftigen.

Eines ist klar: Wenn du dich verändern willst, darfst du deinen langfristigen Gewinn vor den kurzfristigen Genuss stellen. Es ist in Ordnung, dass du in manchen Situationen keine Lust auf Veränderung hast. Du weißt schon: Dein Gehirn sträubt sich im ersten Moment gegen alles Neue. Dein Gehirn will dein Überleben sichern. Und darum sollst du bitteschön den einfachen Weg gehen. Mach alles wie bisher!

Dein Job ist es, deinen Widerstand anzuerkennen – und dann trotzdem ins Handeln zu kommen. Die folgende Übung unterstützt dich dabei.

Übung: Zwei Zauberworte für mehr Gelassenheit: »Na und?«

Es gibt viele Dinge in deinem Leben, auf die du (manchmal) keine Lust hast – und trotzdem tust du sie. Und es gibt Dinge, auf die du sogar sehr große Lust hättest – aber du lässt sie tunlichst bleiben. Wie jeder Mensch hast du ziemlich viele Impulse und Gelüste. Aber nicht allen davon gibst du nach. Warum? Ganz einfach: weil es etwas in deinem Leben gibt, das dir noch wichtiger ist.

Lass mich dir ein paar Beispiele geben:

- Du hast keine Lust auf deine Steuererklärung. Na und? Du machst deine Steuererklärung. Schließlich hast du keine Lust auf Stress mit dem Finanzamt.
- Du kannst Zahnarzt- oder Frauenarztbesuche nicht ausstehen. Na und? Du gehst trotzdem zum Arzt – schließlich ist deine Gesundheit dir wichtig.
- Manchmal bist du zu faul, um abends noch mit deinem Hund Gassi zu gehen. Na und? Sobald dein Hund schwanzwedelnd vor dir steht, gibst du dir einen Ruck und schnappst dir die Leine.
- Wenn morgens der Wecker klingelt, würdest du am liebsten liegen bleiben. Na und? Du überwindest dich und stehst auf, denn du willst pünktlich auf der Arbeit sein.
- Du hast ein bisschen Bammel davor, auf der Arbeit Präsentationen vor großen Runden zu halten. Na und? Du hältst die Präsentation trotzdem. Was du zu sagen hast, ist wichtig und verdient Gehör.
- Du traust dich nicht, die hübsche Frau oder den attraktiven Mann an der Bar anzusprechen. Na und? Du sprichst sie oder ihn an – was hast du schon zu verlieren?
- Du hättest gerne das neueste Smartphone, eine neue Kücheneinrichtung oder ein flotteres Auto. Na und? Bevor du etwas kaufst, checkst du erstmal deinen Kontostand. Du musst nicht alles sofort kaufen, nur weil es dir gefällt.

Nun bist du an der Reihe: Welche Dinge tust du, obwohl du keine Lust dazu hast? Und welche Dinge unterlässt du, obwohl du sie am liebsten tätest? Notiere unter der folgenden Überschrift mindestens fünf Beispiele in deinem Achtsamkeitsjournal.

»Widerstand kann mich nicht ausbremsen – hier sind meine Beispiele«:

1. ....

2. ....

3. ....

4. ....

5. ....

Na, konntest du fünf Punkte finden? Dann siehst du: Es gibt in deinem Leben genug Beispiele, die belegen: Widerstand kann dich nicht ausbremsen – wenn dir eine Sache wichtig ist. Oft wirken dabei die Worte »Na und?« wie pure Magie. Mit deinem »Na und?« bringst du zum Ausdruck, dass du deinen Widerstand zwar wahrnimmst. Du nimmst ihn aber nicht allzu ernst. Mit anderen Worten: Was immer du denkst, es entscheidet nicht über dein Handeln.

Wie wäre es, du nutzt deine innere Stärke und die Magie des »Na und?« auch für dein Abnehmvorhaben? Wenn du das nächste Mal keine Lust auf Sport hast, sage dir: »Okay, ich habe heute echt keine Lust auf Sport. Na und? Ich gehe trotzdem zum Sport. Danach werde ich mich super fühlen.«

Und wenn du am liebsten einen Nachschlag nehmen möchtest, obwohl du schon satt bist, sage dir: »Okay, das schmeckt echt lecker, am liebsten würde ich weiter essen. Na und? Ich kann's auch bleiben lassen. Ich hebe mir dieses Essen lieber für die Momente auf, in denen ich wieder richtig Hunger habe. Für heute schiebe ich meinen Teller weg, fühle mich satt und befriedigt und bin echt stolz auf mich.«

ACHTSAME ERKENNTNIS

Du willst dich im Leben verändern? Dann stell dich darauf ein: Es wird Momente geben, da wirst du nicht »Tschakkal« schreien, sondern überhaupt keine Lust auf dein Vorhaben haben. Was soll's? Widerstand ist eine natürliche Begleiterscheinung einer jeden Veränderung. Du hast Wachstumsschmerzen - nichts weiter. Zucke mit den Achseln und setze deiner Unlust, deiner Angst oder deinen Zweifeln ein gelassenes »Na und?« entgegen. Gehe deinen Weg. Du schaffst so viel im Leben - obwohl du keine Lust hast. Und abzunehmen - das schaffst du jetzt auch!

TAG 41: TAPPE NICHT IN DIE PERFEKTIONISMUS-FALLE

Hast du einmal einem Kind dabei zugeschaut, wie es die ersten Schritte geht? Die ersten Gehversuche sehen ziemlich unbeholfen aus. Dem Kind wackeln die Beinchen, ihm fehlt jegliche Balance. Meist tapst das Kind nur ein klitzekleines Stückchen nach vorne – und plumpst dann auf den Windelpopo. Doch das Kind lässt sich nicht beirren. Es steht auf, versucht es erneut und strahlt dabei über beide Ohren. Ja, das Kind fällt hin, immer und immer wieder. Und doch hat es Spaß! Und wenn Mama oder Papa dann noch Applaus schenken, erlebt das Kind eines der erhebendsten Gefühle der Welt: Es ist irre stolz auf sich. Was kümmert das Kind der schmerzende Po und die vor Anstrengung zitternden Beinchen? Alles, was es wahrnimmt, ist seine Lebendigkeit, das erhebende Gefühl, etwas zu üben und zu erreichen, die pure Lust am Leben!

Auch du warst einmal ein kleines Kind. Du hast laufen gelernt. Wenn du hingefallen bist, bist du wieder aufgestanden. Du hast deine Stürze gut überstanden. Mehr noch: Deine Stürze waren sogar wichtig für dich, sie haben dich stark gemacht. Denn um laufen zu lernen, *müssen* Babys fallen. Gerade durch die Stützbewegung beim Aufstehen trainieren sie ihre Haltemuskulatur und ihr Gleichgewicht. Und so gewinnen sie mit jedem gescheiterten Versuch mehr Fähigkeiten, bis sie irgendwann erfolgreich laufen können.

Ich will ehrlich mit dir sein: Auch das Abnehmen mit Achtsamkeit ist nicht immer leicht. Manchmal wirst du in alte Verhaltensweisen zurückfallen. Es ist wie immer, wenn du etwas Neues
lernst: Du brauchst Übung. Und ja: Du kommst dabei hin und
wieder ins Straucheln und fällst auch mal auf die Nase. Was soll's?
Jeder Rückfall ist eine wichtige Erfahrung – vielleicht *brauchtest*
du diese Erfahrung sogar. Mit jedem Sturz lernst du etwas Neues
dazu. Und wie ein Kind, das Laufen lernt, so entwickelst auch du
die Kraft und das innere Gleichgewicht, um deine Ziele erreichen
zu können.

Übung: Es gibt keine Fehler – nur Lernerfahrun- gen, die dich klüger und stärker machen

Du hast mehr gegessen, als du wolltest oder dir guttut? Wunderbar – das ist
deine Chance, etwas Wichtiges zu lernen! Mit den folgenden fünf Fragen
hilfst du dir wieder auf die Füße – und bist danach stärker als zuvor. Notiere
deine Antworten in deinem Achtsamkeitsjournal.

1. In welcher Situation hast du mehr gegessen als du wolltest? Welche Gedanken und Gefühle hattest du?
Zum Beispiel: *»Ich war total genervt nach dem letzten Kunden-Meeting. Der
Kunde hatte hohe Ansprüche und ich konnte ihm nichts recht machen. Nach
dem Termin war mein Gedanke: »Ich will etwas essen! Heute habe ich mir
wirklich etwas Entspannung verdient.«*

2. Was und wie hast du gegessen? Hast du dich zum Essen ge- setzt und langsam genossen?
Zum Beispiel: *»Als ich nach Hause kam, bin ich sofort in die Küche gegangen und habe den Kühlschrank geöffnet. Noch im Stehen habe ich mir ein
paar Stücke Käse in den Mund gesteckt. Danach habe ich die Reste vom
Mittag im Stehen gegessen. Ich habe schnell und hastig gegessen und wenig genossen. Erst als alles weggefuttert war, habe ich gemerkt, wie voll ich
war.«*

3. Wie fühlst du dich jetzt – körperlich und emotional?

Zum Beispiel: *»Körperlich voll und aufgebläht. Nicht so entspannt, wie ich mir das gewünscht habe. Und ich bin enttäuscht von mir.«*

4. Was lernst du daraus? Kannst du diese Situation in Zukunft vermeiden oder eingrenzen?

Zum Beispiel: *»Na ja – es gibt immer mal wieder Tage, an denen ich ziemlich k.o. von der Arbeit nach Hause komme. Dass ich nach der Arbeit erschöpft bin, kann ich wohl nicht immer vermeiden. Aber es gibt Dinge, die ich nach einem anstrengenden Tag für mich tun kann: Wenn ich von der Arbeit komme, kann ich auch erstmal in gemütliche Kleidung schlüpfen und mich frisch machen. Dann geht es mir gleich ganz anders, weil ich Abstand von der Arbeit gewinne.*

Es gibt außerdem Dinge, die mich sehr gut entspannen: schöne Musik. Ein warmer Tee. Und natürlich ein wohltuendes Abendessen. Und um abends nicht in die Stress- und Heißhungerfalle zu tappen, könnte ich mir meine Abendmahlzeiten schon morgens oder am Wochenende zusammenstellen, sodass ich es abends wirklich leicht habe. Überessen ist für mich keine Belohnung mehr. Wohltuende Nahrung schon.«

5. Wie bringst du deine Erkenntnis aus dieser Lernerfahrung auf den Punkt?

Zum Beispiel: *»Ich brauche nach einem anstrengenden Tag kein Essen, das mich zusätzlich belastet. Was ich wirklich brauche, ist Entspannung. Am besten entspanne ich mich mit einer leichten Mahlzeit, einer Tasse Tee, schöner Musik und einer Auszeit auf dem Sofa.«*

Jetzt bist du dran: Kopiere dir die obenstehenden Fragen oder notiere sie dir in dein Achtsamkeitsjournal. Solltest du einmal mit deinem Essverhalten nicht zufrieden sein, bade nicht in Selbstmitleid und fang erst recht nicht an, dich aus Frust weiter vollzustopfen.

Nimm dir lieber 20 Minuten Zeit für dich – und beantworte in Ruhe deine fünf Fragen. Was meinst du, wie viel klüger und gestärkter du danach aus deinem Rückfall hervorgehen wirst?

ACHTSAME ERKENNTNIS

Du bist ein Mensch – und kein Mensch isst jeden Tag perfekt.
Du brauchst also nicht enttäuscht sein, wenn du mal nicht so
gegessen hast, wie du es dir gewünscht hast. Im Gegenteil: Du
kannst die Erfahrung nutzen und etwas Interessantes daraus
lernen.
Wie wäre es, wenn du deine »Rückfälle« nicht als »Fehler« siehst
– sondern als nötige Stürze, die dir dabei helfen, deine Kraft
und deine Balance zu entwickeln? Du darfst wachsen. Du darfst
dich entwickeln. Du darfst deine Kraft trainieren.
So wirst du nicht nur schlank. Du entdeckst gleichzeitig auch
die starke und weise Person, die bereits in dir steckt.

TAG 42: VERLIEBE DICH IN DEIN NEUES LEBEN

»Wo immer du bist und was immer du tust, sei verliebt.«
(Rumi)

Als ich mit meinem ersten Kind schwanger war, wurde bei mir
Schwangerschaftsdiabetes festgestellt. Fortan durfte ich meine Ernährung radikal umstellen: Pasta, Brot, Kartoffeln und erst recht
Süßigkeiten waren stark limitiert – und irgendwann ganz tabu. Je
weiter die Schwangerschaft voranschritt, desto schlechter konnte
mein Körper Kohlenhydrate verstoffwechseln. Zuckerhaltige Lebensmittel ließen meinen Blutzuckerspiegel viel zu stark in die Höhe
schnellen. Am Ende war selbst eine halbe Kiwi zu viel für mich!

Das Erstaunliche in dieser Zeit war: Ich fühlte mich fantastisch! Ich aß die besten, frischesten Lebensmittel: knackiges, vitalstoffreiches Gemüse, frischen Fisch und hin und wieder hochwertiges Fleisch. Wenn ich Lust hatte etwas zu knabbern, dann gönnte ich mir gesalzene Pistazien. Wenn mich die Lust auf Brot überkam, toastete ich mir ein Eiweißbrot, das ich mir mit Avocado oder hochwertigem Aufschnitt belegte. Meine Lust auf Süßigkeiten ließ mit jedem Tag nach, und wenn ich doch mal große Lust auf etwas Schokolade hatte, dann lutschte ich an ein oder zwei Stückchen Diabetiker-Schokolade und fühlte mich verwöhnt wie eine Prinzessin. Um ehrlich zu sein: Ich war im Food-Heaven! Meine Geschmacksknospen blühten auf. Alles schmeckte intensiver. Alles war köstlich, nährstoffreich, wohltuend. Und vor allem wusste ich: Meinem Baby geht es gut. Das allein war das größte Geschenk, was ich hätte bekommen können. So erkannte ich schnell: Der Schwangerschaftsdiabetes war keine Strafe – er war eine wunderbare gesundheitliche Chance und eine einmalige Lektion in Sachen Dankbarkeit.

Allerdings gab es ein paar wenige Momente, in denen mir der Schwangerschaftsdiabetes Probleme machte. Nicht, weil es mir körperlich schlecht ging. Sondern weil ich mich selbst in Gedanken zum Opfer machte. Noch heute erinnere ich mich besonders an diese Situation: Wir waren mit Freunden auf Rügen im Sommerurlaub und saßen in einem hübschen Café. Alle Gäste bestellten Kuchen – außer mir. Oh, wie neidisch ich in diesem Moment war! Ich wollte auch so ein appetitliches Stück Kuchen. Aber nein, ich »durfte« ja nichts Süßes essen. Also steigerte ich mich in Gedanken in ein ungutes Verzichtgefühl hinein. Auch die anderen Gäste bedauerten mich. Ich bekam mitleidige Blicke und liebevoll gemeinte Worte wie: »Ach du, Arme, das ist jetzt echt doof für dich!«, »Mann, du isst ja kaum was, du bist so tapfer.« Natürlich meinten es meine lieben Freunde nur gut mit mir. Aber ich fühlte mich einfach nur in meinem Gedankendrama bestätigt: Ich war eine arme Socke, der Schwangerschaftsdiabetes war unfair, und ständig musste ich auf alles verzichten.

Siehst du, was in meinem Kopf passierte? Mit meinen Gedanken vermieste ich mir den Cafébesuch. Ich hätte mir auch glücklich über mein rundes Bäuchlein streicheln, zufrieden an meinen Tee nippen und mein Gesicht lächelnd in die Rügener Sonne halten können. Ich war mit meinem Wunschkind schwanger, ich durfte auf dieser bezaubernden Insel sein, ich verbrachte Zeit mit meinen Freunden – das Leben war so schön! Nur konnte ich all das in diesem Moment nicht sehen.

Was belegt diese Anekdote? Es sind niemals die Umstände selbst, die uns quälen. Es ist unsere Einstellung zu den Umständen. Wenn du dein Abnehmvorhaben als Qual siehst und deine Ernährungsumstellung als Strafe, dann wirst du dich dabei so mies fühlen, dass du irgendwann frustriert aufgibst.

Begeisterst du dich hingegen für deine Ernährungsumstellung, dann siehst du auch in Hürden die Chance, endlich aufzublühen zu deinem vollen körperlichen, mentalen und seelischen Potenzial. Du wirst es lieben!

Tatsache ist: Ob du dich als Gewinner siehst oder als Verlierer bezeichnest – in beiden Fällen hast du Recht. Denn du erschaffst deine Welt in deinen Gedanken.

Ich will hier nicht hart klingen. Und ich bagatellisiere bestimmt keine Krankheiten. Solltest du eine Lebensmittelunverträglichkeit oder gar eine Krankheit haben, dann schicke ich dir mein Mitgefühl. Allerdings bemitleide ich dich nicht. Und du selbst brauchst dich auch nicht bemitleiden. Denn du bist kein Opfer.

Stattdessen bist du ein Schöpfer. Du kannst dich jederzeit entscheiden für ein Leben, das du liebst. Das gilt auch für dein Abnehmvorhaben. Genieße es, dich mit frischen Lebensmitteln zu verwöhnen. Sei stolz auf dich, wenn du zu einem Stück Kuchen oder der Portion Nachschlag auch mal »Nein« sagen kannst. Treibe Sport, weil du deinen Körper feierst und es liebst, dich lebendig zu fühlen. Freu dich darüber, wie du mit jedem Tag zu mehr Gesundheit, mehr innerem Gleichgewicht und mehr Stärke findest. Verliebe dich in deinen Körper. Verliebe dich in deine neue, wohltuende Ernährung. Verliebe dich in dein Leben.

Halte dich an Rumi: »Wo immer du bist, und was immer du tust, sei verliebt.«

Übung: Wähle Worte, die dich stark machen

Die machtvollsten Worte sind jene, die du zu dir selbst sprichst. Bestimmte Worte darfst du ab sofort aus deinem Wortschatz streichen – und durch neue, bestärkende Worte ersetzen. Hier ein paar Beispiele:

- Sage nicht »Diät«, sage »Wohlfühl-Ernährung«.
- Sage nicht »Verzicht«, sage »Erlaubnis« oder »freie Entscheidung«.
- Sage nicht »Ich muss«, sage »Ich darf«.

Wenn du möchtest, schreibe dir deine »neuen Worte« auf einen Post-it-Zettel und häng dir diesen gut sichtbar auf. Es ist ein bisschen wie Vokabeln lernen – damit sich die neuen Worte bei dir einprägen, darfst du sie immer wieder lesen und gerne auch laut aussprechen, bis sie dir in Fleisch und Blut übergehen.

ACHTSAME ERKENNTNIS

Mit deinen Gedanken erschaffst du deine Welt. Achte darum ab sofort auf deine Sprache. Verabschiede dich von Worten, die dich klein halten. Wann immer du kannst, wähle Worte, die dich bestärken.

Vergiss nicht: Du bist kein Opfer und es gibt keinen Grund, dich selbst zu bemitleiden. Im Gegenteil: Du erschaffst dir ein neues Leben – ein Leben voller Leichtigkeit, Genuss und Lebensfreude. Also zünde die innere Konfettikanone und feiere deinen Weg zum Wohlfühlkörper!

TAG 43: REFLEKTIERE DEINE SECHSTE WOCHE

Herzlichen Glückwunsch! Heute ist der letzte Tag deines Programms. Du kannst stolz auf dich sein: Sechs Wochen lang hast du jeden Tag neue Dinge gelernt, dich reflektiert und hoffentlich die ein oder andere Erkenntnis gesammelt.

Wie wäre es, du gönnst dir heute ein festliches Abschlussritual? Mach es dir zu Hause schön – was auch immer das für dich bedeutet: Kerzen, Musik, eine Tasse Tee oder Kaffee oder etwas ganz anderes. Nimm dieses Buch und dein Achtsamkeitsjournal zur Hand und blättere zurück.

Übung: Blicke in dein Inneres: Was hast du in den vergangenen Wochen gelernt?

Blicke auf die vergangenen Wochen zurück und frage dich:

- Welche Schritte waren besonders wichtig für dich?
- Welche Hürden gab es auf deinem Weg?
- Was nimmst du aus den vergangenen Wochen für deine Zukunft mit?
- Wie kannst du dich bei dir selbst bedanken, dass du so lange durchgehalten hast?
- Worauf bist du wirklich stolz?

Halte wie immer deine Gedanken schriftlich in deinem Achtsamkeitsjournal fest – denn was du schriftlich notierst, verankert sich stärker in deinem Geist.

Kapitel 5:
Der Beginn von etwas Neuem

In der Welt der Ernährungsberatung scheint es manchmal so, als stünden sich gegensätzliche Lager gegenüber. Manche Ernährungsexperten raten dir: Verzichte auf Brot, auf Zucker oder Weizen oder zähle jede Kalorie. Andere raten dir das Gegenteil: Schmeiß die Kalorientabellen in den Müll, lösche die Tracking-Apps und hör beim Essen einfach auf deinen Körper. Fitnesstrainer oder Ärzte empfehlen dir: Nimm 5 oder 15 oder 50 Kilo ab, damit du dich wieder gesund, fit und wohl fühlst. Manche Psychologen oder Soziologen raten dir das Gegenteil: Akzeptiere deinen Körper, wie er ist, und fange an, dich selbst zu lieben – denn du bist schön, unabhängig von deiner Kleidergröße.

All diese Experten haben dein Wohl im Blick. Alle wünschen dir das Beste: Du darfst dich wohl in deiner Haut fühlen. Du darfst dein Essen genießen. Und du darfst körperlich und seelisch gesund sein und dein Leben wertschätzen.

Aber welcher Rat ist nun der Beste für dich? Was passt zu dir und deinem Leben?

Mit *Achtsam schlank* möchte ich dir zeigen, dass du dich nicht für eines der gegensätzlichen Lager entscheiden musst – sondern das Beste aus allen Welten miteinander vereinen kannst.

Ja, du kannst lernen, beim Essen wieder auf deinen Körper zu vertrauen – und du kannst deinen Verstand anschalten und deine Lebensmittel mit Bedacht auswählen. Ja, du darfst Essen wieder richtig genießen – ganz ohne Verbote, Zwänge oder schlechtes Gewissen. Und du kannst lernen, immer öfter »Stopp« zu sagen – selbst dann, wenn du am liebsten weiter essen möchtest. Ja, du kannst das Gespür für dich stärken und immer öfter auf deine Intuition vertrauen. Und du kannst dich mit Neurowissenschaften und Psychologie beschäftigen, Coaching-Übungen und Meditationen ausprobieren und dich somit gegen die Verführungen der modernen Welt wappnen. Und last but not least: Du kannst Body-Positivity verkörpern und deinen Körper voll und ganz wertschätzen – unabhängig von deiner Kleidergröße. Und gleichzeitig darfst du abnehmen. Nicht, weil du so aussehen musst wie eine Schaufensterpuppe. Sondern weil du Lust hast, dich gesund, fit und stark zu fühlen. Und weil du deine ureigene Schönheit entfalten willst.

Natürlich ist deine Schönheit keine Äußerlichkeit, sondern sie entsteht in deinem Inneren. Denn kein Mensch liebt dich deshalb, weil du enge Jeans tragen kannst. Andere Menschen schätzen dich für deine Klugheit und deine kreativen Ideen. Sie bewundern deine Warmherzigkeit und dein Engagement. Sie lassen sich mitreißen von deinem Humor und deiner einmaligen Lache. Ja, du hast etwas ganz Besonderes an dir – ein Geschenk, vielleicht sogar eine Aufgabe für diese Welt. Du kannst die Welt mit deinem Wesen bereichern und zu einem schöneren Ort machen. Und diese Aufgabe gelingt dir nun mal leichter, wenn du mit dir selbst im Reinen bist. Darum ist es so wichtig, dass du dich wohlfühlst, und zwar körperlich, mental und emotional. Denn je selbstsicherer du dich fühlst, desto besser kannst du deine Persönlichkeit zeigen – mit all deinen Talenten, deiner Gabe und dem einzigartigen Esprit, der dich ausmacht.

Darum: Tu dir selbst und der Welt einen Gefallen und kümmere dich gut um dich. Iss gesunde Nahrung, weil es dir Spaß macht, deinen Körper mit guten Nährstoffen zu verwöhnen. Bewege dich, weil du es liebst, deine Vitalität und deine Kraft zu fördern. Und stoppe das Überessen, weil du es verdienst, dich leicht und lebendig zu fühlen. Denn du hast nur dieses eine Leben. Du hast nur diesen einen Körper. Du verdienst es, dieses Leben in einem Zuhause zu verbringen, in dem du dich wohlfühlst. Und hey – die Welt verdient dich. Dich, in deiner ganzen Kraft, Schönheit und Liebenswürdigkeit.

Und solltest du emotionalen Druck verspüren und dich am liebsten mit Schokolade oder Chips trösten wollen? Dann erinnere dich an die Werkzeuge aus diesem Buch. Du kannst dieses Buch immer wieder zur Hand nehmen und darin blättern. Markiere dir Stellen, die dir wichtig sind. Führe weiterhin dein Achtsamkeits- und dein Food-Journal, wenn dir das hilft. Benutze die Tools, die für dich am besten funktionieren. Sei fürsorglich mit dir – gerade dann, wenn es dir nicht gut geht. Behandle dich selbst so, wie du auch einen guten Freund behandeln würdest.

Darüber hinaus darfst du dir gerne weitere Unterstützung suchen. Lies weitere Bücher, die dich inspirieren. Sprich mit anderen Menschen über deine Wünsche. Mache einen Meditationskurs, melde dich zum Yoga an oder spüre deinen Körper bei einer neuen Sportart, die du für dich entdeckst. Und wenn du möchtest, dann können wir gerne einen Abschnitt deines Weges gemeinsam gehen. Inspiration für dein neues, leichtes Leben findest du in meinem kostenlosen Podcast »Achtsam schlank«. Und auch wenn du persönliche Unterstützung möchtest, bin ich für dich da. Infos zu meinem Coaching-Angebot findest du auf meiner Website www.achtsamschlank.de. Die Hauptsache ist, du gehst deinen Weg weiter – so wie er zu dir passt. Gib dich nie auf. Denk daran: Alles was du im Leben neu lernst, darfst du üben. Auch Achtsamkeit ist nichts, was über Nacht entsteht – sie wächst mit der Zeit, je öfter du sie anwendest.

Dein Leben ist einmalig – und so kostbar. Also bring Leichtigkeit und Freude in das, was du tust. Sei achtsam mit dir – und deinem wunderbaren Körper. Dein Weg zum Wohlfühl-Ich endet nicht hier. Die spannendste Reise deines Lebens hat gerade erst begonnen.

Danksagung

Es gibt so viele wertvolle Menschen in meinem Leben, für die ich dankbar bin. Weil ich hier nicht alle nennen kann, möchte ich mich wenigstens bei jenen bedanken, die mich wissentlich (und unwissentlich) beim Schreiben dieses Buches unterstützt haben:

Danke, Markus, für dein Liebe, deine Unterstützung und dass du für mich da bist – in guten wie in schlechten Zeiten. Du bist klug, herzlich, humorvoll und ehrlich und der beste Partner, den ich mir wünschen könnte.

Danke an M. und M. Ihr seid meine wahren Achtsamkeitslehrer. Ihr seid so neugierig, herzlich und leidenschaftlich – und lebt einfach den Moment. Und ihr zeigt mir, wo meine Triggerpunkte sind und wo ich noch wachsen darf. Jeder Tag mit euch ist ein Geschenk. Mehr Liebe geht nicht. Danke, danke, danke.

Danke, Christiane. Du hast nicht nur dieses Buch bereichert mit deinen Ideen. Du bereicherst mein Leben mit deiner warmherzigen Tiefgründigkeit und Loyalität. Du bist ein Goldschatz.

Danke, Nici, meine Freundin vom ersten Moment, an dem ich dich sah. Mit dir kann ich lachen, heulen und die beklopptesten Pferde stehlen. Außerdem wirst du für immer meine Freundin bleiben. Du weißt einfach zu viel ...

Danke, Papi. Du hast mit deinen Geschichten meine Neugierde für die Welt und meine Lust auf Bücher geweckt. Dank dir weiß ich, wie viel Spaß es macht, Fragen zu stellen und immer Neues dazuzulernen.

Gracias, Mamita. Du bist für mich die zärtlichste Person auf dieser Welt und hast mir beigebracht, mich anderen Menschen zu öffnen und von ganzem Herzen zu lieben. Was für ein Geschenk.

Danke an M., A. und J. Es gibt so viele Gemeinsamkeiten zwischen uns. Wenn es darauf ankommt, halten wir zusammen und sind füreinander da. Außerdem gibt es bekloppte Witze, über die man nur mit Geschwistern lachen kann.

Danke, Uschi und Christian, dass ihr mich so herzlich in die Familie aufgenommen habt. Beste Schwiegermama und bester Schwager der Welt!

Danke an Doris, Anja, Sandra und Petra. Ihr habt euch so mit mir über dieses Buch gefreut. Und bei aller Freude am Schreiben erinnert ihr mich daran, dass auch Freizeit, Feiern und das ein oder andere Gläschen Wein wichtig sind. Das Leben genießen – auch das ist gelebte Achtsamkeit!

Erwachsene Freunde wissen, dass sie dir wichtig sind – auch wenn du es nicht schaffst, dich täglich bei ihnen zu melden. Ein Riesendankeschön an meine Freunde Ximpli, Nadine, Stefan, Julia, Nina, Franzi, Sascia und Dirk. Ich bin froh, dass es euch gibt!

Danke an meine ehemalige Deutschlehrerin Dr. Rosel Baum-Bodenbender. Du hast mir gezeigt, wie man gute Texte schreibt. Wenn du wüsstest, wie viele »1.hyps« in diesem Buch stecken!

Danke an meine super Trainer im Black & White. Dass ich mich heute fit und stark fühle, ist eine der größten Bereicherungen in meinem Leben – und ihr habt mir den Weg dorthin gezeigt. Ein gesundes Lebensgefühl ist so viel mehr wert als eine Zahl auf der Waage. Letztlich ist das die Quintessenz dieses Buches, und somit steckt jede Menge eurer Power in diesem Buch.

Und last but not least: Danke an meine Podcast-Hörerinnen und -Hörer und meine Coachees! Auch von euch darf ich so viel lernen. Ihr teilt eure klugen Ideen und inspirierenden Erkenntnisse mit mir. Danke für das Vertrauen, das ihr mir in jeder eurer E-Mails und im Coaching entgegenbringt. Danke für jeden Wegabschnitt, auf dem ich euch begleiten darf. Gemeinsam ist die achtsame Reise so viel schöner – wir sind trittfester, lachen mehr und entdecken viel mehr als allein!

Literatur

Auer J, Seeger N (2014) *Abnehmen mit Achtsamkeit.* Gräfe und Unzer, München

Batterham RL, Heffron H, Kapoor S, Chivers JE, Chandarana K, Herzog H, Le Roux CW, Thomas EL, Bell JD, Withers DJ (2006) *Critical role for peptide YY in protein-mediated satiation and body-weight regulation.* Cell Metabolism 4(3):223–233

Blom WA, Lluch A, Stafleu A, Vinoy S, Holst JJ, Schaafsma G, Hendriks HF (2006) Effect of a high-protein breakfast on the postprandial ghrelin response. *The American Journal of Clinical Nutrition* 83(2):211–220

Daubenmeier J, Kristeller J, Hecht F, Maninger N, Kuwata M, Jhaveri K, Lustig R, Kemeny M, Karan L, Epel E (2011) *Mindfulness intervention for stress eating to reduce cortisol and abdominal fat among overweight and obese women: an exploratory randomized controlled study.* https://www.ncbi.nlm.nih.gov/pmc/articles/PMC3184496/pdf/JOBES2011-651936.pdf. Zugegriffen: 8.11.2021

Etcoff N, Orbach S, Scott J, D'Agostino H (2004) *The real truth about beauty: A global report. Findings of the Global Study on Women, Beauty and Well-Being.* https://www.clubofamsterdam.com/contentarticles/52%20Beauty/dove_white_paper_final.pdf. Zugegriffen: 8.11.2021

Fear G (2015) *Lean habits for lifelong weight loss: mastering 4 core eating behaviors to stay slim forever.* Page Street Publishing, Salem, MA, USA

Field AE, Austin SB, Taylor CB, Malspeis S, Rosner B, Rockett HR, Gillman MW, Colditz GA (2003) *Relation between dieting and weight change among preadolescents and adolescents.* Pediatrics 11(4):900–906

Foster GD, Wadden TA, Kendall PC, Stunkard AJ, Vogt RA (1996) Psychological effects of weight loss and regain: a prospective evaluation. Journal of Consulting and Clinical Psychology 64(4):752–757

Grodstein F, Levine R, Troy L, Spencer T, Colditz GA, Stampfer MJ (1996) *Three-year follow-up of participants in a commercial weight loss program. Can you keep it off?* The Archives of Internal Medicine 156(12):1302–1306

Halton TL, Hu FB (2004). *The effects of high protein diets on thermogenesis, satiety and weight loss: a critical review.* Journal of the American College of Nutrition 23(5):373–385

Hayes SC, Strosahl K, Wilson K.G, Bissett, R.T, Pistorello J, Toarmino D, Polusny M, Dykstra TA, Batten SV, Bergan J, Stewart SH, Zvolensky MJ, Eifert GH, Bond FW, Foryth JP, Karekla M, McCurry SM (2004) *Measuring experiential avoidance: A preliminary test of a working model*. The Psychological Record 54: 553–578

I´m a Foodie (2019) *Eat like an athlete. Moderne Ernährungsstrategien für Sportler.* Meyer & Meyer, Aachen

Jenkins KT, Tapper K (2014) *Resisting chocolate temptation using a brief mindfulness strategy.* British Journal of Health Psychology 19(3):509–522

Johnston CS, Day CS, Swan PD (2002) *Postprandial thermogenesis is increased 100% on a high-protein, low-fat diet versus a high-carbohydrate, low-fat diet in healthy young women.* Journal of the American College of Nutrition 21(1):55–61

Kabat-Zinn J (2013) *Gesund durch Meditation.* Knaur, München

Kristeller JL, Hallett B (1999) *An exploratory study of meditation-based intervention for binge eating disorder.* Journal of Health Psychology 4(3): 357–363

Kristeller JL, Epel E (2014) *Mindful and Mindless Eating: The science and practice.* In: Ngnoumen CT, Langer EJ (Hrsg) The Wiley Blackwell Handbook of Mindfulness. Wiley Blackwell, Hoboken, S 913–933

Leidy HJ, Tang M, Armstrong CL, Martin CB, Campbell WW (2011) *The effects of consuming frequent, higher protein meals on appetite and satiety during weight loss in overweight/obese men.* Obesity 19(4):818–824

Lutz A, Brefczynski-Lewis J, Johnstone T, Davidson RJ (2008) *Regulation of the neural circuitry of emotion by compassion meditation: effects of meditative expertise.* PLoS ONE 3:1–10

Mroz JE, Pullen CH, Hageman PA (2018) *Health and appearance reasons for weight loss as predictors of long-term weight change.* https://journals. sagepub.com/doi/10.1177/2055102918816606. Zugegriffen: 8.11.2021

Neff K, Germer C (2020) *Selbstmitgefühl. Das Übungsbuch. Ein bewährter Weg zu Selbstakzeptanz, innerer Stärke und Freundschaft mit sich selbst.* Arbor, Freiburg

Neumark-Sztainer D, Wall M, Guo J, Story M, Haines J, Eisenberg M (2006) *Obesity, disordered eating, and eating disorders in a longitudinal study of adolescents: how do dieters fare 5 years later?* Journal of the American Dietetic Association 106(4): 559–568

Pietiläinen KH, Saarni SE, Kaprio J, Rissanen A (2012) *Does dieting make you fat? A twin study.* International Journal of Obesity 36(3): 456–564

Sheldon KM, Ryan RM (2011) *Positive psychology and self-determination theory: a natural interface.* In: Chirkov V, Ryan R, Sheldon K (Hrsg) Human autonomy in cross-cultural context. Cross-cultural advancements in positive psychology, Vol 1. Springer, Dordrecht, S 33–44

Tomiyama AJ, Carr D, Granberg EM, Major B, Robinson E, Sutin AR, Brewis A (2018) *How and why weight stigma drives the obesity ›epidemic‹ and harms health.* BMC Medicine 16(1):123

Wansink B, Painter JE, North J (2005) *Bottomless bowls: why visual cues of portion size may influence intake.* Obesity Research 13(1):93–100

Westerterp-Plantenga MS, Lejeune MP, Nijs I, van Ooijen M, Kovacs EM (2004) *High protein intake sustains weight maintenance after body weight loss in humans.* International Journal of Obesity and Related Metabolic Disorders 28(1):57–64

ENDNOTEN

1 https://www.who.int/en/news-room/fact-sheets/detail/obesity-and-overweight

2 https://de.statista.com/statistik/daten/studie/153908/umfrage/fettlei-bigkeit-unter-erwachsenen-in-oecd-laendern/#professional

3 Der Body-Mass-Index (BMI) ist das gängigste Maß zur Einschätzung des Körpergewichts. Der Index wird errechnet, indem man das Körpergewicht in Kilogramm durch das Quadrat der Körpergröße in Metern teilt (BMI = kg/m2). Nicht berücksichtigt werden bei dieser Messmethode Geschlecht und Alter einer Person. Auch der Anteil an Muskelmasse und der Anteil an Fett werden nicht mit einbezogen. Ein BMI-Wert über 25 gilt als Übergewicht, ein Wert über 30 gilt als Adipositas, das heißt als starkes Übergewicht.

4 Grodstein et al. (1996)

5 Foster et al. (1996)

6 Field et al. (2003), Pietiläinen et al. (2012)

7 Neumark-Sztainer et al. (2006)

8 Kabat-Zinn (2013)

9 Adressen zum MBSR-Training in Deutschland findet man beim MBSR-MBCT-Verband unter www.mbsr-verband.org.

10 Kristeller und Epel (2014)

11 Daubenmeier et al. (2011)

12 Kristeller und Hallett (1999)

13 Auer und Seeger (2014)

14 Mroz et al. (2018)

15 Sheldon und Ryan (2011)

16 Tomiyama et al. (2018)

17 Lutz et al. (2008)

18 Neff und Germer (2020)

19 Adaptiert nach Neff und Germer (2020)

20 Wansink et al. (2005)

21 Strategien, wie du mit deinem Gefühls- und Gedankenhunger umgehen kannst, erhältst du in der 5. und 6. Woche deines Programms. Für

den Anfang reicht es vollkommen, dir dieser Hungerarten bewusst zu werden.

22 Fear (2015)

23 https://www.fastcompany.com/3026265/always-wear-the-same-suit-obamas-presidential-productivity-secrets

24 Hinweis: Du brauchst hier nicht perfektionistisch sein! Schon klar: Deine Betriebskantine ist kein Fünf-Sterne-Restaurant. Die Mahlzeiten mit deinem Partner verwandeln sich nicht jeden Abend in ein romantisches Candle-Light-Dinner. Und wenn Kinder mitessen, dann hat die Geräuschkulisse bei dir zu Hause vielleicht mehr von einem Tornado als von beruhigendem Meeresrauschen. Trotzdem: Es liegt an dir, deine Mahlzeiten ein bisschen entspannter und wohltuender zu gestalten. Was kannst du selbst dafür tun?

25 https://www.monell.org

26 https://positivepsychology.com/neuroscience-of-gratitude/

27 Etcoff et al. (2004)

28 Mehr zum Thema Vollkorn erfährst du an Tag 25, wenn es um das Thema »Kohlenhydrate« geht.

29 Blom et al. (2006)

30 Batterham et al. (2006)

31 Leidy et al. (2011)

32 Halton und Hu (2004)

33 Johnston et al. (2002)

34 Westerterp-Plantenga et al. (2004)

35 I'm a Foodie (2019)

36 Am Ende des Kapitels findest du Anregungen, wie es dir gelingt, Schritt für Schritt von einfachen auf komplexe Kohlenhydrate umzusteigen.

37 Noch mehr Ideen für eine proteinreiche vegane Ernährung hast du an Tag 24 kennengelernt. Hol dir hier gerne noch einmal etwas Inspiration!

38 Hayes et al. (2004)

39 Jenkins und Tapper (2014)